GIFTE IM HAUS

Dr. med. Eberhard Wormer

GIFTE IM HAUS

**Wohngifte: wo sie zu finden sind.
Wie man sie erkennen und vermeiden kann.**

Südwest

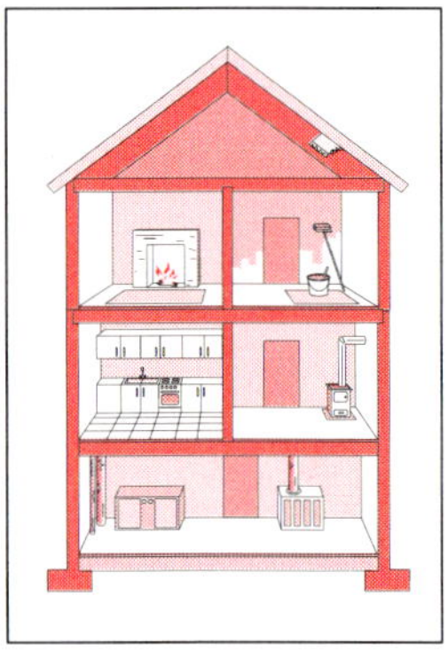

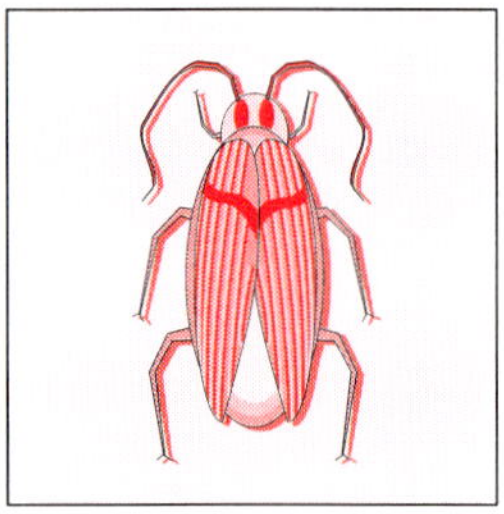

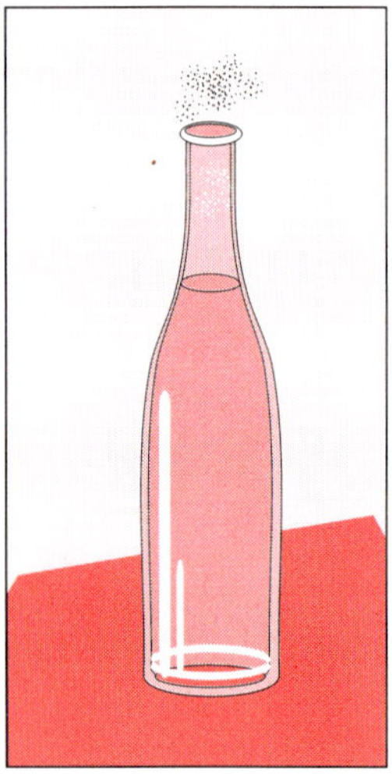

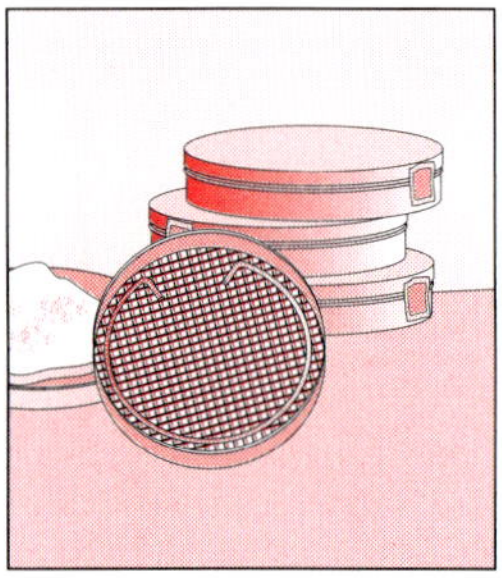

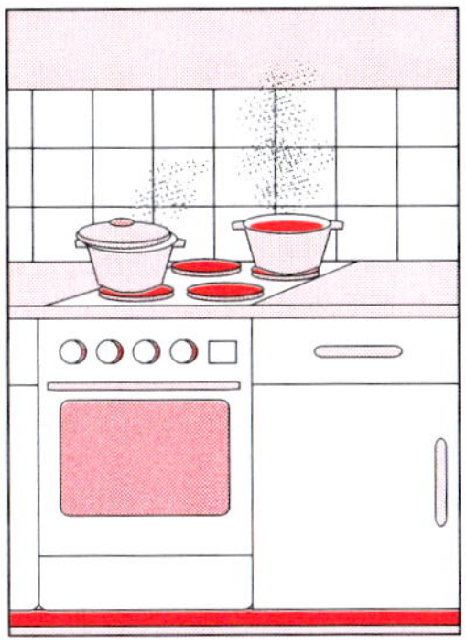

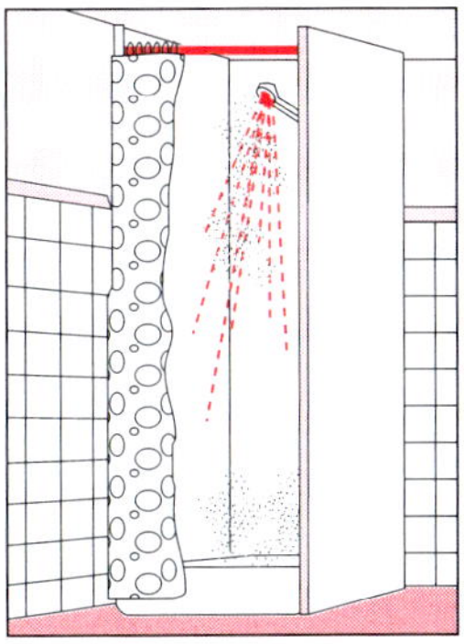

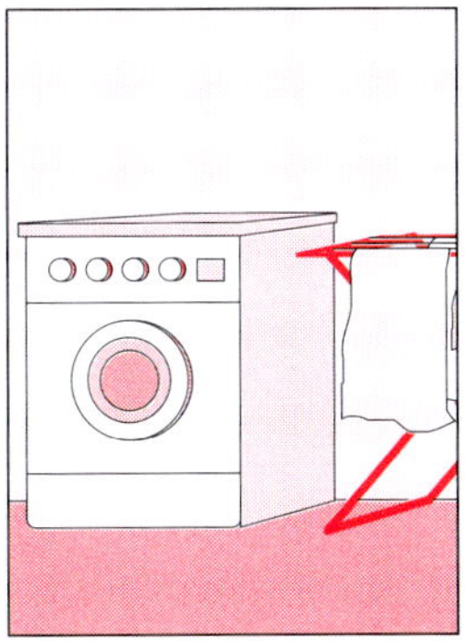

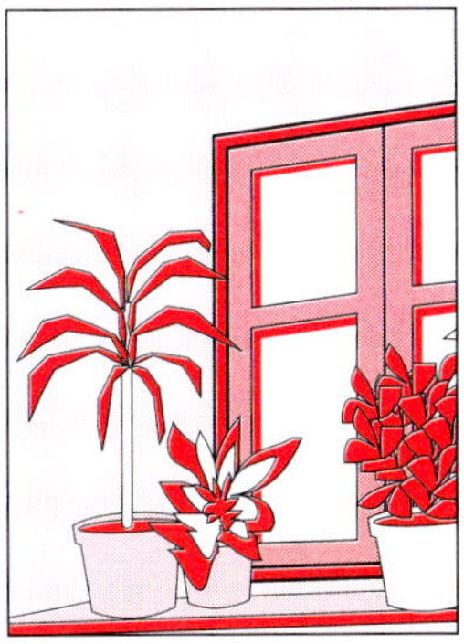

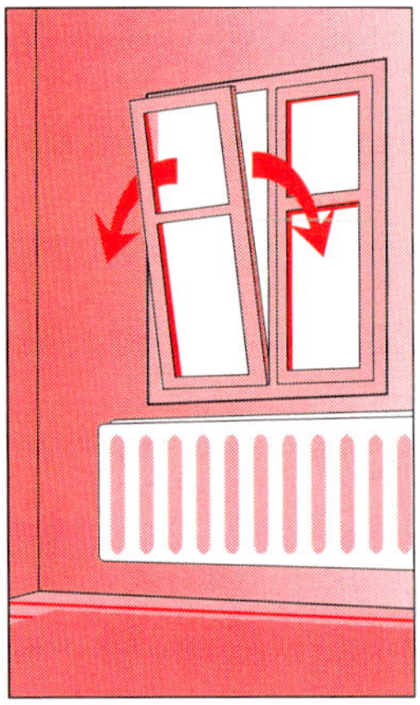

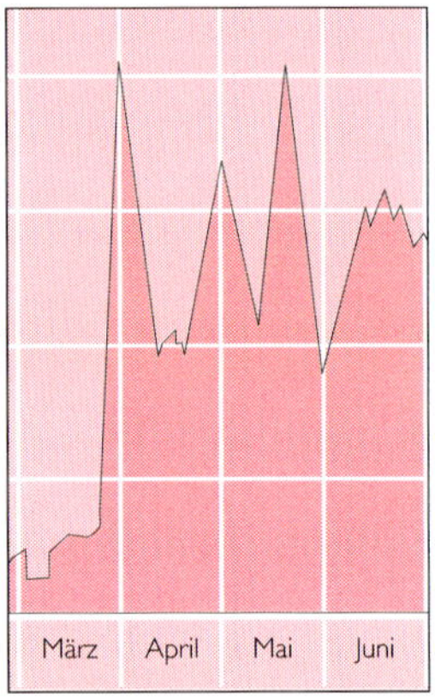
März
April
Mai
Juni

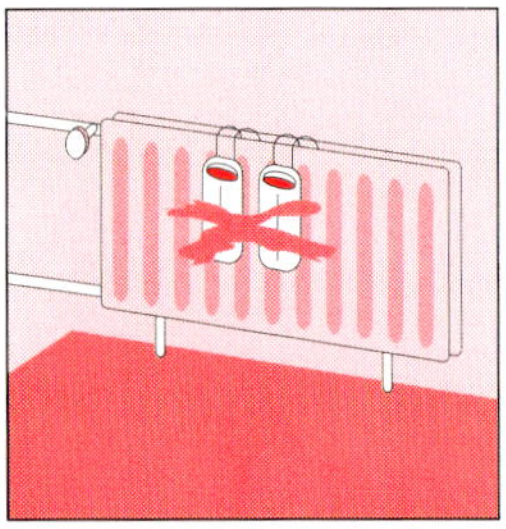

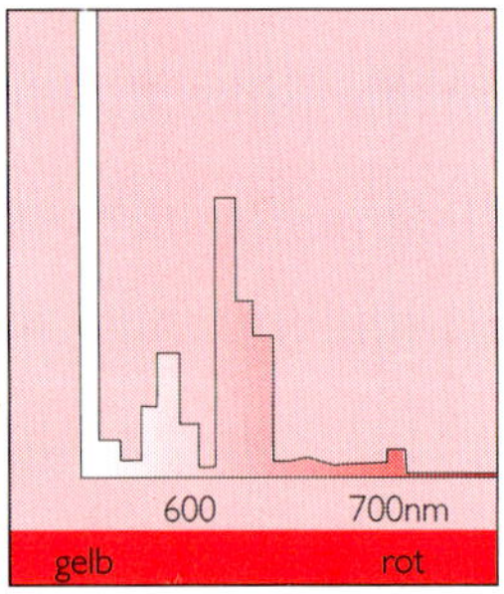
600
700nm
gelb
rot

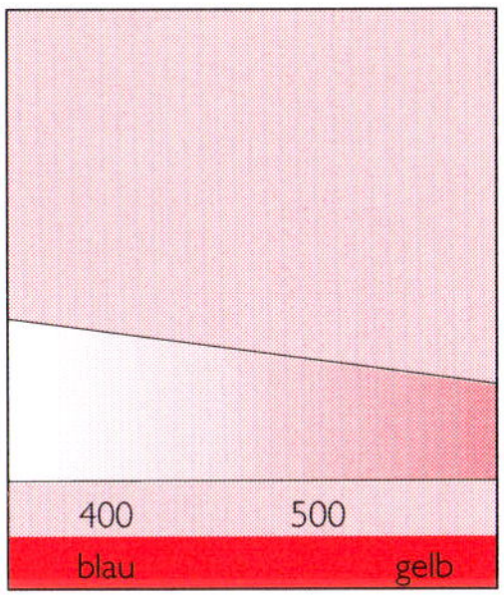

400
500
blau
gelb

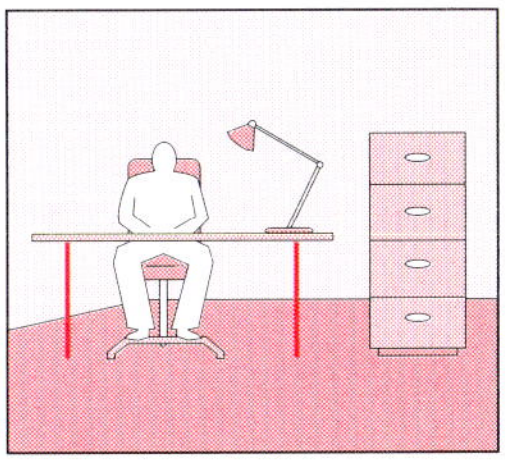

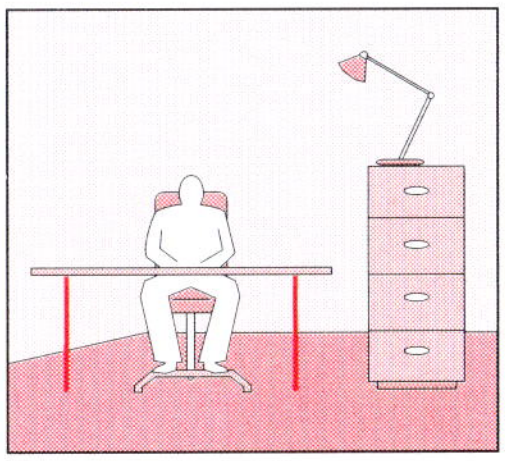

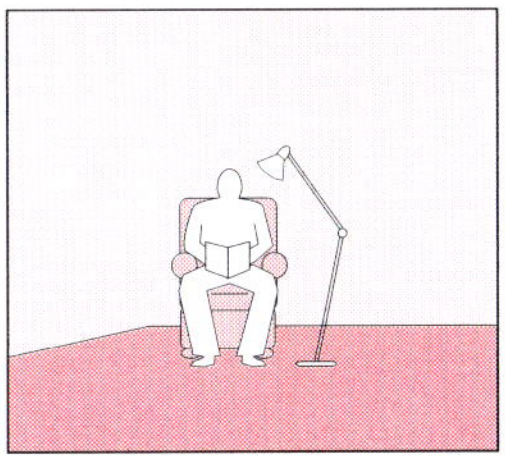

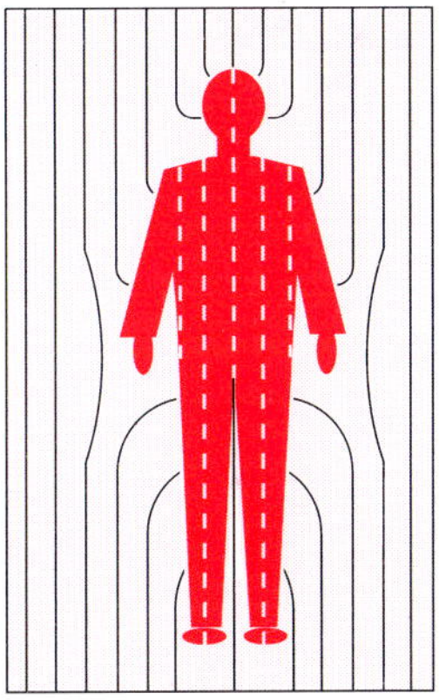

Vorwort

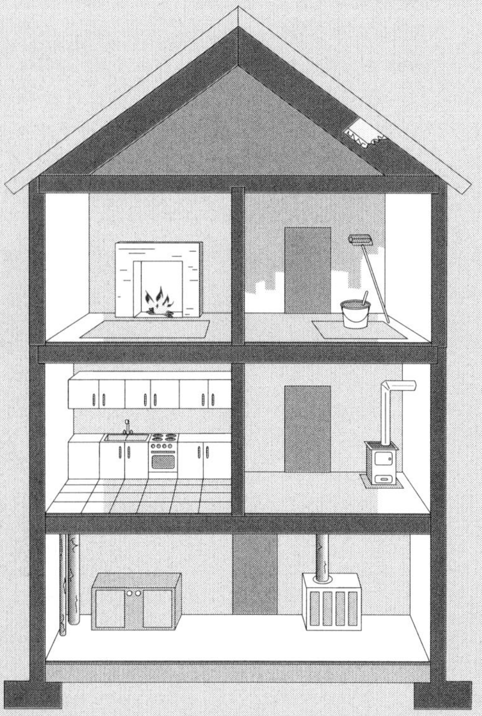

»Dicke Luft in deutschen Wohnzimmern!« – »Holzschutzmittel-Prozeß wird neu aufgerollt!« – Solche Schlagzeilen tauchen in letzter Zeit immer häufiger in den Medien auf. Haben wir denn nicht schon genug Sorgen mit der Umweltverschmutzung im allgemeinen? Sollen wir uns jetzt auch noch in unseren eigenen vier Wänden bedroht fühlen? Was ist dran an diesen Horrormeldungen? – Sehr viel!

Krank durch unsere Häuser?

Wir verbringen den größten Teil unserer Lebenszeit in geschlossenen Räumen – am Arbeitsplatz und zu Hause. Schätzungen gehen davon aus, daß wir 70 bis 90 Prozent unserer Zeit in Innenräumen leben. In den USA wird dieser Trend »Cocooning« genannt. Wir bauen uns Nester, die uns wie geschlossene Kokons umgeben und die wir immer seltener verlassen. Wie sicher sind diese Kokons, diese Wohnhüllen? Können sie der Gesundheit schaden? Können uns Baumaterialien und Einrichtungsgegenstände krank machen? Sind unsere Häuser am Ende selbst krank? – Tatsächlich gibt es bereits einen Ausdruck für »kranke« Häuser, die auch die Menschen, die in diesen Häusern leben, krank machen können: das »Sick-Building-Syndrom« – ein Begriff, der auch aus den USA stammt.
Woran erkennt man, ob ein Haus »krank« ist oder krankmachend wirkt? Kann man das sehen, riechen oder fühlen? Wie werden Wohngifte aufgespürt?

Wissen kann Ihre Gesundheit schützen

Dieses Buch versteht sich als Wegweiser durch den Dschungel der Wohngifte. Die Umweltmedizin steht erst am Anfang. Viele Schädigungsursachen durch Wohngifte sind noch nicht wissenschaftlich nachgewiesen. Eins steht jedoch fest: Es gibt viele Schadstoffe und Gifte in Haus und Wohnung, die ernste Gesundheitsschäden verursachen können.
Benutzen Sie Ihre Augen, Ihre Ohren und Ihre Nase, und sehen Sie sich in Ihrer Wohnumgebung genau um. Man sieht nur, was man weiß! Wenn Sie das tun, werden Sie vielleicht feststellen, daß auch in Ihrem Haus und Ihrer Wohnung viele verborgene Gefahren lauern. Dann ist Ihre Initiative gefragt. Sie können viel tun!
Wenn Sie die Gefahrenquellen kennen, ist es in den meisten Fällen möglich, mit einfachen Maßnahmen ein akutes Risiko durch ein gesundheitsbedrohendes Innenraumklima zu bekämpfen. Da wir die meiste Zeit in geschlossenen Räumen verbringen, sollten Sie daran interessiert sein, daß Sie und Ihre ganze Familie in einem sicheren und gesunden Wohnklima leben.

Erste Hilfe gegen die Wohnvergiftung

Dieses Buch kann auch ein wirksamer Beitrag zur Vorbeugung gegen wohnbedingte Krankheiten sein. Verhindern Sie, daß Ihr Haus zur Giftquelle wird. Wenn Sie umziehen, ein neues Haus bauen oder ein altes renovieren wollen, können Sie selbst dafür sorgen, daß Ihr Zuhause ein sicherer Hafen für Sie und Ihre ganze Familie ist. Finden Sie sich nicht mit Wohngiften in Ihrer Umgebung ab! Lassen Sie sich nicht zum Vergiftungsopfer machen! Denken Sie zuerst an Ihre Gesundheit und das Wohlbefinden Ihrer Familie.
Dieses Buch wird Ihnen helfen, sich besser zurechtzufinden in dem komplizierten Geflecht von Schadstoffen und Wohngiften, die immer mehr auf uns einwirken und unser aller Leben zu vergiften drohen. Praktische Tips und Anleitungen helfen Ihnen, die Gefahren durch Wohngifte zu erkennen und zu bekämpfen. Wichtige Adressen von Umweltinstitutionen, baubiologischen Labors und Selbsthilfegruppen informieren Sie über Ansprechpartner bei Wohngiftproblemen in Ihrem Lebensbereich. Dieses Buch ist ein Beitrag zu einem gesünderen Leben in gesunder Wohnumgebung.

Informieren Sie sich über Schadstoffe und Gifte, die im Haus oder in der Wohnung vorhanden sein können. Nur wenn Sie Bescheid wissen, haben Sie die Möglichkeit, etwas zur Vorbeugung von Krankheiten zu tun, die durch Wohngifte ausgelöst werden.

Wohlbefinden und Wohnklima

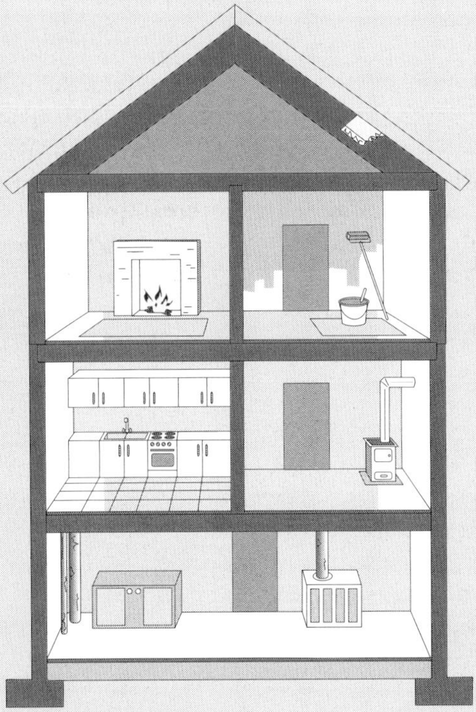

Wenn uns unser gesamter Organismus meldet, daß er in Einklang mit sich und seiner Umwelt ist und daß rundum alles in bester Ordnung für uns ist, können wir tief entspannen und schöpfen Selbstvertrauen, Lebenslust und Energie. Ein solches Wohlbehagen ist für unsere Psyche wie für unseren Körper lebensnotwendig. Es hängt von vielen Faktoren ab, maßgeblich auch von unserer räumlichen Umgebung. Entsprechend vielfältig sind die möglichen Störeinflüsse.

Eine Umwelt, die uns guttut

Am wohlsten fühlt sich der Mensch bei klimatischen Bedingungen, die einem milden Sommertag im Freien entsprechen, an einem ruhigen und angenehmen Platz im Halbschatten. Welche Faktoren tragen zu diesem Rundumwohlbefinden bei?

- Die Temperaturen und die Luftfeuchtigkeit sind gerade richtig und angenehm – nicht zu hoch und nicht zu niedrig.
- Die Luft ist sauber und frisch und nicht mit Schadstoffen, Staub oder Ozon belastet.
- Es weht ein angenehmer leichter Wind.
- Als unangenehm empfundene Gerüche fehlen.
- Das Licht ist nicht zu grell, aber auch nicht zu dunkel.
- Die Farben sind nicht knallig und aufdringlich, sondern mild und abwechslungsreich.
- Laute oder plötzliche Geräusche fehlen, aber es ist auch nicht totenstill.
- Unsichtbare und nicht wahrnehmbare elektrische oder elektromagnetische Felder fehlen.
- Unsichtbare und schädliche radioaktive Strahlung fehlt.

Alle Faktoren, die das Wohnklima für den Menschen in Haus und Wohnung angenehm und behaglich machen, können durch Baumaterialien und durch die Bau- und Einrichtungsweise verändert oder gestört werden. Es gibt keine Baustoffe, die »automatisch« gesund sind – dies gilt auch für Holz, Ziegel oder Lehm. Aber auch Beton ist nicht unbedingt von vornherein ungesund. Es kommt immer auf das Zusammenwirken der Eigenschaften aller beim Haus- und Wohnungsbau verwendeten Stoffe und den persönlichen Lebensstil an. Wenn viele Einflüsse und Wirkungen von Materialien im Wohnbereich auch nur in ganz kleiner Menge zusammenkommen, kann ein ungesundes Wohnklima entstehen.

Wärme und Behaglichkeit

Wir befinden uns dann in einem Wärmegleichgewicht mit unserer Umgebung, wenn wir gerade so viel Wärme aufnehmen, wie wir als überschüssige Wärme abgeben. Bei großer körperlicher Aktivität produzieren wir mehr Wärme. Niedrigere Umgebungstemperaturen werden dann als angenehmer empfunden. Der Wärmeaustausch mit der Umgebung geschieht durch Strahlung, Konvektion, Wärmeleitung und durch Wasserverdunstung, wenn wir atmen und schwitzen.

Mit dem Gefühl des Wohlbehagens meldet uns unser Körper, daß keine schädigenden Umwelteinflüsse auf ihn wirken.

Strahlungswärme

Für das Wohlbefinden ist der Austausch von Strahlungswärme am wichtigsten. Dieser Wärmetausch hängt von der Oberflächentemperatur des eigenen Körpers, der Oberflächentemperatur der Gegenstände im Raum bzw. der inneren Wandoberflächen ab.

- Lufttemperaturen von 20 Grad Celsius im Raum werden als angenehm empfunden.
- Sind die Temperaturen von Wandoberflächen niedriger als 17 Grad Celsius, fühlen wir eine ungemütliche Kälte.
- Wandtemperaturen von 18 bis 24 Grad Celsius werden als angenehme Wärme empfunden.
- Sind die Wandtemperaturen höher, spüren wir eine unangenehme Hitze.

Abweichungen von mehr als drei Grad Celsius zwischen der Lufttemperatur und der Wandtemperatur werden in jedem Fall als unangenehm erlebt. Durch geeignete Baumaterialien und Bauweise wird verhindert, daß die Raumwände im Winter zu kalt und im Sommer zu warm sind.

Konvektion

Die Lufttemperaturen im Raum bestimmen den Wärmetausch durch Luftströmungen (Konvektion). Die Luft nimmt über die Körperoberfläche Wärme auf und strömt dann an der Körperoberfläche entlang nach oben. Bei wärmeren Lufttemperaturen ist dieser Effekt angenehm. Bis zu einer Strömungsgeschwindigkeit von 0,2 Meter pro Sekunde fühlt man sich behaglich und wohl. Wenn man erhitzt ist oder die Außentemperatur hoch ist, erfrischen auch höhere Luftströmungsgeschwindigkeiten. In der Regel werden aber schon sehr geringe Veränderungen der Luftströmungsgeschwindigkeit als störend wahrgenommen: Temperaturänderungen der Luftströmung nach oben oder unten finden sich besonders in künstlich klimatisierten Räumen oder wenn Fenster und Türen undicht sind.

Wärmeleitung

Luft leitet die Wärme schlecht. Wir geben nur Wärme ab, wenn Umgebungsflächen direkt berührt werden. In Wohnräumen geschieht dies am häufigsten bei den Fußsohlen. Auf gut gedämmten Fußböden ist Barfußgehen kein Problem. Fußbodenheizungen müssen jedoch immer richtig temperiert sein – was so gut wie unmöglich ist –, damit man sich auch ohne Schuhe noch behaglich fühlt.

Wenn es dem menschlichen Körper zu warm wird, schwitzt er und gibt Wärme durch Verdunstung ab. Auf diese Weise kann er sich in seinem inneren Temperaturgleichgewicht halten.

Verdunstung

Der menschliche Körper kann Wärme durch Verdunstung abgeben. Liegt die Außentemperatur über 35 Grad Celsius, fängt man an zu schwitzen. Ist die Luftfeuchte in einem Raum zu hoch, kann diese Verdunstung nicht mehr richtig funktionieren. Die Schweißbildung des Körpers kommt dann nicht mehr nach, Haut und Schleimhäute trocknen aus, ein Wärmestau tritt ein. Je höher die Umgebungstemperaturen sind, desto empfindlicher reagieren wir auf größere Schwankungen der relativen Luftfeuchte.

Luftfeuchte und Gesundheit

Bei normalen Raumtemperaturen sollte die Luftfeuchte nicht zu stark schwanken. Sinkt die relative Luftfeuchte unter 30 Prozent, kommt es zur Austrocknung der Schleimhäute von Nase, Rachen und Bronchien. Luftpartikel und Schadstoffe können dann leichter und tiefer in die Atemwege eindringen, da trockene Schleimhäute diese Teilchen nicht mehr binden und nach außen befördern können. Die Flimmerhärchen der Atemwege verkleben, und Atemwegsentzündungen entstehen.

▶ **Wenn die Raumluft zu trocken ist,** reagiert die Nase stärker auf Gerüche. Die Hornhaut der Augen wird spröde und kann einreißen, Augenentzündungen entstehen. Staub und Krankheitskeime haben freieren Zugang zu unserem Körper. Darüber hinaus nimmt die elektrostatische Aufladung zu – beispielsweise bei Möbeloberflächen und Teppichböden.

▶ **Wenn die Raumluft zu feucht ist,** werden zwar die Schleimhäute der Atemwege geschont, aber die Verletzungsgefahr bei Unfällen mit elektrischen Geräten nimmt zu, da der Hautwiderstand geringer wird. Die Hornhaut des Auges wird weicher und verletzungsempfindlicher. Der Wärmeausgleich durch Verdunstung ist gestört. Feuchte Wohnräume fördern die Schweißbildung und rheumatische Erkrankungen.

Zu feuchte Raumluft kann die Bausubstanz schädigen. Kondenswasser bildet sich auf den Innenseiten der Außenwände oder an Wärmebrücken. Häufig kommt es dann zur Schimmelpilzbildung, und die Allergiegefahr für die Bewohner nimmt zu.

Gestörter Umweltfrieden

Luftschadstoffe

Mensch und Tier produzieren über Hautausdünstungen und Atemluft zahlreiche Gerüche und Keime. Ein in Ruhe dasitzender Mensch verbraucht pro Stunde 15 Liter Sauerstoff und atmet in derselben Zeit 13 Liter Kohlenmonoxidgas aus. Wäre ein 50-Kubikmeter-Raum vollkommen dicht, würde die Kohlenmonoxidmenge innerhalb einer Stunde auf das Doppelte ansteigen, wenn sich nur ein Mensch darin befindet. Zu viel Kohlenmonoxid in der Raumluft führt zu Müdigkeit, Unwohlsein, Konzentrationsschwäche und Kopfschmerzen. Da unsere Häuser und Wohnungen aber immer dichter gegen die Außenluft abgeschottet werden – um Heizkosten durch Wärmeverluste zu sparen oder gegen Lärm geschützt zu sein –, können sich schnell alle möglichen Ausdünstungen in der Innenraumluft sammeln:

- ▶ Verbrennungsrückstände durch Heizungen.
- ▶ Flüchtige organische Verbindungen aus Baustoffen und Einrichtungsgegenständen.
- ▶ Unzählige Wohngifte, beispielsweise Formaldehyd, Pestizide oder Lösemittel.
- ▶ Durch Tabakrauch wird die Innenraumluft mit einer Vielzahl von Schadstoffen belastet.
- ▶ Wenn asbesthaltige Baustoffe verwendet wurden, ist das Risiko für Lungenkrebs erhöht.

Strahlung, Schall und Elektroklima

Weitere Faktoren, die unser Wohlbefinden und die Behaglichkeit von Haus und Wohnung beeinflussen können, sind radioaktive Strahlung, Schallenergie und elektrische bzw. elektromagnetische Felder.

▶ **Radonstrahlung:** Die größte Strahlengefahr für Wohnbereiche geht von radioaktivem Radongas aus, das in manchen Gegenden in erhöhter Konzentration aus dem Erdboden strömt und in die Häuser eindringt. Radon in der Raumluft erhöht auf lange Sicht die Gefahr von Lungenkrebs – besonders, wenn noch zusätzlich geraucht wird.

▶ **Schallenergie:** Lärm macht krank. Zum angenehmen Wohnklima gehört auch der Schutz vor unerwünschten und störenden Geräuschen. In vielen, besonders älteren Bauwerken ist man nur unzureichend vor der immer lauter werdenden Lärmkulisse unserer Umwelt geschützt. Andererseits führen moderne Schallschutzmaßnahmen zu stärker abgedichteten Innenräumen, wobei die Gefahr für die Ansammlung von Innenraumschadstoffen ansteigt.

▶ **Elektroklima:** Während eines milden Sommertages im Freien herrscht ein elektroklimatisches Schönwetterfeld von 100 Volt pro Meter mit Schwankungen im 10-Hertz-Rhythmus. Einem ähnlichen Rhythmus folgt unser Gehirn mit den Alpha-Wellen, die bei vollkommener Entspannung produziert werden. Aber nur selten werden wir diesen Zustand aufrechterhalten können, da ständig die Energien elektrischer und elektromagnetischer Felder auf uns einwirken: Nicht nur Hochspannungsleitungen, Sendeanlagen und Satelliten, sondern auch alle Arten von Elektrogeräten im Haushalt wie Fernseher und Computer oder Funktelefone umgeben uns mit einem Durcheinander von elektromagnetischen Feldern. Krankheiten und Befindlichkeitsstörungen können dadurch verursacht werden.

Umweltbedingungen zum Wohlfühlen:

- **Raumtemperaturen um 20 Grad Celsius**
- **Mäßige Luftfeuchtigkeit**
- **Reine, frische, staubarme Luft**
- **Sanfte Luftbewegung**
- **Unaufdringliche, angenehme Geruchsreize**
- **Mildes Licht**
- **Abwechslungsreiche, unaufdringliche Farben**
- **Beruhigende, leise Geräusche**
- **Keine elektrischen oder elektromagnetischen Felder**
- **Keine schädliche radioaktive Strahlung**

Sick-Building-Syndrom

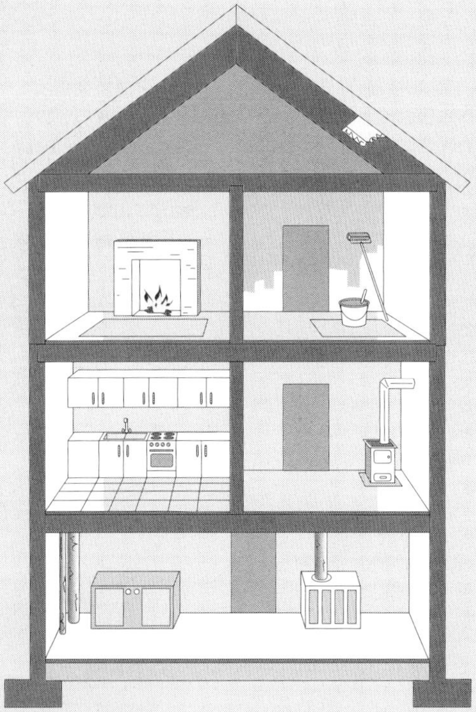

Wörtlich übersetzt bezeichnet Sick-Building-Syndrom (SBS) einen Beschwerdenkomplex, der durch »kranke Gebäude« verursacht wird. Dieser Begriff stammt aus den USA und bezog sich in erster Linie auf typische Gesundheits- und Befindlichkeitsstörungen, die vor allem bei Menschen auftraten, die in klimatisierten Großgebäuden arbeiteten. Das Sick-Building-Syndrom wird heute etwas umfassender gesehen. Nicht nur medizinische Probleme, die mit Klimaanlagen in großen Gebäudekomplexen zusammenhängen, sondern auch Innenraumbelastungen durch Schadstoffe aus Bau- und Bauhilfsstoffen werden als Ursachen dafür angenommen, daß Häuser »krank werden« bzw. auf den Menschen krankmachend wirken.

Krank in kranken Häusern?

Symptome des Sick-Building-Syndroms

Umfragen bei Arbeitern und Angestellten in Bürokomplexen zeigten, daß häufig gesundheitliche Störungen angegeben wurden, die man mit dem Arbeitsplatz in Verbindung brachte. Die häufigsten Beschwerden waren Kopfschmerzen, brennende und trockene Augen, Reizungen der Schleimhäute der Atemwege, von Hals, Nase sowie Mund- und Rachenraum. Auch Hautsymptome, Müdigkeit, Antriebsschwäche und allgemeines Unwohlsein wurden genannt. Darüber hinaus hatten Untersuchungen ergeben, daß in Gebäuden mit Klimaanlagen der Krankenstand der Beschäftigten deutlich höher lag als in Gebäuden mit natürlicher oder mechanischer Belüftung.

Sick-Building-Syndrom
- **Antriebsschwäche**
- **Lethargie**
- **Müdigkeit**

Sick-Building-Syndrom Typ I a
- **Kopfschmerzen**
- **Übelkeit**
- **Schwindel**

Sick-Building-Syndrom Typ I b
- **Reizung bzw. Juckreiz der Augen, Nase und im Hals**
- **Trockenheitsgefühl von Haut und Schleimhäuten**
- **Trockene und gerötete Haut**

Sick-Building-Syndrom Typ II
- **Allergische Erscheinungen wie bei Heuschnupfen**
- **Laufende Nase**
- **Wäßrige und juckende Augen**

Schon wenige Stunden, nachdem man ein solches »krankes« Gebäude betreten hat, können Krankheitssymptome auftreten. Diese Beschwerden verschwinden wieder oder schwächen sich ab, sobald man das Gebäude einige Zeit gemieden hat. Entsprechend den beobachteten Krankheitssymptomen werden verschiedene Formen des Sick-Building-Syndroms unterschieden.

Vom Sick-Building-Syndrom werden Erkrankungsformen abgegrenzt, die gleichfalls häufiger in klimatisierten Gebäuden vorkommen. Es handelt sich um das Luftbefeuchterfieber, das berufsbedingte Asthma und die sogenannte Legionärskrankheit.

Beim Sick-Building-Syndrom treten die Gesundheitsstörungen wenige Stunden nach Betreten des Gebäudes auf und verschwinden oder schwächen sich ab, wenn man das betroffene Gebäude wieder verlassen hat.

▸ **Das Luftbefeuchterfieber** tritt meistens durch grippeähnliche Beschwerden in Erscheinung. Es kommt dann zu Unwohlsein, Schmerzen und Beschwerden, Husten, Antriebsschwäche und Kopfschmerzen. Die Erkrankung kann auch zu allergischen Reaktionen bei empfindlichen Personen führen – dann stehen Beklemmungsgefühle in der Brust, Atembeschwerden, Fieber und Kopfschmerzen im Vordergrund. Die Erkrankungen können fast immer auf ganz bestimmte Ursachen zurückgeführt werden wie Mikroorganismen, Pilze, Bakterien oder Giftstoffe, die Bakterien erzeugt haben.

▸ **Berufsbedingtes Asthma** ist durch keuchenden Atem, Beklemmungsgefühle in der Brust und verschiedene Atembeschwerden gekennzeichnet.

▸ **Die Legionärskrankheit** ist eine untypische Lungenentzündung, die in der Regel durch Bakterien verursacht wird. Diese Bakterien siedeln sich mit Vorliebe bei bestimmten Temperaturen in Klimaanlagen an, werden in der Raumluft verteilt und infizieren dann den Menschen, der diese Luft einatmet.

Man betrachtet das Sick-Building-Syndrom heute auch als Vorstufe für ein weiteres umweltbedingtes Krankheitsbild, die Multiple Chemical Sensitivity (MCS). Es handelt sich um eine neuartige Erkrankung, deren Kennzeichen eine Mehrfachüberempfindlichkeit gegenüber Chemikalien ist. Die Zusammenhänge zwischen den chemischen Stoffen und den krankhaften Reaktionsweisen des menschlichen Organismus sind meist ziemlich schwer nachzuweisen. MCS ist noch weitgehend unerforscht, aber schon viele Menschen leiden daran.

Kranke Gebäude durch Klimaanlagen

Alles, was wir benutzen, sondert feste Teilchen oder Gase ab – vor allem neue Gegenstände. Schadstoffe in Innenräumen werden dann zum Problem, wenn sich durch ungenügende Belüftung gefährlich hohe Schadstoffkonzentrationen ansammeln.

Eine umfangreiche Befragung bei Angestellten von Banken und Versicherungen in Frankfurt im Jahr 1991 ergab, daß vor allem Klimaanlagen als störend empfunden werden. Weitere Störfaktoren waren Lärm, Streß und Leistungsdruck. Klimaanlagen in Häusern und Großgebäuden können unzählige Materialien, Stoffe, Teilchen und giftige Substanzen an die Innenraumluft abgeben: Ruß, Asche, Erdteilchen, Sand, Fasern, tierische und pflanzliche Materialien, Schimmelpilzsporen, Bakterien, Viren, Pollen, industrielle Schadstoffe, Abgase und Ozon. Wenn Klimaanlagen vorübergehend stillgelegt und anschließend weiterbetrieben werden, entsteht Ozon aus ihren elektrostatischen Filtern.

Gefahr durch Pestizide

Darüber hinaus werden häufig bakterienabtötende Mittel zugesetzt, um ein Wachstum von Mikroorganismen besonders an feuchten Stellen wie Befeuchterkammern und Kühlschlangen zu verhindern. Manche Betriebsteile von Klimaanlagen sind geradezu ideale Brutstätten für Bakterien und Mikroorganismen aller Art. Die Gefahr einer Verseuchung der Innenraumluft wird zusätzlich durch nachlässige Wartung der Anlage erhöht. Es kommt in der Praxis häufig vor, daß die Anlagen nicht gründlich mechanisch gereinigt werden, sondern einfach mehrmals in der Woche keimtötende Mittel oder Pestizide in die Klimaanlagen eingebracht werden. Diese Pestizide belasten dann die Innenraumluft und werden über die Atmung aufgenommen. Untersuchungen haben darüber hinaus gezeigt, daß diese keimtötenden Mittel noch nicht einmal sehr wirksam sind.

Schadstoffe in Gebäuden

Gebäude, Häuser und Wohnungen sind nach dem aktuellsten Kenntnisstand heute als »komplexe Umwelten« zu betrachten. Viele verschiedene Schadstoffe und ausgasende Substanzen können auf Menschen in Innenräumen einwirken. Je nachdem, wie die Wohnklimafaktoren beschaffen sind, welche Temperaturen, welche Feuchtigkeit und welche Belüftungsverhältnisse herrschen, kommt es zu unterschiedlichen Innenraumbelastungen. Isoliermaterialien, Flammschutzmittel, Tapeten, Farben, Kunststoffbeschichtungen und Teppichböden tragen dann zu einem für die Gesundheit unberechenbaren Raumklima bei.

Keimtötende Mittel, Pestizide, in Klimaanlagen können u. a. auch Allergien hervorrufen. Untersuchungen über die Langzeitwirkungen solcher keimtötender Mittel, wenn sie über die Atemluft aufgenommen werden, fehlen.

Niemand kontrolliert die Hersteller solcher potentiellen Giftstoffe – niemand prüft die gesundheitliche Unbedenklichkeit der Pestizide! In Untersuchungen wurde festgestellt, daß Beschwerden und Symptome in klimatisierten Räumen

dann verringert oder abgeschwächt werden, wenn mehr frische Luft in die Innenräume gelangt.
Man geht heute davon aus, daß nicht nur in Großgebäuden, sondern auch in Häusern und Wohnungen mit kleineren raumlufttechnischen Anlagen wie Zentralheizungen, Etagenheizungen oder Kleinklimaanlagen ein Sick-Building-Syndrom entstehen kann.
Am Arbeitsplatz, in der Wohnung, im Keller und Hobbyraum werden unzählige Reinigungs- und Lösemittel eingesetzt.
Viele dieser Mittel wirken gesundheitsschädlich und reizen häufig die Schleimhäute. Nicht nur der Umgang mit solchen Mitteln kann gefährlich sein, sondern man muß auch bedenken, daß sich giftige Substanzen an Staubpartikel binden und dann eingeatmet werden.
Vor allem für Kinder und Kleinkinder, die sich viel näher am Boden aufhalten, stellen Schadstoffbelastungen in der Atemluft eine große Gefahr dar. Wissenschaftliche Studien haben nachgewiesen, daß das Risiko einer Allergie durch Schadstoffinhalation bei Kindern um den Faktor 1,6 höher ist als bei Erwachsenen.

Ursachen des Sick-Building-Syndroms

In jedem Gebäude findet sich immer ein gewisser Anteil von Menschen, die über die verschiedensten allgemeinen Beschwerden klagen. Man schätzt, daß in der Regel 10 bis 20 Prozent der Bewohner mit solchen Krankheitssymptomen zu tun haben können. Nicht für jedes Krankheitssymptom kann auch der schädliche Einfluß des Gebäudes verantwortlich gemacht werden. Andererseits liegt ein Verdacht nahe, wenn überdurchschnittlich viele Menschen in einem Haus über Beschwerden klagen.

Wann ist ein Haus verdächtig?

Nach neuesten Erkenntnissen wird davon ausgegangen, daß ein Gebäude als krank bezeichnet werden muß, wenn mehr als 15 Prozent der Menschen, die sich länger darin aufhalten, empfindlich auf Innenraumluftstoffe reagieren. Viele Messungen und Schadstoffanalysen in betroffenen Gebäuden haben jedoch gezeigt, daß sich Menschen in geschlossenen Räumen krank fühlen, obwohl die gemessenen Schadstoffkonzentrationen unter den als bedenklich eingestuften Richt- und Empfehlungswerten lagen.
Man nimmt heute an, daß drei Ursachen für das Sick-Building-Syndrom in Frage kommen könnten:

- **Individuelle Sensibilität,** denn der einzelne Mensch reagiert individuell unterschiedlich stark auf Innenraumschadstoffe. Vorgeschädigte Menschen sind besonders gefährdet.
- **Die Zeitdauer** des Aufenthalts in den Räumen von »kranken« Gebäuden ist für das Auftreten von Beschwerden entscheidend.
- **Die Mischexposition,** Innenraumbelastungen durch unterschiedliche Mischungen von Schadstoffen sind wahrscheinlich wesentlicher Auslöser des Sick-Building-Syndroms.

Derzeit gibt es keine schlüssigen Beweise oder Erklärungen dafür, wann ein Gebäude als »krank« gelten kann. Viele Fragen sind ungeklärt. Die Forschung über das kranke Haus steht erst am Anfang.

Vielzahl von Faktoren

Über das Zusammenwirken vieler verschiedener Schadstoffe in geringer Konzentration in Innenräumen und die Auswirkungen auf den menschlichen Organismus ist kaum etwas bekannt. Deshalb

Wer im Büro häufig an Hautausschlägen, allergischen Atemwegssymptomen und tränenden Augen leidet, sollte einmal gründlich saubermachen lassen!

wird heute angenommen, daß nicht einzelne Stoffe oder größere Mengen von Schadstoffen allein Krankheitssymptome auslösen.

- Wenn nur ein einziger Hauptschadstoff ausgeschaltet wird, führt dies meist nicht zur Verbesserung der Beschwerden.
- Alle möglichen Schadstoffquellen, die Innenräume belasten, müssen erkannt und ausgeschaltet werden. Nur so wird das Sick-Building-Syndrom geheilt werden können.

Die Ursachen für das Sick-Building-Syndrom sind vielfältig (multifaktoriell). Physikalische, chemische, biologische und psychische Faktoren können zum Sick-Building-Syndrom führen. Raumtemperaturen, relative Luftfeuchte, Lüftungsrate, Beleuchtung, Lärmpegel, radioaktive, elektrische und elektromagnetische Strahlung, Rauchen, anorganische Gase, flüchtige organische Verbindungen hauptsächlich aus Lösemitteln, keimtötende Mittel (Pestizide), Viren und Pilze sowie psychische Belastungen wie Streß, Überlastung und Massenhysterie wirken letztendlich in unterschiedlicher Kombination zusammen. Dann entstehen Befindlichkeits- und Gesundheitsstörungen bei Menschen, die in solchen Gebäuden wohnen und arbeiten. Die Störungen können sich in den unterschiedlichsten Erscheinungsformen zeigen, ganz entsprechend der Bandbreite der schädlichen Einflüsse, die aus den Häusern stammen.

Wahrscheinlich wird das menschliche Immunsystem verstärkt durch Schadstoffe in Gebäuden belastet, die vom Sick-Building-Syndrom betroffen sind. Diese Vermutung wird durch die Tatsache bestätigt, daß vor allem ältere Menschen, Kinder und Immunschwache schneller und heftiger auf Innenraumbelastungen mit Gesundheitsbeschwerden reagieren.

Heilung für kranke Häuser?

Vorbeugen ist besser als Sanieren

Der beste Weg zu gesunden Häusern und Gebäuden ist die Vorbeugung – die Verwendung »gesunder« Bauhilfsstoffe und Einrichtungsgegenstände. An zweiter Stelle steht die Sanierung. Aber nur langsam nimmt das Wissen und das Bewußtsein um krankmachende Faktoren im Wohnbereich zu. Dennoch gibt es bereits viele Bemühungen und Initiativen, dieses Problem, das uns alle betrifft, anzugehen und den Kampf gegen krankmachende Wohnbedingungen aufzunehmen.

Schon im 18. und 19. Jahrhundert wurden solche schädlichen Einflüsse ungesunden Wohnens erkannt. Max von Pettenkofer (1818–1901), der berühmte Hygienewissenschaftler, ist mit seiner Mahnung heute aktueller denn je:

»Einen ferneren Grund, auf reine Luft in Wohnungen strenge zu achten, haben wir in der Erfahrung, daß schlechte Luft die Quelle vieler chronischer Leiden ist und daß sie sicherlich einen großen Anteil an den Volksübeln Scrofeln, Tuberkeln etc. hat.«

Die Wachsamkeit wächst

In Schweden hat man sich vor einigen Jahren entschieden, etwas gegen die gesundheitlichen und wirtschaftlichen Schäden und Folgen des Sick-Building-Syndroms zu unternehmen. Nach Schätzungen sind dort etwa 35 Prozent aller Gebäude vom Sick-Building-Syndrom betroffen. Neue raumlufttechnische Anlagen und Klimaanlagen sollen strenger überwacht werden. Von vornherein sollen die Gebäude »gesund« sein – in der Planung, der Ausführung und im Betrieb. Auch bei Mehrfamilienhäusern wird die Garantie einer gesundheitlichen Unbedenklichkeit verlangt – als Grundlage der Bauerlaubnis.

Erste rechtliche Maßnahmen in Deutschland

In Deutschland begreift man allmählich auch die Problematik des Sick-Building-Syndroms. In Berlin dürfen beispielsweise keine als gesundheitsschädlich eingestuften Baustoffe mehr eingesetzt werden: Asbest, Tropenhölzer, Polyvinylchlorid (PVC), Aluminium und Formaldehydprodukte sind deshalb nicht mehr zugelassen. Es wäre zu wünschen und ist in jedem Fall zu empfehlen, daß immer mehr Bauherren vor und während der Planungs- und Bauphase sich über die Schadstoffrisiken von Bau- und Bauhilfsstoffen baubiologisch informieren.
Wenn ein Gebäude bereits »krank« ist, erscheint es auch hierzulande nach schwedischem Vorbild sinnvoller, zunächst krankmachende Ursachen zu beseitigen. Im zweiten Schritt sollte dann erst versucht werden, für solche Schäden die verantwortlichen Hersteller, Bauträger oder Eigentümer haftbar zu machen. Obwohl viele wissenschaftliche Nachweise über die schädlichen Wirkungen des Sick-Building-Syndroms auf den Menschen fehlen, steht doch zweifelsfrei fest, daß es Faktoren und Risiken gibt, die die in solchen Gebäuden lebenden Menschen krank machen.

Nachholbedarf in der Forschung und im Handeln

Die Gesundheitsgefährdung durch »kranke« Häuser ist prinzipiell vermeidbar. Dazu sind noch viele wissenschaftliche Forschungen über die komplizierten und komplexen Schadwirkungen der Wohngifte erforderlich. Doch notwendig ist auch, daß sich jeder einzelne über den Stand der Kenntnisse informiert und kritisch und verantwortungsvoll seine Wohnumgebung unter die Lupe nimmt.

Nur langsam setzt sich hierzulande die Erkenntnis durch, daß viele Häuser und Gebäude schwer »erkrankt« sind und die Bewohner dieser Häuser häufig ebenfalls erkranken. Um die zunehmenden Risiken des Sick-Building-Syndroms auch in Privathäusern in den Griff zu bekommen, wird es mit Sicherheit notwendig sein, sich in Zukunft mehr mit den existierenden Wohngiftproblemen zu befassen. Bei diesen Aufgaben stehen wir erst am Anfang:

- Für viele Schadstoffe im Innenraumbereich von Wohnhäusern gibt es keine vorgeschriebenen Grenzwerte.
- Viele potentiell gesundheitsschädlichen Baustoffe unterliegen keiner Kontrolle in bezug auf ihre Unbedenklichkeit.
- Viele Wirkungen von Wohngiften sind überhaupt noch nicht erforscht oder noch nicht erkannt.
- Es muß deutlich werden, daß die Bemühung um eine gesunde Wohnumwelt kein Luxus ist, sondern eine notwendige und wirtschaftlich vernünftige Vorsorge.
- Die baubiologische Qualität der in den Häusern verwendeten Stoffe wird noch zu wenig beachtet.
- Praktikable Haftungs- und Schadenersatzregelungen bei Wohngiftfällen fehlen größtenteils.
- Die Initiative des einzelnen für seine gesunde Wohnumgebung muß stärker gefördert werden.
- Gesundheitsschädliche und giftige Produkte und Baustoffe sollten ganz verboten werden.

Die Heilung »kranker« Gebäude kann unlösbare Probleme aufwerfen. Die dringende Empfehlung heißt: Vorbeugen statt Bohren – gesund leben in »gesund« geplanten und gebauten Häusern.

Wenn Sie Beschwerden haben, denken Sie darüber nach, ob Ihre Wohnung als Ursache in Frage kommt.

Kranke Häuser erkennen

Fühlen Sie sich wirklich wohl in Ihren vier Wänden? Der erste Schritt auf dem Weg zu einer gesunden häuslichen Umgebung ist die Aufstellung eines Gesundheitsinventars – einer Checkliste, die häufige Beschwerden und Symptome umfaßt. Mit dem nachfolgenden Test können Sie prüfen, ob Ihr Haus möglicherweise mit Wohngiften belastet ist.

Prüfen Sie, ob bei Ihnen oder Ihren Familienmitgliedern folgende Beschwerden aufgetreten sind, ohne daß die Ursache eindeutig festgestellt werden konnte:

	Ja	Nein
Allergien	❐	❐
Atembeschwerden	❐	❐
Benommenheit	❐	❐
Depressionen	❐	❐
Gelenkschmerzen	❐	❐
Haarausfall	❐	❐
Hartnäckiger Husten	❐	❐
Hautrötungen	❐	❐
Herz-Kreislauf-Störungen	❐	❐
Infektanfälligkeit	❐	❐
Juckende, rote und gereizte Augen	❐	❐
Konzentrationsstörungen	❐	❐
Kopfschmerzen	❐	❐
Laufende Nase	❐	❐
Magenschmerzen	❐	❐
Müdigkeit	❐	❐
Nasennebenhöhlen-Verstopfung	❐	❐
Nervosität	❐	❐
Schlaflosigkeit	❐	❐
Schwindelgefühle	❐	❐
Trockene und gereizte obere Atemwege	❐	❐
Unbestimmtes leichtes Krankheitsgefühl	❐	❐
Verhaltensänderungen und -auffälligkeiten	❐	❐
Verwirrtheit	❐	❐

Kranke Häuser erkennen

Bessern sich bestimmte Beschwerden (z. B. Kopfschmerzen), wenn Sie längere Zeit nicht in Ihrer Wohnung sind?

Ja ❐ Nein ❐

Nehmen Sie einen stechenden Geruch in Ihrem Wohnbereich wahr, wenn länger nicht gelüftet wurde – z. B. bei Abwesenheit?

Ja ❐ Nein ❐

Sind Haustiere krank geworden? Sind Zimmerpflanzen eingegangen?

Ja ❐ Nein ❐

Hat sich an Ihrer Wohnumgebung seit der Zeit, wo Beschwerden auftraten, etwas verändert? Sind Sie umgezogen? Haben Sie renoviert, neu eingerichtet?

Ja ❐ Nein ❐

Wurden Holzschutzmittel in den Innenräumen, auf Holzbalken oder Holzverkleidungen verstrichen? Sind Holzschutzmittel auf Möbel aufgebracht worden? Mehr als fünf Liter?

Ja ❐ Nein ❐

Wurden die Holzschutzmittel vor 1980 gekauft?

Ja ❐ Nein ❐

Sind in Ihrer Wohnung, wenn Sie in einem Fertighaus wohnen, Spanplatten oder Isolierschäume verwendet worden?

Ja ❐ Nein ❐

Ist eine chemische Reinigung in Ihrer näheren Umgebung oder sogar im selben Haus?

Ja ❐ Nein ❐

Haben Sie die meisten Fragen mit Nein beantwortet, ist es unwahrscheinlich, daß in Ihrem Wohnbereich giftige Stoffe schädliche Wirkungen entfalten. Wenn Sie aber die meisten Fragen mit Ja beantwortet haben, kann es sein, daß Ihre Gesundheit durch Wohngifte gestört wird. Sprechen Sie mit Ihrem Hausarzt über Ihren Verdacht. Wenn Ihnen das nicht weiterhilft, fragen Sie einen Baubiologen um Rat.

Formaldehyd und giftige Substanzen aus Holzschutzmitteln, Farben und Lacken können unbemerkt die Luft Ihrer Wohnung vergiften.

Radon – Risikostrahlung

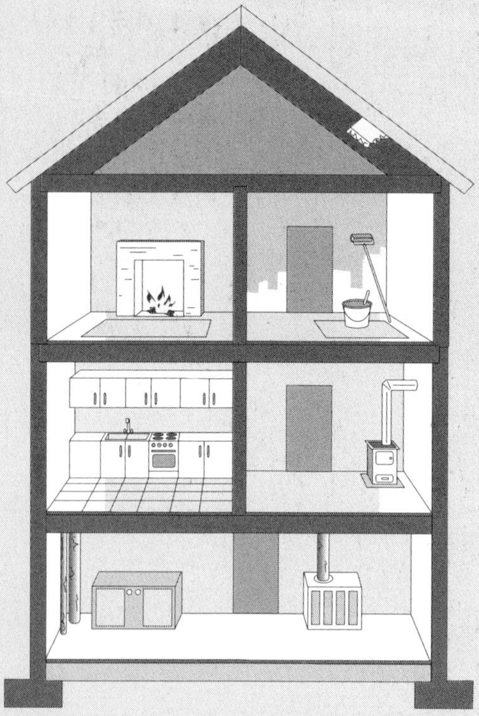

Der Mensch war und ist im Laufe seiner Entwicklung immer ionisierender (radioaktiver) Strahlung ausgesetzt. Ionisation ist ein Vorgang, bei dem Elektronen aus der Atomhülle frei werden. Diese Strahlung stammt hauptsächlich aus natürlichen äußeren Quellen, der sogenannten kosmischen und terrestrischen Strahlung. Wir nehmen radioaktive Stoffe auch durch die Nahrung zu uns oder atmen radioaktive Gase ein. Künstliche Strahlenbelastungen entstanden durch medizinische Anwendungen wie die Röntgenuntersuchung, aber auch durch Kernkraftwerke, den Reaktorunfall von Tschernobyl und die zahllosen Kernwaffenversuche der letzten 50 Jahre und in der Gegenwart.

Radon – Zerfall mit radioaktiven Folgen

Der wichtigste radioaktive Stoff, der für Innenräume heute eine Rolle spielt, ist Radon – ein Zerfallsprodukt der natürlichen radioaktiven Stoffe Uran und Thorium bzw. nach weiterem Zerfall des Radiums.

Radon ist ein farb-, geschmack- und geruchloses radioaktives Edelgas. Dieses Gas geht keine chemischen Reaktionen mit anderen Stoffen ein. Es kann aus dem Boden oder aus Materialien austreten, wo es nach dem Zerfall von Radium entsteht. Beim Radiumzerfall werden verschiedene strahlende Stoffe gebildet.

- Radon-222 erzeugt beim Zerfall Alpha-Strahlung mit einer Halbwertszeit von 3,8 Tagen.

Im weiteren Verlauf des Zerfalls entstehen nur sehr kurze Zeit strahlende Zerfallsprodukte:

- Polonium-218, ein Alpha-Strahler mit einer Halbwertszeit von 3 Minuten.
- Blei-214, ein Beta-Gamma-Strahler mit einer Halbwertszeit von 27 Minuten.
- Wismut-214, ein Beta-Gamma-Strahler mit einer Halbwertszeit von 20 Minuten.
- Polonium-214, ein Alpha-Gamma-Strahler mit einer Halbwertszeit von 160 Mikrosekunden.
- Blei-210, ein Beta-Gamm-Strahler mit einer Halbwertszeit von 22,3 Jahren.

Diese Zerfallsprodukte des Radons werden auch als Radonisotope bezeichnet. Am Schluß dieser Zerfallskette bilden sich stabile Isotope des Bleis.

Unbemerkte Strahlengefahr

Die Innenraumbelastung durch Radon und seine Zerfallsprodukte ist in vielen Ländern einer der wichtigsten umweltbedingten Risikofaktoren. 1992 schätzte die Strahlenschutzkommission, daß in Westdeutschland 4 bis 12 Prozent aller Lungenkrebserkrankungen durch Radon bedingt sein könnten.

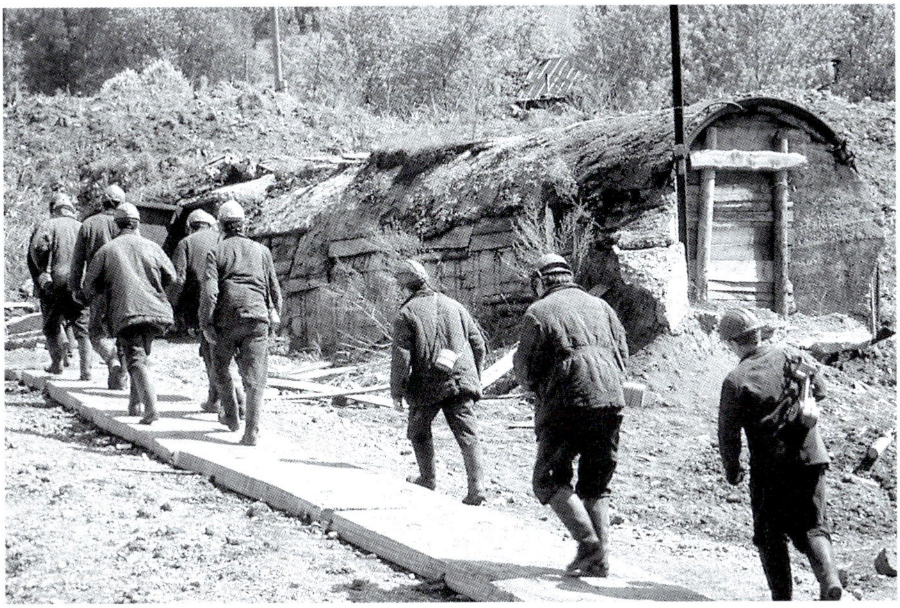

Arbeiter im Bergbau sind meist einer recht hohen Strahlenbelastung ausgesetzt.

Mehr als 40 Prozent der effektiven Strahlendosis, die aus natürlichen Strahlenquellen entspringt und der wir ausgesetzt sind, stammt von Radon-222. Ionisierende Radonstrahlung kann wie andere natürliche und künstliche radioaktive Strahlung Lebensvorgänge negativ beeinflussen, stören oder zerstören. Man nimmt heute allgemein an, daß radioaktive Strahlung biologisch schädlich wirkt: Körperzellen und Gewebe reagieren ebenso wie die Erbanlagen (Gene) sehr empfindlich auf den Einfluß der Radioaktivität.

Wo Radon vorkommt

Uran und Thorium, aus denen Radon entsteht, sind in fast allen Bodenarten enthalten – jedoch in unterschiedlich hoher Konzentration. Ein Großteil der natürlichen Strahlenbelastung des Menschen ist auf die Inhalation des Edelgases Radon in unseren Häusern zurückzuführen. Höhere Konzentrationen dieses Stoffs werden in bestimmten geographischen Regionen gefunden, wo Radongas aus dem Erdreich nach oben entweicht. Durch Risse und undichte Stellen in Hausfundamenten kann dann das Gas in das Hausinnere gelangen. Dort reichert sich Radon in unterschiedlichem Ausmaß an – abhängig von den Lüftungsgewohnheiten und der Hausdichtigkeit. Die Radonkonzentrationen im Innenbereich von Häusern sind jedoch immer höher als im Freien.

Die Bergmannssiedlung Schlema im Uranabbaugebiet Aue.

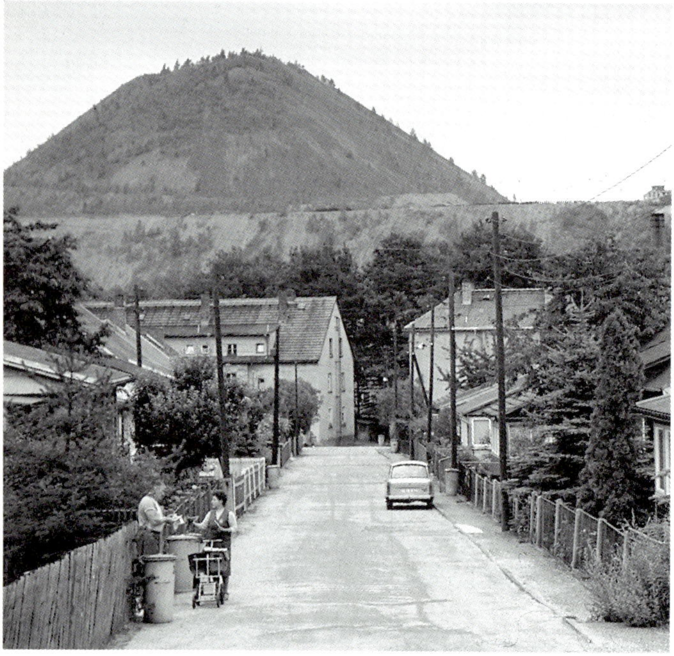

Ein erhöhter Radiumanteil bzw. hohe Radonfreisetzungsraten werden in folgenden Regionen gefunden:

- **Westdeutschland:** Bayerischer Wald, Oberpfälzer Wald, Oberfranken, Schwarzwald, Rheinland-Pfalz, Eifel, Regierungsbezirke Koblenz und Kassel.
- **Ostdeutschland:** Uranabbaugebiete in Thüringen und Sachsen – vor allem Aue, Schneeberg, Johanngeorgenstadt im Westerzgebirge und Gera, Ronneburg in Ostthüringen sowie der Raum Freital und lokale Gebiete im Elbsandsteingebirge.

Wie Radon in das Haus kommt

Der größte Radonanteil, den man in Innenräumen von Gebäuden nachweisen kann, stammt nicht aus Baumaterialien, sondern aus dem Untergrund des jeweiligen Hauses.

Durch feinste Risse und undichte Stellen im Fundament oder im Kellerbereich dringt dieses Edelgas ein. Vor allem Risse und Fugen im Fundament, Kabel- und Rohrdurchführungen, Abwasser-

Ortsdosisleistung der terrestrischen Strahlung im Freien

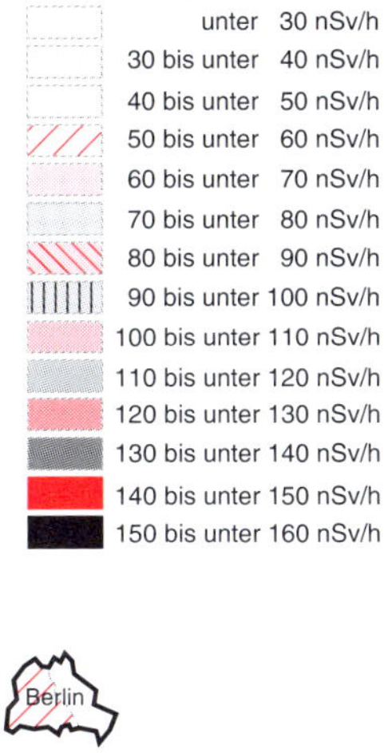

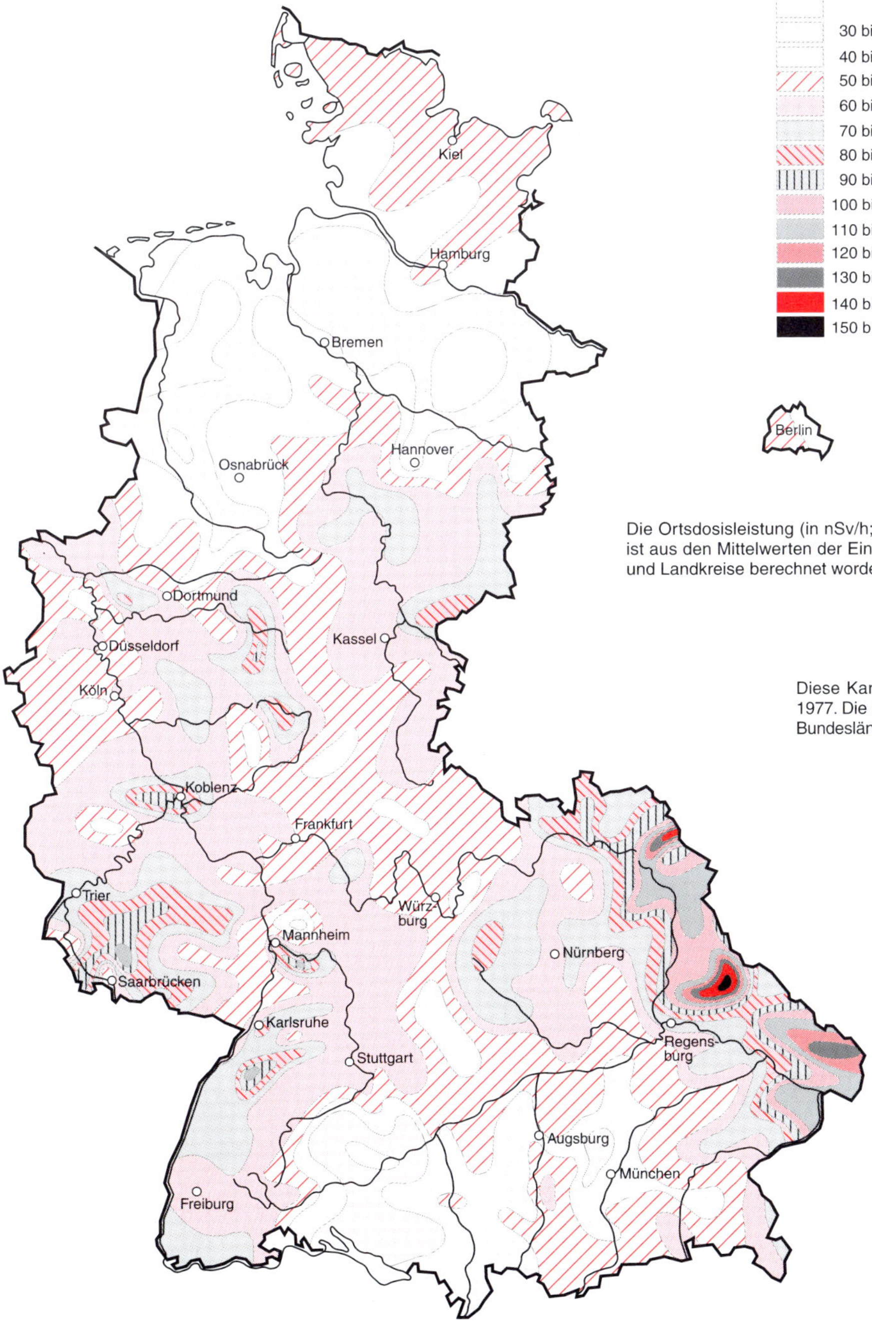

Die Ortsdosisleistung (in nSv/h; NanoSievert pro Stunde) ist aus den Mittelwerten der Einzelmessungen der Stadt- und Landkreise berechnet worden.

Diese Karte basiert auf Daten von 1977. Die Erweiterung für die neuen Bundesländer wird 1997 erscheinen.

Herausgeber: Bundesumweltministerium

leitungen und Gullys sind Eintrittspfade von Radongas. Die radioaktive Belastung eines Hauses durch Radonzerfallsprodukte ergibt sich aus verschiedenen Elementen, die alle zur Gesamtbelastung beitragen können:

- Ausströmen von Radongas aus dem Erdboden
- Sickerdrainagen und Entwässerungsanlagen
- Risse und Fugen in Fundamenten und Kellern
- Wasserzuleitungen
- Ausströmen von Radongas aus Baumaterialien
- Lüftungsbedingungen
- Wirkungsgrad der Innenraumabdichtung
- Abscheidung von Radonzerfallsprodukten

Die Radonkonzentrationen nehmen in Häusern zu den oberen Stockwerken hin stark ab. Im Keller werden meist die höchsten Radonkonzentrationen gemessen, da das meiste Radon in der Regel aus dem Erdboden ins Haus eindringen kann. Durch Druckunterschiede und Luftzug verteilt sich das Radon dann in unterschiedlicher Weise in den Innenräumen vom Keller aus bis in die obersten Etagen.

Durch ein Luftdruckgefälle von unten nach oben wird im Haus Radongas durch die Eintrittspforten im Kellerbereich förmlich angesaugt. Öffnungen an der Abwindseite eines Hauses verursachen einen Unterdruck im Hausinneren. Dann kann Radon durch undichte Kellerwände besonders gut eindringen.

Radioaktive Strahlung umgibt uns überall. Gerade deswegen müssen wir darauf achten, sie so gering wie möglich zu halten.

Radonexhalationsraten verschiedener Baustoffe

Die Werte beziehen sich auf Baustoffe in einer Normdicke von zehn Zentimetern – gemessen in Becquerel pro Stunde und Quadratmeter. Je poröser ein Baustoff ist, desto mehr Radon kann austreten.

Phosphorit (Chemiegips)	24,1 Radon-222	80 Radon-220
Porphyr	3,3 Radon-222	150 Radon-220
Naturbims	1,5 Radon-222	180 Radon-220
Beton	1,1 Radon-222	70 Radon-220
Gasbeton	1,0 Radon-222	60 Radon-220
Natursandstein	1,0 Radon-222	170 Radon-220
Kalksandstein	0,9 Radon-222	90 Radon-220
Hüttenbims	0,7 Radon-222	150 Radon-220
Hüttenschlacke	0,6 Radon-222	110 Radon-220
Apatit (Chemiegips)	0,4 Radon-222	150 Radon-220
Naturgips	0,2 Radon-222	30 Radon-220
Ziegel, Klinker	0,2 Radon-222	30 Radon-220

Radon im Baumaterial

Insgesamt spielt jedoch die Radonfreisetzung aus Baustoffen gegenüber der aus dem Erdreich stammenden Radongasbelastung eine geringere Rolle. Hohe Radonbelastungen durch Baustoffe werden in solchen Häusern nachgewiesen, in denen beispielsweise Schlackenbaustoffe und Schlackenfüllungen als Brandschutz- oder Wärmedämmaterial oder Chemiegips verwendet wurden. Besonders in den Uranbergbaugebieten Ostdeutschlands kann man annehmen, daß traditionsgemäß Abraumgesteine aus dem Bergbau auch für den Wohnungsbau in der Umgebung benutzt wurden. Hochradioaktives Haldenmaterial wurde auf diese Weise vermutlich in viele Häuser verbaut.

Radon im Trinkwasser

Auch Trinkwasser kann eine Quelle für die Freisetzung von Radon in Innenräumen sein. Aus größeren Tiefen stammendes Trinkwasser enthält gelöstes Radon – je nach den regionalen Bedingungen in unterschiedlicher Konzentration. Die Radonkonzentrationen im Trinkwasser liegen in der Regel bei 0,1 bis 20 Becquerel pro Liter. Es können aber auch Werte von mehr als 10 000 Becquerel pro Liter vorkommen. Beim Duschen entweicht dann das im Wasser gelöste Radon in die Raumluft. Solche kurzzeitig erhöhten Radonbelastungen spielen jedoch im Verhältnis zu den anderen Faktoren der Radonjahresbelastung eine recht geringe Rolle und sind meist gesundheitlich unbedenklich.

Viele Strahlungsquellen sind so geringfügig, daß Sie sich von ihnen nicht nervös machen lassen sollten. Doch sollte das Risiko kritisch abgeschätzt werden.

Strahlung aus dem Reisewecker

Viele Gegenstände des alltäglichen Gebrauchs können künstlich zugesetzte radioaktive Stoffe enthalten. Die Leuchtzifferblätter alter Armbanduhren und Wecker wurden bis Mitte der 50er Jahre mit radiumhaltiger Farbe hergestellt. Heute benutzt man dafür Substanzen mit Beta-Strahlung (Tritium, Promethium), die durch das Uhrglas wirksam abgeschirmt wird.
Auch die Skalenbeschriftung auf Kompassen und Navigationsgeräten ist mit radioaktiver Leuchtmasse markiert, die bei Öffnung der Geräte Strahlung nach außen abgibt.
Uranverbindungen wurden auch zur Herstellung von bunten Gläsern und Keramiken, beispielsweise bei den dekorativen Annagläsern aus Böhmen, verwendet – die Gläser können nicht unerheblich radioaktiv strahlen. Radioaktives Thoriumoxid findet man bei Kameraobjektiven und sogenannten Gaslichtglühstrümpfen für Campinggasleuchten. Hier ist Vorsicht beim Austausch dieser Strümpfe geboten. Radioaktiv (Amerikum-241, Radium-226) sind auch Rauch- und Feuerdetektoren in Theatern, Hotels und Kinos.
Leuchtstoffröhren und Energiesparlampen, elektronische Bauteile, Prüfgeräte und fluoreszierende Notbeleuchtungen können mit strahlenden Stoffen (Krypton-85) gebaut sein.
Die mittlere Strahlenbelastung durch Industrieerzeugnisse beträgt weniger als ein Hundertstel der natürlichen Strahlung, der die Bevölkerung ausgesetzt ist.

Radon – ein altbekanntes Problem

Der Begründer der Mineralogie, Georg Agricola, Stadtarzt im böhmischen Joachimsthal, beschrieb bereits im frühen 16. Jahrhundert eine seltsame tödliche Lungenerkrankung bei Bergleuten. Diese »Schneeberger-Krankheit« identifizierte man im 19. Jahrhundert als Lungenkrebs. Nach der Entdeckung der Radioaktivität um 1900 gelang in den 50er Jahren die Erklärung dieses Krankheitsphänomens: Die Einatmung kurzlebiger Radonzerfallsprodukte führt zu einer hohen Belastung des Lungengewebes durch Alpha-Strahlung, die langfristig Lungenkrebs erzeugt. In den 60er Jahren wurde die erhöhte Lungenkrebsgefahr auch bei radonexponierten Uranbergleuten in den USA bestätigt. Die Erkenntnisse dieser Untersuchungen sind Grundlage der Abschätzung des Lungenkrebsrisikos in Häusern, die durch Radon und seine Zerfallsprodukte belastet sind. Radon ist ein weltweites Problem.

In den Jahren 1980 bis 1984 wurde in 6000 Häusern der damaligen Bundesrepublik die Radonaktivität in der Innenraumluft gemessen. Es ergab sich eine mittlere Radonkonzentration von 50 Becquerel pro Kubikmeter Luft. Bei einem Prozent der Fälle fanden sich Werte von mehr als 200 Becquerel pro Kubikmeter. Nach dieser Stichprobe kann man davon ausgehen, daß an die 300000 Wohnungen in Deutschland von gefährlich hoher Radonstrahlung betroffen waren. Vor allem in älteren Häusern und in Gebäuden in den Uranabbaugebieten Thüringens wurden Radonkonzentrationen teilweise weit über 10000 Becquerel pro Kubikmeter gemessen.

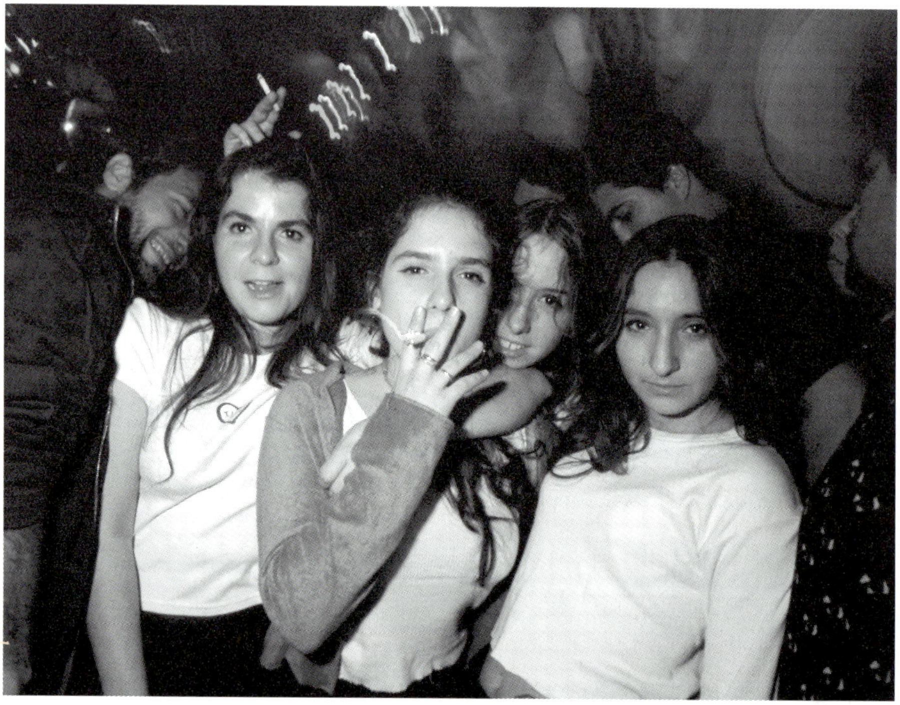

Heute fangen leider bereits viele Jugendliche schon zu rauchen an. Zigarettenrauch in Verbindung mit Radon, z. B. in einer belasteten Wohnung, läßt das Lungenkrebsrisiko in die Höhe schnellen.

Radioaktive Lungen

Radon selbst und vor allem die radioaktiven Zerfallsprodukte von Radon können das Gewebe der Atemwege schädigen und Lungenkrebs hervorrufen, wenn sie eingeatmet werden. Ein weiterer Teil der strahlenden Stoffe lagert sich gebunden an die Staubteilchen in der Raumluft auf Oberflächen, z.B. auf Möbeln, ab. Beide Strahlungsquellen tragen erheblich zum Strahlenrisiko der Hausbewohner bei, wobei die eingeatmeten radioaktiven Teilchen am gefährlichsten sind. Bis in die kleinsten Lungenverästelungen hinein dringen Radonteilchen vor und schädigen die Lungenschleimhaut.

Für die deutsche Gesamtbevölkerung ist die Hälfte der gesamten natürlichen Strahlenbelastung auf Inhalation von Radon und dessen Zerfallsprodukte in Innenräumen zurückzuführen. Man kann zwar heute die Strahlengefahr grob abschätzen, im Einzelfall können jedoch nur Messungen zur Beurteilung des individuellen Gesundheitsrisikos weiterhelfen. In Deutschland nimmt man heute eine durchschnittliche Radonbelastung der Wohnräume von 40 bis 50 Becquerel pro Kubikmeter an – dies trägt zu einer bis zu zwölf Prozent höheren Lungenkrebshäufigkeit bei. Nach Untersuchungen aus Norwegen gehen dort 10 bis 30 Prozent aller Lungenkrebserkrankungen auf die Radoneinwirkung zurück.

Radonraucher

Eine unselige und gefährliche Rolle spielt das Rauchen. Gemeinsam wirken Tabakrauch und Radon nahezu tödlich. Bereits einige wenige Zigaretten pro Tag lassen in einem nur mäßig radonbelasteten Haushalt das Lungenkrebsrisiko dramatisch ansteigen. Die tumorauslösende Wirkung von Radon scheint nach neuesten Erkenntnissen bei geringeren Radonwerten sogar größer zu sein als bei extrem hohen Werten. Über lange Zeit niedrigen Radonkonzentrationen ausgesetzt zu sein ist offensichtlich noch krebserregender als kurzzeitige Aufenthalte in Räumen mit sehr hohen Radonwerten.

Radonrisiko Lungenkrebs

Jahrzehntelange Beobachtungen bei Bergleuten und Atomkriegsüberlebenden zeigten, welche gesundheitlichen Folgen durch Radonzerfallsprodukte ausgelöst werden können:

- Die Bronchialschleimhaut ist insgesamt sehr empfindlich gegenüber krebserregenden Wirkungen – vor allem bei Strahlung und Tabakrauch.
- Die Lungenkrebshäufigkeit steigt mit der Höhe der sich ansammelnden Strahlenbelastung an.
- Auch ohne weitere Strahleneinwirkung steigt das Krebsrisiko nach ungefähr fünf bis zehn Jahren, der minimalen Latenzzeit, nach der Bestrahlung weiter an.
- Die Lungenkrebsrate steigt mit zunehmendem Alter an.
- Zusätzlicher Tabakrauch erhöht die Krebsgefahr noch weiter.

Mögliche Häufigkeit der jährlichen Lungenkrebsfälle durch Radon im Hausinnenbereich (bezogen auf eine Million Einwohner)

- **Männer**
  30–90 (insgesamt)
  5–15 (Nichtraucher)
- **Frauen**
  6–20 (insgesamt)
  2–7 (Nichtraucher)

Früher ist man mit radioaktiver Strahlung zu sorglos umgegangen. Seit man die gesundheitlichen Zusammenhänge mit der Radioaktivität genauer beobachtet hat, sind immer strengere Grenzwerte festgelegt worden.

Radioaktive Belastung ist ein Langzeitrisiko. Folgen werden unter Umständen erst in Jahrzehnten sichtbar.

Wenn wir unser Leben lang einer Radonbelastung von 40 bis 50 Becquerel pro Kubikmeter Luft ausgesetzt wären, würde das Gesamtrisiko für Lungenkrebs vier bis zwölf Prozent betragen. Männer sind stärker gefährdet als Frauen. Man geht davon aus, daß früher die Radonkonzentrationen in den Häusern niedriger gewesen sind als heute, denn durch Lebensgewohnheiten und technische Bedingungen ist der Luftaustausch in den Innenräumen in der Regel geringer geworden. Moderner Wohnungsbau mit geschlossenen Heizsystemen, dichte Fenster und die geringere Raumbelüftung lassen erwarten, daß die Strahlenbelastung im Haus nicht zurückgehen wird. Die Gefahr, durch eine Radonbelastung im Haus zu sterben, entspricht bei Männern etwa dem Risiko, bei Unfällen im Haus oder am Arbeitsplatz ums Leben zu kommen. Bei Frauen entspricht diese Gefahr der Wahrscheinlichkeit eines tödlichen Treppensturzes.

Welche Häuser sind radongefährdet?

Nur wiederholte Messungen der Radonkonzentration in der Raumluft können endgültige Klarheit über die Höhe und das Risiko der Radonbelastung schaffen. Es gibt jedoch allgemein gültige Voraussetzungen, die auf eine mögliche Radonbelastung schließen lassen.

- Untergrund über Granit oder Böden über vulkanischem oder Tiefengestein erzeugen mehr Radon als kalk- und sandhaltige Sedimentböden. Vor allem bei Lehmböden muß man mit einer höheren Radonfreisetzung rechnen.
- In Fachwerkhäusern oder Altbauten mit der Baustoffkombination Lehm–Holz–Naturstein und bei Kellerböden aus Lehm oder Naturstein ist ebenfalls eine höhere Radonbelastung zu erwarten. Steht das Haus in einer Sperrbetonwanne, kann kaum Radon in das Hausinnere gelangen.
- Der Radongehalt in der Innenluft ist bei nicht oder nur teilweise unterkellerten Häusern meistens höher als in Häusern mit Keller.
- Der Radongehalt nimmt in der Raumluft von unten nach oben ab. In Kellerräumen ist die Radonbelastung höher.
- Wird schlecht gelüftet, steigt die Radonkonzentration schnell an. Steht das Haus längere Zeit bei verschlossenen Türen und Fenstern leer – wie z.B. während der Ferien –, sind die Radonwerte besonders hoch.

Wann aktiv werden gegen Radon?

In Natursteinhäusern, gefolgt von Lehm- und Bimssteinbauten, wurden die höchsten Radonkonzentrationen gemessen. Bei Holzhäusern war die Strahlungsgefahr wesentlich geringer. Auch jahreszeitliche Schwankungen der Radonkonzentrationen wurden festgestellt: Im Winter stiegen die Radonkonzentrationen gegenüber den Sommermonaten an. Ob eine Gefährdung der Bewohner durch Radioaktivität in einem Haus vorliegt, kann nur durch Messungen der Radonkonzentrationen herausgefunden werden. Private Firmen und Forschungsinstitute bieten solche Messungen an, die meist mit sogenannten Aktivkohle-Dosimetern durchgeführt werden.

Einzelmessungen sollten jedoch kein Grund zur Panik sein. Es ist empfehlenswert, bei entsprechendem Verdacht mehrfach und in verschiedenen Gebäudeteilen mehrere Wochen lang zu messen. Wenn wiederholte Strahlenmessungen zeigen, daß in den Wohnbereichen eine erhöhte Radonstrahlenbelastung herrscht, sollte man überlegen, ob nicht Schutzmaßnahmen einzuleiten sind. Die Sanierungsmaßnahmen können sehr aufwendig und kostspielig sein. In jedem Fall sind genaue Überprüfungen der Strahlenbelastung nötig, damit auch ein entsprechend hoher Wirkungsgrad des Sanierungskonzeptes erreicht wird.

Maßnahmen bei erhöhten Strahlenwerten

- **Strahlenbelastung größer als 100 Becquerel pro Kubikmeter Luft: Gegenmaßnahmen sind ab dieser Radonkonzentration zu empfehlen. Ein wirksames Schutzmittel gegen die Strahlung ist eine verstärkte Belüftung der Wohnräume. Die Gefahr wird weiter verringert, wenn Sie sich in höher belasteten Räumen nur kürzere Zeit aufhalten.**

- **Strahlenbelastung größer als 200 Becquerel pro Kubikmeter Luft: Sie sollten durch entsprechende Baumaßnahmen dafür sorgen, daß die Strahlenbelastung innerhalb von ein bis zwei Jahren deutlich gesenkt wird. Bei noch höherer Strahlenbelastung sind schnelle Sanierungsmaßnahmen innerhalb einiger Wochen zu empfehlen. Wenn dies nicht möglich ist, muß die Luftzirkulation vorübergehend erheblich verstärkt werden. Überlegen Sie sich, ob Sie nicht umziehen sollten oder sich während der Sanierung ein anderes Quartier suchen.**

Sanierung gegen Radonstrahlung

Hochbelastete Häuser können je nach der individuellen Situation mit verschiedenen Methoden strahlensicherer gemacht werden.

Versiegelung von Undichtigkeiten

Risse im Betonfußboden und in den Betonwänden des Kellers werden verschlossen. Spalten und Durchlässe an Gullys oder Pumpensümpfen werden abgedichtet. Öffnungen an Rohrdurchführungen können mit dauerelastischen Materialien wie Silikongummi oder Kunststoffen verschlossen werden. Bei Übergangsstellen vom Kellerboden zur Kellerwand helfen Polyurethanfolien zur Versiegelung, die dann mit einer Betonkappe abgedichtet werden. Bei porösem Mauerwerk können wasserdichte Farben oder gasdichte Beschichtungen eingesetzt werden. Ist das Haus älter und hat es nur einen Fußboden aus gestampftem Lehm im Keller, sollte ein neuer, zum Erdreich hin dichter Bodenbelag aufgebracht werden.

Wenn man sich sehr viel in einem Haus aufhält, ist ein niedriger Strahlungspegel besonders wichtig.

Natürliche Entlüftung im Keller

Für die Menge eindringenden Radongases ist der Unterschied zwischen dem Luftdruck im Haus und dem Außendruck von entscheidender Bedeutung. Ein an der Abwindseite geöffnetes Fenster, Saugeffekte erzeugende Ventilatoren oder der Verbrauch und Abzug von Luft durch Öfen oder Wäschetrockner führen zu einem Unterdruck im Haus. Dann kann radonhaltige Luft von unten angesaugt werden. Wenn die Fenster weit geöffnet werden, kann radonhaltige Innenluft schneller aus dem Haus ins Freie entweichen. Häufiges Lüften im Keller verringert daher die Radonbelastung im ganzen Haus.

Die erfolgreiche Hausentlüftung mit einem Wärmetauscher.

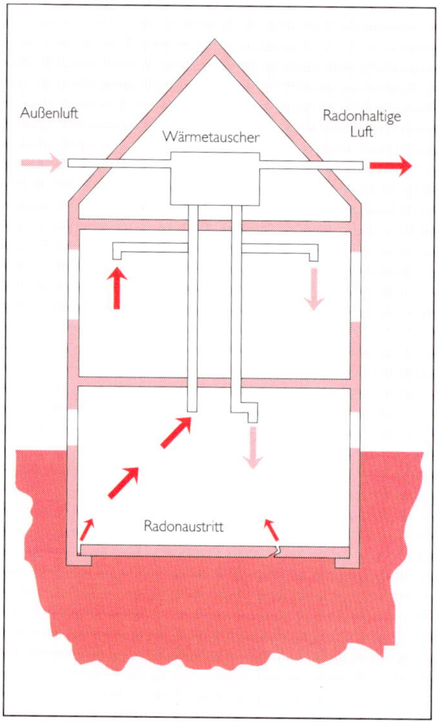

Das Absaugen von Radon aus der Untergrundluft mit einem Röhrensystem und einem Ventilator.

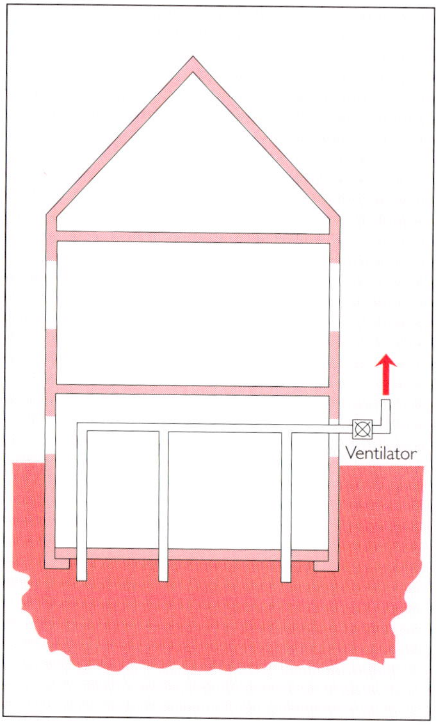

Entlüftung mit Ventilatoren und Wärmetauscher

Eine klimaunabhängige mechanische Entlüftung kann mit einem Ventilator erreicht werden. Der Ventilator erzeugt einen leichten Überdruck im Keller. Radonluft strömt dann durch eine Öffnung nach draußen ab. Auch nachströmendes Radon aus dem Boden wird gebremst. Ein solcher Ventilator sollte nur durch einen Fachmann installiert werden. Ein Wärmetauscher verringert höhere Energieverluste durch die stärkere Durchlüftung. Solche Anlagen sind meistens relativ teuer und sollten Fachbetrieben zur Installation überlassen werden.

Radonabsaugung

Sehr wirkungsvoll ist es, das Radon unter dem Hausfundament abzusaugen. Ein Ventilator saugt die durch ein Röhrensystem herangebrachte Untergrundluft ins Freie ab. Auch mit Hilfe eines Drainagerings oder Sammelschachts um das Haus herum kann die Radonbelastung wirksam gesenkt werden. Ventilatoren sorgen für den nötigen Unterdruck.

Regeln zum Schutz vor dem Radonrisiko

Obwohl in jedem Haus und in jeder Wohnung ganz unterschiedliche Verhältnisse und Radonstrahlungsbedingungen vorherrschen können, ermöglichen die folgenden Vorsichtsmaßregeln bzw. Gegenmaßnahmen eine wirksame Verringerung der Gesundheitsgefahren:

- Verbringen Sie weniger Zeit in Wohnbereichen, die höher belastet sind – dies sind vorzugsweise niedrig gelegene Räume oder Keller.

- Wann immer möglich, öffnen Sie alle Fenster, und schalten Sie vorhandene Ventilatoren ein, um den Luftdurchzug im Haus zu verstärken – vor allem im Keller. Eine hohe Durchlüftung des Hauses kann die Radonbelastung am wirkungsvollsten verringern.
- Rauchen Sie nicht. Fordern Sie andere dazu auf, in den Wohnräumen nicht zu rauchen. Wenn Zigarettenrauch aus Ihrer Wohnung verbannt ist, verringern Sie nicht nur Ihr eigenes Risiko für Lungenkrebs, sondern auch das Ihrer Familie. Krebserregende Stoffe aus Tabakrauch und Radonstrahlung potenzieren das Krebsrisiko.
- Entfernen Sie Radonquellen. Materialien mit hohem Radonanteil sollten wieder entfernt oder noch besser von Anfang an nicht verwendet werden. Dies gilt vor allem für Kelleranschüttungen, Bausteine, Füllmaterialien als Isolierung und in Zwischenböden sowie für Chemiegips.
- Leiten Sie Radon nach außen ab. Man kann ggf. eine Gasdrainage unter der Fundamentplatte und außerhalb der Kellerwände mit Kaminzug oder forcierter Gasabsaugung einbauen lassen. Dadurch wird verhindert, daß Radon durch Risse und Spalten in den Keller eindringt.
- Dichten Sie Ihr Haus ab. Kellerböden und Kellerwände können mit dichtenden Farbanstrichen oder Dichtungsmasse beschichtet werden. Füllen Sie Risse und Fugen auf. Mauerdurchführungen wie Rohre sollten abgedichtet sein.
- Reinigen Sie die Luft. Vermindert man den Staubanteil (Aerosole) der Luft, wird auch die Radonbelastung geringer, da sich die radioaktiven Zerfallsprodukte nicht mehr an Staubteilchen anlagern. Elektrostatische Staubsammler eignen sich gut zur Reinigung der Luft von Radonzerfallsprodukten.

Radonvorsorge

Schon vor der Planung von Häusern sollte man durch Messungen der Untergrundstrahlung und entsprechende Baumaßnahmen dafür sorgen, daß eine erhöhte Innenraumbelastung durch Radon ausgeschlossen ist. Besorgen Sie sich rechtzeitig vor einer Hausbesichtigung einen Radonsammler – eine Meßdose mit Aktivkohle. Der Hausverkäufer sollte eigentlich nichts dagegen haben. Radonsammler können schon nach drei Stunden ausgewertet werden. Holen Sie also den Sammler am selben oder am nächsten Tag ab, und schicken Sie ihn zur Auswertung. Das Ergebnis kann telefonisch erfragt werden. Meßdosen können einige Monate aufbewahrt werden – solange ihr Gewicht nicht mehr als fünf Gramm zunimmt. Unbenutzte Dosen werden meist gegen eine geringe Gebühr vom Meßdienst zurückgenommen. Allgemeine Regelungen zur Begrenzung der natürlichen Radioaktivität in Häusern und Baumaterialien fehlen in Deutschland noch.

Mit diesen einfachen Meßdosen kann der Radongehalt, z. B. in einem Gebäude, gemessen werden.

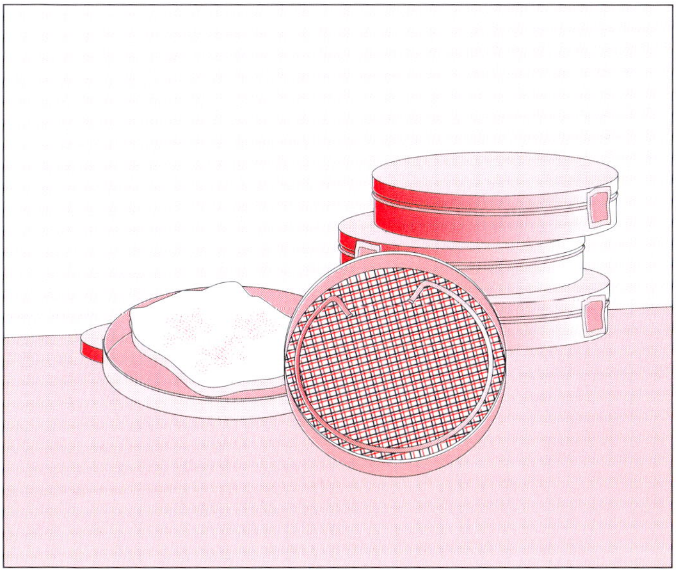

Dieser aus Erfahrungswerten erstellte Testbogen wurde von einem bayerischen Radonmeßdienst (Dipl.-Phys. B. Haider, 1993) entwickelt. Der Test ersetzt keine Radonmessung, bietet jedoch eine Orientierungshilfe für den Wohnungswechsel oder für Immobilienkaufinteressenten.

Fragebogen zu Radon

Ohne Messung kann man nicht abschätzen, wie hoch die radioaktive Radonbelastung eines Hauses oder einer Wohnung tatsächlich ist. Wenn Sie beabsichtigen, die Wohnung zu wechseln oder ein Haus oder eine neue Wohnung zu kaufen, können Sie mit Hilfe eines Fragebogens die Gefahr durch Radon abschätzen.
Markieren Sie die zutreffenden Aussagen. Zählen Sie dann die Punktwerte zusammen – auch halbe Punkte können bei Bedarf vergeben werden. Prinzipiell gilt: Je höher die einzelne Punktzahl ist, desto größer könnte eine verursachende Radonbelastung sein.

Wohnung	Im Altbau	❒ 2
	Im Neubau	❒ 1
	Im unterkellerten Erdgeschoß	❒ 2
	Im nicht unterkellerten Erdgeschoß	❒ 4
	Im Kellerbereich (Hanglage)	❒ 4
Einfamilienhaus	Unterkellert	❒ 2
	Nicht unterkellert	❒ 4
	Baujahr vor 1930	❒ 3
	Baujahr 1930 bis 1960	❒ 2
	Baujahr nach 1960	❒ 1
Doppel- oder Reihenhaus	Unterkellert	❒ 1
	Nicht unterkellert	❒ 2
	Baujahr vor 1930	❒ 3
	Baujahr 1930 bis 1960	❒ 2
	Baujahr nach 1960	❒ 1
Zweifamilienhaus	Unterkellert	❒ 2
	Nicht unterkellert	❒ 4
	Baujahr vor 1930	❒ 3
	Baujahr 1930 bis 1960	❒ 2
	Baujahr nach 1960	❒ 1
Bauweise	Zügig fertiggestellt	❒ 1
	Umgebaut und erweitert	❒ 3
Kellerboden, Fundamente	Durchgehende Betonplatte	❒ 1
	Streifenfundament, Betonboden	❒ 2
	Naturboden, Pflaster	❒ 6
Baumaterial	Gipsbausteine von 1970 bis 1975	❒ 2
	Ausländische Gipsbausteine	❒ 1
	Schlacke oder ähnliches	❒ 5
	Bergwerksabraum	❒ 4

Fragebogen zu Radon

Untergrund	Bergbaugebiet, Abraumhalde	❐ 6
Heizung	Zentralheizung im Keller	❐ 1
	Einzelöfen	❐ 3
	Fußbodenheizung	❐ 1
	Elektroheizung	❐ 2
Kellernutzung	Lager	❐ 1
	Hobbyraum	❐ 2
	Arbeitszimmer	❐ 3
	Fitneßraum	❐ 3
Kellerzugang	Kein Keller vorhanden	❐ 2
	Keller im Nachbarraum bei Hanglage	❐ 2
	Tür von der Wohnung	❐ 3
	Tür vom Treppenhaus	❐ 1
	Wohnung zum Keller offen	❐ 4
Lüftungsgewohnheiten	Es zieht immer Luft durch	❐ 1
	Nur gelegentliche Lüftung	❐ 3

Auswertung

Weniger als 12 Punkte: Die Radonbelastung ist wahrscheinlich unproblematisch – vor allem bei Wohnungen in mehrgeschossigen Häusern.

12 bis 18 Punkte: Die Höhe der Radonbelastung ist schwer einzuschätzen. Langfristig ist das Strahlungsrisiko an Ihre Lebensgewohnheiten gebunden: Wenn Sie eine große Familie haben und Sie sich oft in verschiedenen Räumen aufhalten, können Sie mit einer geringeren Strahlenbelastung rechnen, als wenn Sie die meiste Zeit in einem einzigen Raum verbringen. Darüber hinaus ist in Süddeutschland und den Mittelgebirgen eine größere Radonstrahlung zu erwarten.

Mehr als 18 Punkte: Diese Punktwerte betreffen in der Regel typische Radonproblemhäuser. Eine Radonmessung wird dringend empfohlen. Doppel- oder Reihenhäuser besitzen häufig einen mehrgeschossigen Wohnbereich, die Durchlüftung ist dann stärker als bei anderen Häusern. Bei Umbauten können Risse und Hohlräume zwischen doppelten Wänden entstehen, wobei Radon eindringen kann. Einzelöfen saugen im Gegensatz zur Zentralheizung Luft direkt aus dem Wohninnenbereich an – radonhaltige Luft kann dann in die Innenräume nachströmen.

Radon können wir mit unseren fünf Sinnen nicht wahrnehmen. Gewißheit über die genaue Strahlenbelastung können erst Messungen bringen.

Asbest – tödliche Fasern

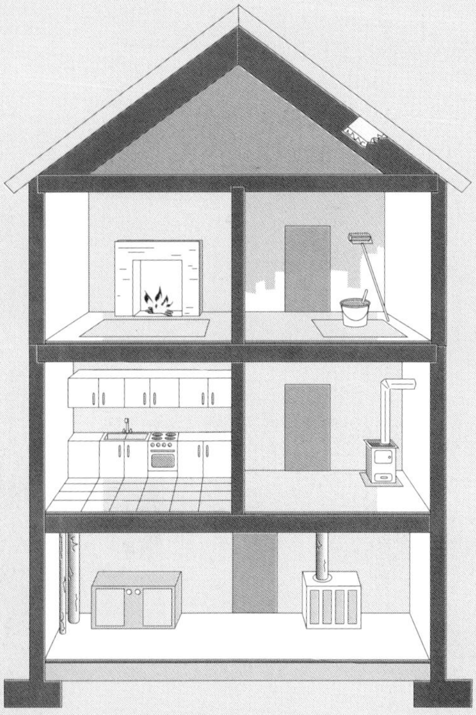

Wer längere Zeit Asbeststäuben ausgesetzt ist, ist in großer Gefahr, später an tödlichem Lungenkrebs zu erkranken. Asbestprodukte dürfen zum Großteil in Deutschland seit 1990 nicht mehr hergestellt und seit 1991 nicht mehr verwendet werden. Wenn Ihr Haus in den 70er Jahren gebaut wurde, ist es sehr gut möglich, daß auch in Ihrem Haus Asbestprodukte als Baumaterial versteckt sind. Aber keine Panik! Solange keine Asbestfasern freigesetzt werden, besteht auch keine unmittelbare Gesundheitsgefahr.

Asbest – Mineral der 1000 Möglichkeiten?

Asbest ist eine Sammelbezeichnung für eine Gruppe in der Natur vorkommender Silikatfasern. Asbest wurde schon vor 2000 Jahren bergmännisch abgebaut und weiterverarbeitet. Schon der römische Geschichtsschreiber Plinius Secundus berichtete im 1. Jahrhundert nach Christus über die Kurzatmigkeit von Sklaven, die im Asbestbergbau arbeiteten. Der Name Asbest stammt aus dem Griechischen und bedeutet »unauslöschlich« oder »unvergänglich« – die Griechen benutzten Asbest als Dochte für Öllampen. Genau mit dieser Unvergänglichkeit des Stoffes haben wir heute Probleme.

Asbest ist u.a. unbrennbar, hitzefest, gegen Fäulnis, Korrosion und chemische Einwirkung beständig, gering leitfähig für Wärme und Elektrizität, elastisch, zugfest sowie adsorptions- und isolierfähig.

Asbest ist feinfaserig, wird versponnen und verwoben und wurde in mehr als 3000 Anwendungsbereichen eingesetzt. Die wichtigsten Asbestverarbeiter waren die Bauindustrie sowie der Fahrzeug- und Schiffsbau. Schon seit den 30er Jahren ist jedoch bekannt, daß die Einatmung von Asbestfasern zu einer typischen Lungenerkrankung, der Asbestose, führt, die in Krebserkrankungen der Lungen bzw. des Rippen- und Bauchfells mündet (Mesotheliom).

Die wichtigsten Asbestfaserarten sind Chrysotil (Weißasbest) und Krokydolith (Blauasbest), der die gefährlichsten Asbestfasern bildet.

Links: Asbestfasern unter dem Mikroskop. Rechts: Asbest wird unter großen Sicherheitsvorkehrungen entsorgt.

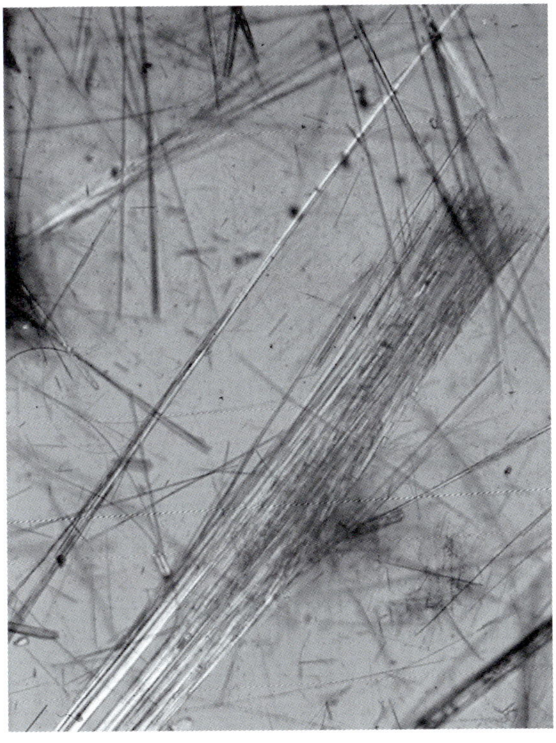

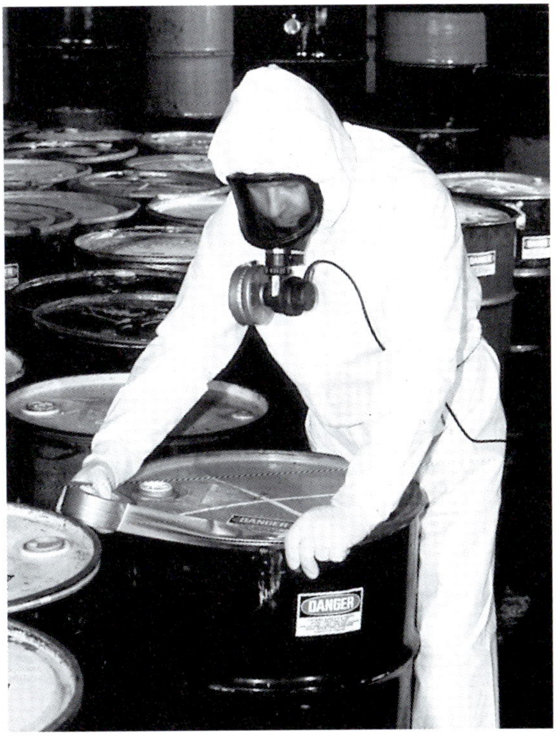

Rohasbesteinfuhr und Asbestverarbeitung in den 70er Jahren

Produkte mit Asbest	Anteil
Asbestzement	Etwa 70 Prozent
Brems- und Kupplungsbeläge	Etwa 5 Prozent
Fußbodenbeläge – Flex-Platten, Cushion-Vinyl	Etwa 8 Prozent
Textilien – Gewebe, Schutzkleidung, Schnüre, Schläuche	Etwa 3,5 Prozent
Bautechnische Produkte – Bitumen-, Dach- und Dichtungsbahnen, Kittmassen, Spachtel- und Vergußmassen, Farben, Feuerschutzmittel, Unterbodenschutz	Etwa 6 Prozent
Sonstiges – Hochdruckdichtungen, Pappen, Papiere, Filtermaterial, Formmassen, Straßendeckenbeschichtung	Etwa 3,5 Prozent

Asbestattacke auf die Gesundheit

Weil Asbest so günstige Eigenschaften hat, wurde er im Zeitalter der Technik überall gebraucht. Über die Risiken dachte man erst viel später nach.

Im Jahr 1988 verließ ein 42jähriger Amerikaner mit seiner Frau und seinen drei Kindern Hals über Kopf sein Haus in Florida. Ihren ganzen Besitz und das gesamte Inventar des Hauses ließ die Familie zurück. Arbeiter hatten einige Zeit zuvor Öffnungen für eine Klimaanlage und Heizungsrohre in die Wände geschlagen. Als sich zunehmend feine graue Asbestteilchen auf den Kleidern und persönlichen Gegenständen ablagerten, flüchtete die Familie. Vermutlich hat ihnen die Flucht das Leben gerettet.

Asbeststoffe zerfasern sehr leicht. Seit den 70er Jahren ist zweifelsfrei klar, daß bestimmte Asbeststaubanteile krebserzeugend wirken. Asbestlungenkrebs ist heute als Berufskrankheit anerkannt. Sicher gesundheitsschädlich sind Fasern mit einem Durchmesser von einem Mikrometer und einer Länge von fünf Mikrometern oder mehr. Je dünner und länger die Fasern sind, desto größer ist die Krebsgefahr. Die Fasern haken sich im Körpergewebe fest oder wandern durch den Körper. Da sie praktisch »unvergänglich« und gegen äußere Einwirkungen äußerst widerstandsfähig sind, können sie vom Körper auch nicht unschädlich gemacht werden. Kinder sind von Asbeststäuben besonders bedroht, da sie noch eine lange Lebenszeit vor sich haben, die Latenzzeit bis zum Ausbruch der Krebserkrankung aber 10 bis 40 Jahre betragen kann. Nichtraucher haben ein um den Faktor fünf und Raucher um den Faktor 50 erhöhtes Asbestkrebsrisiko. Auch eine erhöhte Radonbelastung steigert die Krebsgefahr für den Raucher noch zusätzlich.

Wo werden Asbestfasern frei?

Am leichtesten werden aus locker an Bindemittel gebundenem Spritzasbest, mit einem Asbestanteil von 25 bis 40 Prozent, Fasern freigesetzt – vor allem durch Alterung, Erschütterung und Bearbeitung. Spritzasbest wurde 1979 verboten. Asbestzementprodukte (»Eternit«) mit einem fest gebundenen Asbestanteil von 10 bis 15 Prozent waren noch bis 1991 im Hochbau zugelassen. Fasern werden hier nur bei mechanischer Bearbeitung frei. Es besteht hier kein Sicherheitsrisiko, solange keine Asbestfasern frei werden können.

Asbesterkrankungen

Man unterscheidet zwei biologische Wirkungen von Asbest: die Erzeugung von Narbengewebe (fibrogener Effekt) und die Krebserzeugung (karzinogener Effekt) bzw. kombinierte Effekte. Folgende Erkrankungen werden auf Asbest zurückgeführt:

- **Asbestose,** Lungenerkrankung durch Asbeststaub: Die eingeatmeten Asbestfasern setzen sich in der Lunge fest und führen dort zur Ausbildung von vernarbtem Bindegewebe.
- **Pleuraerkrankung,** durch Asbeststaub verursachte Erkrankung der Lungenhülle.
- **Lungenkrebs** in Verbindung mit Asbestose oder Pleuraerkrankungen.
- **Mesotheliom,** Tumoren des Rippenfells, des Bauchfells oder des Herzbeutels (Perikards).

Im Durchschnitt kommt es erst 25 bis 30 Jahre, nachdem der Körper den Asbestfasern ausgesetzt war, zu bösartigen Krebserkrankungen. Das ganze Ausmaß der Schäden, die durch den viel zu sorglosen Umgang mit Asbest in den vergangenen Jahrzehnten entstehen, wird daher erst nach und nach sichtbar. Seit 1975 stieg die Anzahl der angezeigten Asbestberufskrankheiten um mehr als das Zehnfache an.

Beschwerden bei Erkrankungen, die durch Asbestfasern entstehen können

- **Kurzatmigkeit**
- **Husten, verändertes Hustenmuster oder chronische Atemwegserkrankung**
- **Brust- und Bauchschmerzen**
- **Schluckbeschwerden oder längere Heiserkeit**
- **Deutlicher Gewichtsverlust**

Wenn solche Krankheitszeichen auftreten nachdem Sie mit Asbest in Kontakt gekommen sind, sollten Sie unverzüglich einen Arzt aufsuchen!

Wie hoch ist das Asbestrisiko?

Die Abschätzung eines Gesundheitsrisikos durch Asbest beruht auf Erkenntnissen von beruflich Asbest ausgesetzten Personen, wobei die Höhe der Faserkonzentration entscheidend ist: Zehnmal niedrigere Faserkonzentrationen verringern das Krebsrisiko um den Faktor 10. Die Faserkonzentrationen in Hausinnenbereichen sind jedoch in der Regel wesentlich niedriger als bei der Asbestverarbeitung: Eine lebenslang bestehende Asbestbelastung von 100 Fasern pro Kubikmeter Luft führt zu zwei Lungenkrebsfällen pro 100 000 Personen. Gesundheitsexperten empfehlen für Innenräume Faserkonzentrationen unter 500 Fasern pro Kubikmeter Luft.

Eingeatmete, winzige Asbestfasern setzen sich in der Lunge fest.

Heilung einer Asbestose durch Gentherapie?

Gegen durch Asbest verursachte Krebserkrankungen gab es bisher keine wirksamen Behandlungen – Asbestkrebs galt als unheilbar. In den USA begannen nun

Asbest in Schulen und Kindergärten – überschätztes Risiko?

Messungen in Münchner Kindergärten ergaben Faserkonzentrationen bis zu 360 Fasern pro Kubikmeter Luft. In der Außenluft in Städten wurden aber im Durchschnitt auch schon 50 bis 100 Fasern, in verkehrsreichen Gebieten sogar 1000 Fasern gemessen.
Nimmt man an, daß sich Schüler zwischen dem 11. und 15. Lebensjahr in einem mit 1000 Fasern pro Kubikmeter Luft belasteten Schulgebäude aufhalten, ergibt sich ein statistisches Risiko von 4 (+2) Krebstodesfällen pro Million Schüler – das entsprechende Unfallrisiko im Straßenverkehr beträgt jedoch 190 Todesfälle! Ob eine Sanierung solcher Gebäude sinnvoll ist, vor allem weil dabei weitaus mehr Asbestfasern freigesetzt werden könnten, müssen Experten entscheiden. Dennoch sollte man nicht vergessen, daß Asbestfasern grundsätzlich eine Gefahr für die Gesundheit darstellen.

Wegen der Gesundheitsrisiken wird Asbest heute am Bau kaum noch eingesetzt. Ein Problem sind aber die Altlasten.

erste experimentelle Versuche mit einer Gentherapie bei einem Mann mit Pleuramesotheliom. Bei dieser Therapieform werden Grippeviren mit einem speziellen Gen eingesetzt, wobei die Krebszellen dann durch später verabreichte antivirale Arzneimittel geschädigt und zerstört werden. Bis jetzt wurde diese Behandlung gut vertragen. Wenn sich diese Gentherapie bei weiteren noch anstehenden Versuchen als erfolgreich erweisen sollte und zur Anwendung kommen kann, würde zum ersten Mal eine wirksame Möglichkeit zur Heilung von Asbestkrebs zur Verfügung stehen.

Asbestgefahr im Haus

Grenzwerte für die Asbestbelastung in Innenräumen gibt es gegenwärtig nicht. Man geht derzeit von der Annahme aus, daß eine Sanierung eines belasteten Gebäudes dann als erfolgreich eingeschätzt werden kann, wenn die Faserkonzentration im sanierten Raum weniger als 500 Fasern pro Kubikmeter Luft beträgt.

Wo kann Asbest im Haus vorkommen?

Gefährliche Asbestfasern können vor allem dann in die Raumluft gelangen, wenn Asbestzementprodukte bearbeitet oder gereinigt werden oder verwittern und verschleißen. Auch bei Sanierungsarbeiten von Häusern, bei Gebäudeabriß und der Beseitigung asbesthaltiger Abfälle ist eine hohe Asbestfaserbelastung zu erwarten. Die Gefahren durch ältere asbesthaltige Haushaltsgeräte sollte man nicht unterschätzen.

Asbest in Baumaterial

- Noch vor etwa 20 Jahren wurde Asbest in Zement für Dachausbauten gemischt. Es ist unwahrscheinlich, daß diese Bauprodukte Fasern freisetzen, solange das Material nicht bearbeitet wird – bitte nicht sägen, bohren oder schneiden!
- Während der Zeit von 1930 bis 1950 wurde Asbest vielfach zur Wärmeisolation in Dachstühlen verwendet.
- Häuser, die zwischen 1945 und 1978 gebaut wurden, können Decken und Wände aufweisen, die mit einer asbesthaltigen Farbe behandelt wurden. Schalldämmende oder dekorative Asbestmaterialien an Wänden und Decken können Fasern freisetzen, wenn das Material locker oder mürbe geworden ist und Wasserschäden

hinzugekommen sind. Ausbesserungs- und Verbundwerkstoffe können ebenfalls Asbest enthalten haben. Beschleifen, Abkratzen und Bohren führt bei solchen Oberflächen zur Freisetzung von Asbestfasern.

▶ Künstliche Asche und Glühkohlen, die für Gaskamine benutzt wurden, können Asbest enthalten.

Hitzebeständige Werkstoffe

▶ Feuerfeste Handschuhe, Herdplatten, Toaster, Bügeleisenteile, Heizlüfter und Haartrockner können Asbest enthalten. Solche Gegenstände stellen ein ernsthaftes Gesundheitsrisiko dar und sollten entsorgt werden, bevor die Freisetzung von Asbestfasern beginnt. Stecken Sie die Gegenstände vorsichtig in Plastiksäcke, und verschließen Sie diese dicht. Kennzeichnen Sie den Plastiksack als asbesthaltiges Material, und bringen Sie den Sack zu einer Sondermülldeponie. Erfragen Sie die nächstgelegene Deponie beim Umweltreferat Ihrer Gemeinde bzw. bei einem Bauhof.

▶ Vergleichende Messungen bei älteren Nachtstromspeicherheizungen zeigten, daß beispielweise ein Gerät aus dem Jahr 1969 etwa 110 Fasern pro Kubikmeter Luft freisetzte, bei einem Gerät des Baujahres 1970 waren 1690 Fasern in der Raumluft. Seit 1976 wird kein Asbest

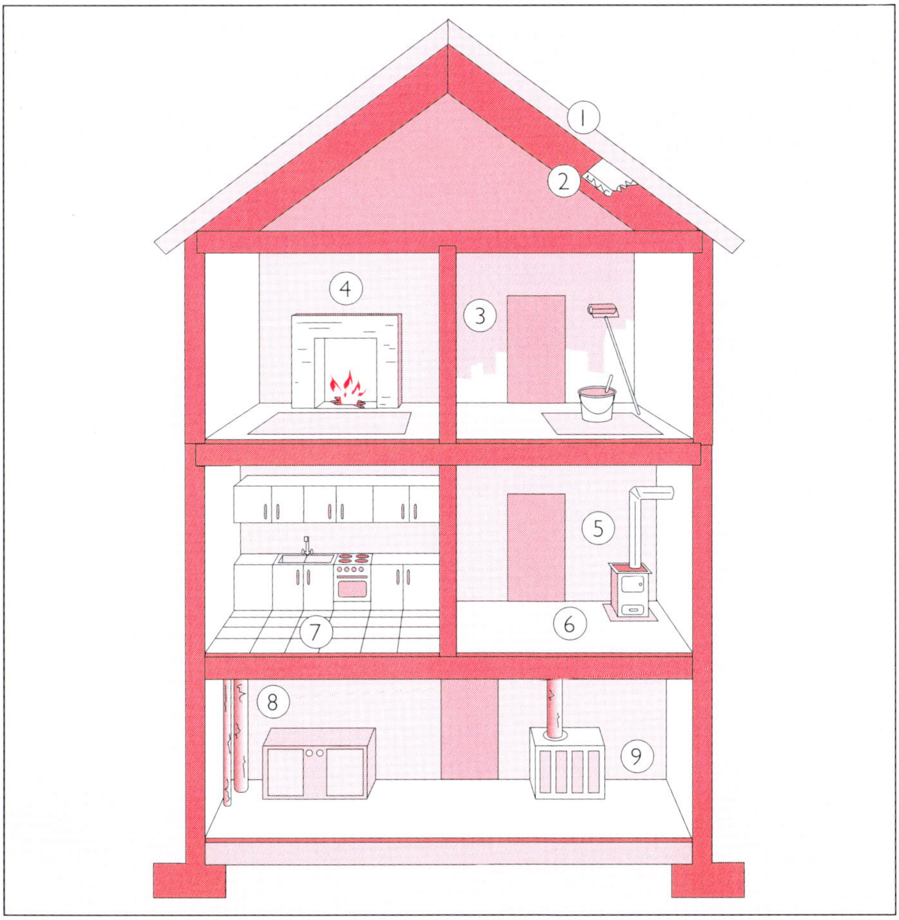

Asbestverseuchte Stellen im Haus:
1 Zement für Dachausbauten
2 Wärmeisolierung am Dach
3 Wandfarbe
4 Künstliche Asche und Glühkohlen für Gaskamine
5 Isolationsmaterialien
6 Bodenbeläge
7 Herdplatten
8 Warmwasserrohre
9 Alte Nachtstromspeicherheizungen

Wo im Haus Asbest enthalten sein kann

- **Akustische und Dekorationsdämmplatten**
- **Blumenkästen**
- **Dachdämm- und -isolationsmaterial**
- **Deckenelemente und Paneelen**
- **Dichtungs- und Verkleidungselemente**
- **Elektrische Nachtspeicheröfen**
- **Elektroisolationen**
- **Feuerhemmende Materialien**
- **Haarfön**
- **Haftmaterial für Böden**
- **Heizungs- oder Elektroführungselemente**
- **Pflanzschalen**
- **Rohrisolationen**
- **Sprüh- oder Spritzisolationen**
- **Strukturfarben**
- **Strukturzement**
- **Talkumpuder aus den USA (bis zu 14% Asbest)**
- **Teppichbodenverstärkung**
- **Teppiche**
- **Toaster**
- **Verbindungselemente für Belüftungsröhren**
- **Vinylbodenplatten**
- **Vinylwandplatten**
- **Wandeinbauelemente**
- **Zementrohre**
- **Zementwandplatten**

Die Asbestbelastung von Innenräumen wird mit dem Rasterelektronenmikroskop gemessen.

mehr für Nachtstromspeicherheizungen verwendet.

▶ Auch unter der Trockenhaube beim Friseur müssen Sie unter Umständen mit mehr Asbestfasern in der Atemluft rechnen. Eine Innenraummessung im Friseursalon ergab Asbestwerte von 120 Fasern pro Kubikmeter Luft.

▶ Im Umkreis von Öfen und Feuerungsanlagen wurden häufig asbesthaltige Isolationsmaterialien verwendet. Jede Manipulation solcher Materialien stellt ein großes Gesundheitsrisiko dar. Entfernen, Beschleifen, Abreißen, Bohren und Sägen kann zur Freisetzung von Asbestfasern führen.

Bodenbeläge

▶ Bevor Sie nicht definitiv wissen, daß ein Bodenbelag kein Asbest enthält, müssen Sie davon ausgehen, daß er Asbest enthält. Noch bis zum Jahr 1986 wurden einige Vinylfußbodenfliesen mit Asbest hergestellt. Auch die Rückseite mancher Teppichbodenbeläge konnte Asbest enthalten. Vinyl-, Asphalt- und Gummifliesen sind häufig asbesthaltig. Auch hier kann jede Manipulation und Bearbeitung Asbestfasern freisetzen.

Dichtungs- und Isolationsmaterial

▶ Warmwasserrohre, Boiler und Feuerungsanlagenröhren wurden im Zeitraum von 1920 bis 1970 häufig mit Asbestwolle oder -pappe isoliert. Beschädigungen und Manipulationen an solchen Materialien führen zur Faserfreisetzung.

▶ Türdichtungen von Feuerungsanlagen, Holz- und Kohleöfen können Asbest enthalten.

Asbestmessung im Innenraum

Die Messung einer Asbestbelastung in Innenräumen wird von speziellen Untersuchungslabors durchgeführt. Man benötigt zur Analyse ein Rasterelektronenmikroskop, um die Einzelfasern bestimmen zu können. Fasern unter einer Länge von fünf Mikrometern werden nicht berücksichtigt. Die Messung kann nachweisen, ob Fasern freigesetzt werden. Sie wird auch zur Erfolgskontrolle nach einer Sanierung benutzt. Wird bei der Auswertung keine Faser gefunden, liegt die Asbestbelastung unter der Nachweisgrenze. Werden weniger als 500 Fasern pro Kubikmeter Innenraumluft festgestellt, gilt eine Sanierung als erfolgreich.

Schutz im Umgang mit Asbest

In der Vergangenheit wurden Asbestprodukte vor allem im bautechnischen Bereich eingesetzt. Der überwiegend verwendete Asbestzement enthält nur 10 bis 25 Prozent Asbest – und zwar fest gebunden. Wenn solcher Asbestzement nicht bearbeitet wird oder durch Alterung verschleißt, besteht im allgemeinen keine konkrete Gesundheitsgefahr.

Asbestzement findet sich hauptsächlich in ebenen Platten und Wellplatten für Außen- und Innenwandverkleidungen sowie Dacheindeckungen. Darüber hinaus wurde Asbest auch zur Herstellung von Druckrohren (Trink- und Abwasser), Kanalrohren (Misch-, Schmutz- und Regenwasser), Rohren zur Haus- und Grundstücksentwässerung, für Abgas- und Lüftungsleitungen sowie für Produkte der Gartengestaltung (Blumenkästen, Pflanzschalen) benutzt.

Gesetzliche Vorschriften

Zum Schutz vor Faserfreisetzung durch Entfernung von Asbestzementprodukten wurden gesetzliche Vorschriften geschaffen. U. a. muß eine Asbestsanierung behördlich gemeldet werden. Medizinische Untersuchungen können hinzukommen. Sanierungsfirmen benötigen einen Zulassungsnachweis. Baumaßnahmen mit Asbestgefahr dürfen u. a. nur mit Einwegschutzanzügen und Atemmasken durchgeführt werden.

Sicherheit bei Entnahme von Asbestproben

Wenn Sie den Verdacht haben, in Ihrem Haus könnten asbesthaltige Baustoffe verwendet worden sein, sollten Sie sich in erster Linie an eine baubiologische Beratungsstelle wenden. Baubiologische Beratungsstellen gibt es in ganz Deutschland. Sie können jedoch auch Proben verdächtigen Materials selbst entnehmen und untersuchen lassen. Wichtig ist hier vor allem, daß es zu keiner Freisetzung von Fasern kommt.

Bei Beachtung der folgenden Vorsichtsmaßregeln sind Gesundheitsgefahren bei der Probenentnahme unwahrscheinlich.

- Stellen Sie die Heizung, Kühlung oder Lüftung ab, um die Verteilung unbeabsichtigt freigesetzter Asbestfasern zu verringern.
- Stellen Sie sicher, daß niemand sonst im Raum ist.
- Besprühen Sie den Bereich, wo die Probe entnommen werden soll, mit Wasser, das mit einigen Tropfen Spülmittel versetzt ist. Dies verhindert die Freisetzung von Fasern.
- Tragen Sie Einmalhandschuhe und Schutzkleidung.
- Legen Sie eine Plastikfolie unter den Bereich, wo die Probe entnommen wird.
- Achten Sie darauf, nur so viel Material zu entnehmen, wie Sie zur Analyse brauchen.
- Füllen Sie die Probe in eine saubere Plastiktüte, ein Glasgefäß oder einen stabilen Plastiksack. Verschließen Sie die Behälter dicht. Kennzeichnen Sie die Probe mit einer Nummer, Ihrem Namen und Adresse, dem Datum und dem Ort der Entnahme.

Zeitbombe Asbest: Asbestprodukte haben eine durchschnittliche Lebensdauer von 50 Jahren. Dies bedeutet, daß ab dem Jahr 2000 der Bedarf an Asbestsanierungen, Asbestentsorgung und Asbestersatz stark ansteigen wird!

▶ Säubern Sie den Entnahmebereich und den Probenbehälter mit einem feuchten Papiertuch.

▶ Die Handschuhe, die Reinigungs- und Entnahmematerialien sollten gleichfalls in eine Plastiktüte verpackt und der Probe mitgegeben werden. Versehen Sie alles mit dem Warnhinweis, daß möglicherweise asbesthaltiges Material vorliegt.

▶ Der Entnahmebereich sollte mit Isolierband abgedichtet werden, um Faserfreisetzung zu verhindern.

▶ Das gesamte Material sollte anschließend zur Analyse in ein Labor gebracht werden.

Wenn Sie sich die Probenentnahme nicht selbst zutrauen, beauftragen Sie eine entsprechende Fachfirma mit diesen Maßnahmen. In Zweifelsfällen gilt immer: Unbeschädigter, fest gebundener Asbest ist meistens ungefährlich.

Asbest sanieren, entfernen, entsorgen

Asbest wird dann zur Gefahr, wenn einzelne Fasern in die Atemluft freigesetzt werden.

Man unterscheidet zwei verschiedene Gruppen von Asbestprodukten:

▶ Schwach gebundene Asbestprodukte mit hohem Asbestanteil (bis 60 Prozent) – vor allem in Spritzasbest. Bei Häusern der Baujahre 1950 bis 1980 muß mit solchen Asbestprodukten gerechnet werden.

▶ Fest gebundene Asbestprodukte mit geringem Asbestanteil (bis 15 Prozent) – vor allem in Asbestzement.

Die Gefahr einer Asbestfaserfreisetzung durch Alterung und Verwitterung ist insbesondere bei Spritzasbest sehr hoch.

Ist eine Asbestsanierung erforderlich, können drei verschiedene Verfahren eingesetzt werden:

▶ Die Entfernung des Asbestproduktes vom Bauteil

▶ Die Verfestigung von Spritzasbest und die abdichtende Beschichtung der Oberfläche

▶ Die räumliche Abtrennung von Asbestbauteilen.

Es kann nur im Einzelfall entschieden werden, welche Maßnahmen zu unternehmen sind. Nach den Asbestrichtlinien gelten alle drei Verfahren derzeit als »dauerhafte Maßnahme«. Ob damit jedoch alle Risiken, beispielsweise bei Nutzungsänderung oder Umbaumaßnahmen von Gebäuden, ausgeschlossen sind, bleibt offen.

Asbestentfernung

Asbestprodukte werden abschnittsweise angefeuchtet und durch Abschaben abgelöst, wobei eine Vakuumanlage das Material absaugt. Asbesthaltige Stoffe gelangen dann in einen Sicherheitscontainer. Größere Asbestteile werden naß, möglichst zerstörungsfrei, abgebaut und staubdicht verpackt. Faserreste am Untergrund werden faserdicht mit Restfaserbindemitteln gebunden.

Asbestbeschichtung

Insbesondere Spritzasbest wird mit flüssigem Kunststoff beschichtet. Dieser Kunststoff soll möglichst tief in die Spritzasbestschicht eindringen. Nach dem Aushärten erfolgt die Deckbeschichtung mit Kunststoff oder einer Putzschicht (Kalk, Zementmörtel, Dämmputz). Nach erfolgreicher Beschichtung und Verfestigung stellt eine amtliche Materialprüfungsanstalt ein Prüfzeugnis aus.

Asbesttrennung

Unter Zuhilfenahme zusätzlicher Bauteile wird das Asbestprodukt vom übrigen Raum abgetrennt. Anschlüsse und Fugen müssen jedoch dauerhaft staubdicht sein. Die räumliche Abtrennung kann mit massiven Wänden aus Steinen,

Platten oder Beton vorgenommen werden. Auch Vorsatzschalen aus Gipskartonplatten bzw. Holzwerkstoffen sind möglich. Stützen und Träger werden mit abdichtenden Kästen aus Blech oder Gipskarton verkleidet. Rohre können beispielsweise mit Gipsbandagen oder gesteppten Mineralfasermatten umwickelt werden. Zwischendecken erhalten dichte Kunststoffauflagen.

Asbestentsorgung

Asbesthaltiges Material ist Sondermüll. In der Vergangenheit ist mit Asbestabfällen häufig in unverantwortlicher Art und Weise umgegangen worden. Die schrecklichen Folgen, die daraus für die Gesundheit und das Leben vieler Menschen entstanden, hat man früher aus Unkenntnis in Kauf genommen. Heute muß man den leichtfertigen Umgang mit Asbest als kriminell bezeichnen. Die Lagerung von Asbest in offenen Mülldeponien stellt vielfach ein hohes Gesundheitsrisiko dar. Asbestabfälle müssen gesammelt und in entsprechend gekennzeichneten geschlossenen Behältern beseitigt werden. Eine unzumutbare Gefahr für Mensch und Umwelt wird dadurch vermieden. Es gibt derzeit verschiedene Verfahren, asbesthaltige Abfälle umweltsicher zu machen.

▸ **Geschlossenes System für Spritzasbest und Asbestbauschutt:** Direkt am Sanierungsort werden Asbestabfälle mit Wasser und Zement vermischt, in Blöcke gegossen und nach der Aushärtung abtransportiert. Die Blöcke werden dann auf Deponien der Klasse II und III eingelagert.

▸ **Glasschmelzverfahren:** Asbestabfälle werden mit Zusatzstoffen und Altglas vermischt in einem Elektroschmelzofen eingeschmolzen. Die Asbestfasern werden bei den sehr hohen Temperaturen zerstört und verändern sich in eine Glasstruktur. Das entstandene ungefährliche Glasgranulat kann man für verschiedene Zwecke wiederverwenden.

▸ **Chemische Umwandlung:** Asbest wird mit Flußsäure innerhalb eines geschlossenen Systems vollständig zersetzt. Anschließend wird das Reaktionsprodukt mit Kalkmilch neutralisiert. Das feinkörnige Material dient dann wieder als gefahrloser Baustoff.

Regeln für den sicheren Umgang mit Asbest

- **Benutzen Sie niemals Schleif- oder Abziehwerkzeuge, um Proben von Fußbodenplatten zu gewinnen.**
- **Versuchen Sie niemals, asbesthaltige Fußböden zu bearbeiten. Verlegen Sie einen neuen Bodenbelag über den alten.**
- **Vermeiden Sie Reinigungsmaßnahmen, die Staub aufwirbeln. Verwenden Sie nur einen feuchten Mop zur Reinigung, oder benutzen Sie Spezialreinigungsmaterial für Asbest. Der feuchte Mop sollte nach Benutzung weggeworfen oder entsorgt werden.**
- **Lassen Sie asbestverdächtiges Material durch Fachleute prüfen.**
- **Die Entfernung und Entsorgung von Asbestmaterial sollte nur von Spezialisten durchgeführt werden. Überlassen Sie Fachleuten diese Aufgabe.**

Asbestalternative: Künstliche Mineralfasern?

Zum Dämmen und Isolieren im Hausbau werden heute eine Vielzahl von Materialien angeboten. Künstliche Mineralfasern sollen gefahrloser sein als Asbest.

Die krebserzeugende Wirkung von Asbestfasern ist heute unumstritten. Da man die Gefahr mittlerweile gut kennt, wird der Asbest heute größtenteils gemieden. In der Baustoffproduktion ist er weitgehend durch Ersatzstoffe verdrängt worden. Die Unvergänglichkeit des Materials und auch seine Isolationsfähigkeit werden heute auch von anderen Stoffen erreicht. Die Materialeigenschaften der natürlich vorkommenden Asbestfasern versuchte man durch künstlich hergestellte Mineralfasern nachzuahmen, ohne die Gefährlichkeit der Asbestfasern mit in Kauf nehmen zu müssen. Asbestersatzstoffe, die als Baumaterialien angeboten werden, sind beispielsweise Mineralfasern aus Glas, Stein, Keramik und Kohlenstoff.

Sind künstliche Mineralfasern ohne Risiko?

Wie gefährlich sind künstliche Mineralfasern? Könnte es sein, daß man zwar die Asbestosegefahr umgeht, dafür aber mit anderen gesundheitlichen Risiken rechnen muß? Eine klare Antwort auf diese Frage kann derzeit nicht gegeben werden. Experten und Institutionen warnen seit einiger Zeit vor möglichen Gesundheitsgefahren, die von künstlichen Mineralfasern ausgehen können. Die Standpunkte hierzu sind jedoch immer noch sehr unterschiedlich. Im folgenden einige Aussagen zu künstlichen Mineralfasern.

▸ **Umweltbundesamt:** Aus künstlichen Mineralfasern können krebserregende Faserstäube freigesetzt werden.

▸ **Hessisches Arbeitsministerium:** Die Verarbeitung von Mineralfaserstoffen kann zur Faserfreisetzung führen. Das Ministerium fordert Richtkonzentrationen für belastete Arbeitsplätze.

▸ **Weltgesundheitsorganisation (WHO):** Eine Gefährdung der Allgemeinbevölkerung durch Dämmstoffe aus Mineralwolle und andere Mineralfaserprodukte wird mit großer Wahrscheinlichkeit ausgeschlossen.

▸ **Herstellerverband:** Mineralfaserstoffe werden seit 60 Jahren in großen Mengen verwendet! Gesundheitsrisiken sind nicht bekannt. Für Benutzer oder Heimwerker besteht keine Gefahr.

Zahlreiche Experimente mit Tieren, die Mineralfaserstäuben ausgesetzt waren, führten zu deutlichen Warnzeichen auf mögliche Gesundheitsgefahren. Eine aktuelle Studie von Gießener Wissenschaftlern hatte die krebsauslösende Wirkung künstlicher Mineralfasern bei Mesotheliompatienten untersucht. Es stellte sich heraus, daß neben Asbeststäuben auch Mineralfasern einen eigenen Wirkungsbeitrag zur Krebsentstehung leisten können.

Ein Verdacht, aber kein Beweis

Ein zweifelsfreier Nachweis krebserregender Effekte durch künstliche Mineralfaserstoffe ist noch nicht erbracht. Nach gegenwärtigem Kenntnisstand erscheint das Krebsrisiko bei Arbeiten mit solchen Materialien nicht sehr hoch. Größere Vorsicht (Atemschutz, Handschuhe) beim Umgang mit solchen Stoffen ist jedoch sicher ratsam. Und in jedem Fall sollte das geeignetste Material sorgfältig ausgewählt werden.

Asbestersatzstoffe

Ersatzstoffe sollten ähnlich unverwüstliche Eigenschaften wie Asbest besitzen: mechanisch, thermisch und chemisch beständig, nicht brennbar, elektrisch und thermisch gering leitfähig. Diese Eigenschaften treffen teilweise auf weniger gefährliche Stoffe zu. Überlegen Sie, ob Sie nicht vermehrt organische natürliche Faserstoffe oder Füllstoffe ohne Fasern einsetzen wollen.

Anorganische synthetische Fasern	A-, C-, E- und Z-Glas Kohlenstoffasern Nichttextile Fasern: Glas-, Gesteins- und Keramikfasern, Gipsfasern Siliziumfasern
Anorganische natürliche Fasern	Attapulgit Sepiolith Wollastonit
Organische synthetische Fasern	Aramidfasern: Nomex III, Kevlar, Enka Aramid Polyacrylnitrit (PAN) Polypropylen (PP) Polytetrafluorethylen (PTFE) Thermisch stabilisiertes Polyacrylnitrit (ox. PAN) Vinylat (PVA+)
Organische natürliche Fasern	Baumwolle Flachs- und Hanffasern Wolle Zellulosefasern
Füllstoffe ohne Fasern	Bentonit Glimmer Kalziumsilikathydrat Kieselgur Talkum

Das Angebot an Baumaterialien ist heute riesengroß. Eine baubiologische Beratung kann helfen, das günstigste Material für einen bestimmten Zweck zu finden.

Innenraumluft – Innenraumgift

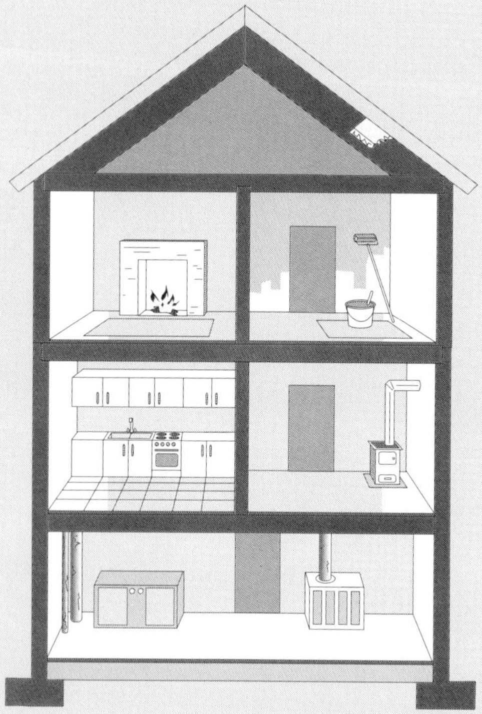

Nach Expertenschätzungen halten sich Menschen in industrialisierten Ländern bis zu 90 Prozent ihrer Zeit in Innenräumen auf. Da in Wohnräumen ein kleineres Luftvolumen als im Freien zur Verfügung steht, kann die Gefahr einer Giftbelastung in der Innenraumluft ansteigen. Und der technische Fortschritt hat einen problematischen Nebeneffekt: Bessere Isolations- und Wärmedämmungsmethoden haben dazu geführt, daß der Luftaustausch in den Wohnräumen viel geringer ist als früher.

Krankmachende Wohngifte

Eine im Jahr 1985 durchgeführte Messung der Konzentrationen flüchtiger organischer Verbindungen in der Raumluft mehrerer hundert deutscher Wohnungen ergab, daß die Innenraumluft teilweise so schlecht war wie die Außenluft an einer stark befahrenen Straße.
Die Giftstoffe aus Löse- und Reinigungsmitteln umfaßten 20 verschiedene Alkane, Zykloalkane, aromatische und chlorierte Kohlenwasserstoffe, Terpene, Ester, Ketone, Aldehyde und Alkohole – und zwar mit Maximalwerten, die bis zu 20mal höher als die Durchschnittswerte waren.

Gifte aus vielen Quellen

Verschiedene Faktoren kommen als Quellen von Wohnraumgiften in Frage.
▸ **Außenluft:** Je nach Orts- und Verkehrslage dringen Luftschadstoffe von außen in das Innere des Hauses – beispielsweise Autoabgase oder radioaktives Radongas aus dem Erdboden.
▸ **Baumaterial und Inneneinrichtung:** Aus Zement, Mörtel, Bausubstanzen, Farben, Lacken, behandeltem Holz, Heimtextilien und Möbeln können viele organische Verbindungen oder z.B. Formaldehyd ausdünsten.
▸ **Energieversorgung:** Heizung und Gasgeräte können die Innenraumluft mit Verbrennungsrückständen und giftigen Gasen belasten.
▸ **Menschliche Aktivität:** Bei vielen Tätigkeiten des Menschen in und am Haus, wie Reinigung, Hobby, Renovierung oder Schädlingsbekämpfung, können giftige Substanzen freigesetzt werden. Besonders gefährlich sind Lösemittel und Pestizide.
▸ **Rauchen:** Eine der wichtigsten Quellen für dicke Luft in Innenräumen ist Zigarettenrauch – viele schädliche Stoffe werden durch Tabakrauch freigesetzt.
▸ **Ausdünstung von Tier und Mensch:** Auch der Mensch selbst erzeugt Gase und Geruchsstoffe, die die Innenraumluft belasten – ebenso Haustiere.

Unzählige Chemikalien haben sich mittlerweile in unseren Wohnräumen als unsichtbare und häufig gesundheitsschädliche Untermieter eingerichtet.
Die schlimmsten Giftbelastungen in Innenräumen können durch von außen eindringende Luftschadstoffe sowie durch ausdünstende Baumaterialien und Haushaltsgegenstände entstehen.
Formaldehyd, Pestizide, Lösemittel und Verbrennungsrückstände sind die wesentlichsten krankmachenden Wohngifte. Die wichtigste Schutzmaßnahme ist regelmäßiges und ausreichendes Lüften der Wohnräume.

Quellen für Luftschadstoffe im häuslichen Bereich

- **Eindringende Außenluft durch undichte Fenster und Türen**
- **Feuerungsanlagen**
- **Furniermöbel**
- **Gas-, Kohle- und Ölöfen, Gasherd**
- **Holzpaneelen**
- **Lagerung von Farben, Treibstoffen und Gartenchemikalien im Haus**
- **Lösemittel und Reinigungssprays**
- **Luftbefeuchter**
- **Offener Kamin**
- **Radongas aus dem Erdreich**
- **Teppiche**
- **Unbelüftete Wäschetrockner**
- **Vorhänge und Gardinen**
- **Zigarettenrauch**

»Ein Raum, welcher einen verwesenden Misthaufen einschließt, wird trotz aller Ventilation eine ekelhafte Wohnstätte, ein Herd für schlechte Luft bleiben. Erst wo Reinlichkeit durch rasche Entfernung oder sorgfältigen Verschluß luftverderbender Stoffe nichts mehr zu leisten vermag, beginnt das Feld für die Ventilation.« Max von Pettenkofer, 1858

Mit der Frage »Was riecht hier eigentlich so?« können Sie schon so mancher giftigen Substanz auf die Spur kommen.

Gifte, die Sie riechen können

Formaldehyd	**Stechend – brennend**
Schwefeldioxid	**Stechend – brennend**
Ammoniak	**Stechend – brennend**
Methylmercaptan	**Verdorbener Kohl**
Ethylmercaptan	**Verdorbener Kohl**
Dimethylsulfid	**Verdorbener Kohl**
Schwefelwasserstoff	**Faule Eier**
Selenwasserstoff	**Faulig**
Diethylselenid	**Faulig – übelriechend**
Diethylsulfid	**Übelriechend – Knoblauch**
Diallyldisulfid	**Knoblauch**
Allylmercaptan	**Knoblauch**
Ester	**Obstartig**
Ethylselenmercaptan	**Übelriechend**
Schwefelkohlenstoff	**Übelriechend**
Propylmercaptan	**Unangenehm**
Benzylmercaptan	**Unangenehm**
Pyridin	**Brenzlig – verbrannt**
Phenol	**Brenzlig – verbrannt**
Dimethylamin	**Fischartig**
Trimethylamin	**Fischartig**
Indol – Benzo-[b]-pyrrol	**Fäkalien**
Skatol – Methylindol	**Fäkalien**
2, 4, 6-Trinitro-t-butylxylol	**Moschus**
Blausäure	**Bittere Mandel**
Allylisocyanid	**Abstoßend süß – ekelerregend**

Wie Sie sich schützen können

Da Giftstoffgrenzwerte für den Wohnbereich zum Großteil fehlen, ist zu Ihrem eigenen Schutz Eigeninitiative und Wachsamkeit gegenüber solchen Giften gefragt. Sie selbst können wirksam zu einer besseren Innenraumluft in Ihrer Wohnung oder Ihrem Haus beitragen.

- Lüften Sie regelmäßig und ausreichend.
- Rauchen Sie nicht.
- Verzichten Sie auf gefährliche und meistens unnötige Produkte, die Wohngifte enthalten.
- Achten Sie auf länger bestehende allgemeine Gesundheitsbeschwerden, die auf Wohngifte zurückgehen könnten.
- Benutzen Sie im Verdachtsfall Ihre Augen und Ihre Nase, um versteckte Gifte aufzuspüren – viele Wohngifte kann man riechen!

Flüchtige organische Innenraumschadstoffe

Flüchtige organische Luftschadstoffe sind Chemikalien auf Kohlenstoffbasis, die in der Regel bei Raumtemperatur verdampfen. Unabhängig vom Standort (Land bzw. Industrieregion) eines Hauses können flüchtige organische Substanzkonzentrationen in Innenräumen zwei- bis fünfmal höher sein als in der Außenluft. Folgende flüchtigen organischen Luftschadstoffe findet man häufig in Innenräumen in höherer Konzentration:

- **Benzole,** enthalten im Tabakrauch, in Treibstoffdämpfen, Rasenmäher- und Automobilabgasen – gefährlich vor allem bei angebauten Garagen.
- **Chloroform,** entsteht in chloriertem Wasser.
- **Formaldehyde** können enthalten sein in Kleidung, Preßspanholz, Isolationsmaterialien und Kosmetika.
- **Kohlenstofftetrachlorid (Tetrachlorkohlenstoff)** kann vorkommen in Farbabbeize und in chemisch gereinigter Kleidung. Diese Substanz ist bereits als Ozonkiller erkannt worden, kann jedoch noch in älteren Produkten enthalten sein.
- **Methylenchlorid** kann enthalten sein in Farbabbeize.
- **Paradichlorbenzene** können enthalten sein in Frischluftsprays und Mottengift.
- **Styrole** können vorkommen in Klebstoffen, Schaum, Schmierfett, Plastik, Teppichen und Isolationsmaterialien.
- **Tetrachlorethylen** kann aus chemisch gereinigter Kleidung und Entfettern ausdünsten.
- **Trichlorethan** kann enthalten sein in Pestiziden, Spraydosen, Isolationsmaterialien, Fotomaterialien und Fleckenentfernern.

Quelllen für Schadstoffe in der Luft im häuslichen Bereich.

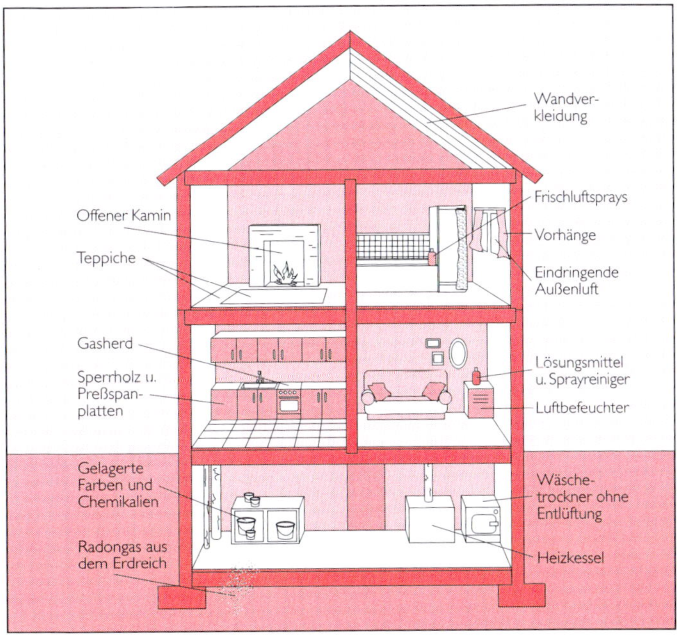

Acrolein

Acrolein ist ein ungesättigter Aldehyd und, wie Formaldehyd auch, ein starkes Gift. Es entsteht insbesondere bei verschiedenen Verbrennungsvorgängen mit nicht zu hohen Temperaturen. Eine Belastung der Wohnraumluft mit Acrolein kann durch Überhitzung von Speisefetten beim Braten, in der Kerzenflamme, in den Abgasen offener Kamine sowie durch Räucherstäbchen und Tabakrauch entstehen. Acrolein ist ein Reizgift, das häufig zu folgenden Beschwerden führt: Bindehautentzündung, Bronchitis, Kehlkopf- und Rachenentzündungen, Lidschwellungen, Lidzucken, Müdigkeit und Schwindel.

Aldehyde

Formaldehyd ist als Innenraumgift zu großer Bekanntheit gelangt. Daneben gibt es jedoch noch eine große Zahl anderer Chemikalien, die Gift in die Atemluft abgeben.

Aldehyde werden organische Verbindungen genannt, die charakteristische chemische Eigenschaften aufweisen: Aldehyde entstehen aus einem Alkohol durch Dehydrierung – Al[cohol]dehyd [rogenatus]. Zahlreiche Aldehyde kommen überall in der Natur vor. Der bekannteste Aldehyd ist Formaldehyd, der für die Kunststoffproduktion wichtig ist und in Preßspanplatten zum Gesundheitsproblem in geschlossenen Räumen werden kann. Aldehyde kommen in Aroma- oder Geruchsstoffen und in Lösemitteln vor. Aldehyde werden bei Verbrennungsprozessen freigesetzt (Rauchen, Autoabgase). Sie greifen ungeschützte Schleimhäute an, schwächen das Immunsystem und können Allergien hervorrufen. Auch das Nervensystem wird durch Aldehyde attackiert.

Alkohole

Als Alkohole bezeichnet man von Kohlenwasserstoffen abgeleitete organische Verbindungen – z.B. Butanol, Ethanol und Methanol. Alkohole kommen auch als leichtflüchtige brennbare Flüssigkeiten vor und sind Nerven- und Immungifte. Im Wohnbereich findet man Alkohol in Lösemitteln, Kosmetika, Haushaltsartikeln (Brennspiritus), Getränken, in Farben und Lacken sowie als Extraktionsmittel für Geruchsstoffe. Auch Alkohole können allergieauslösend wirken – eingeatmeter Alkohol wirkt 1000mal giftiger als getrunkener Alkohol. Sind noch andere Schadstoffe in der Raumluft, wirken alle Alkohole zusätzlich belastungsverstärkend. Der am häufigsten vorkommende und getrunkene Alkohol heißt Ethanol. Die Zerstörungskraft des chronischen Alkoholismus belegen folgende Zahlen: Jährlich sterben etwa 10000 Menschen in Deutschland an der Alkoholkrankheit – jeder zweite Todesfall im Straßenverkehr beruht auf Alkoholeinfluß.

Anilin

Anilin ist ein sogenanntes einfaches aromatisches Amin bzw. Phenylamin, das in der chemischen Industrie zur Herstellung von Farben und Arzneimitteln große Bedeutung besitzt. Dieses starke Blut- und Nervengift ist u.a. in vielen Werkstoffen, Folien, Bindemitteln in Farben, Lacken und Klebern enthalten und auch in Autoabgasen und Tabakrauch. Anilin kann über die Haut aufgenommen werden. Krebserzeugende Wirkungen von Anilin werden angenommen.

Benzine

Als Benzine gelten Gemische unterschiedlich flüchtiger aus Erdöl gewonnener Kohlenwasserstoffe. Außer als Kraftstoff für Autos trifft man Benzine als Terpentinersatz oder in Lösemitteln auch im Haushalt an. Werden Benzine verbrannt, entstehen eine ganze Reihe äußerst giftiger Stoffe, beispielsweise Dioxine. Auch Lösemittelbenzine greifen das Nerven- und Herz-Kreislauf-System an und können die Lungen schädigen. Chronische Benzinvergiftungszeichen sind Allergien, Gedächtnisstörungen, Kopfschmerzen, Lähmungen, Muskelschwund, -schwäche, Schlafstörungen und Empfindungsstörungen. Benzine können im Hausstaub durch Raumluft-Kohlesammler nachgewiesen werden.

Benzol

Am häufigsten werden in Innenräumen Benzole nachgewiesen. Benzol, ein aromatischer Kohlenwasserstoff, ist einer der wichtigsten Grundstoffe der chemischen Industrie. Es kommt in Spuren überall in der Natur vor und entsteht dort, wo unter Luftabschluß organisches Material zersetzt oder verbrannt wird:

- Im Holz- und Kohlenfeuer des offenen Kamins
- In der Ölbrennerflamme
- In der glimmenden Zigarette
- Bei Verbrennungsmotoren.

Eine Benzolbelastung in Wohnräumen kann durch angebaute Garagen entstehen, wenn man dort Automotoren warmlaufen läßt. In verkehrsreichen Wohngebieten kann Benzol jedoch auch von außen eindringen.

Besonders für Kinder ist Benzol gefährlich, da es schwerer als Luft ist und deshalb in Atemhöhe stärker konzentriert einwirkt. Benzol greift langfristig das Immunsystem an, schädigt das Erbgut und erzeugt Blutkrebs. Benzole sind im Tabakrauch, in Treibstoffen und in Farben enthalten. Diese Stoffe verursachen Leukämie, Augen- und Atemwegserkrankungen, Kopfschmerzen, Benommenheit und Sehstörungen.

Die Benzolgefahr kann durch folgende Maßnahmen verringert werden:

- Rauchen Sie nicht im Haus.
- Lüften Sie während Malerarbeiten ausreichend.
- Bewahren Sie Farb- und Treibstoffe außerhalb des Wohnbereichs auf .
- Lassen Sie Ihren Wagen weder in der Garage noch vor Ihrer Haustüre warmlaufen.

Blei

Schwermetalle wie Blei und Kadmium können sich an den Hausstaub binden und so eingeatmet werden.

Blei wird schon seit Jahrtausenden von Menschen als Gebrauchsmetall benutzt. In älteren Häusern können heute noch bleihaltige Wasserrohre vorhanden sein. Darüber hinaus tragen bleihaltige Kraftstoffe zur Bleibelastung der Luft bei. Blei ist ein sehr starkes Blut-, Nerven- und Nierengift. Kinder und Schwangere sind von Schäden durch chronische Bleibelastung besonders bedroht. Schwere Intelligenz- und Entwicklungsstörungen durch Blei bei Kindern sind wissenschaftlich belegt. Einer Bleibelastung in Innenräumen kann man durch Hausstaub- sowie Urin- und Blutuntersuchungen auf die Spur kommen.

- Vorsicht bei Hausstandorten, wo früher bleiverarbeitende Betriebe waren.
- Alle Bleiwasserrohre im Haus sollten ausgetauscht werden.
- Verkehrsreiche Wohngegenden können gleichfalls bleibelastet sein.

Kadmium

Kadmium, ein Nebenprodukt der Zinkverhüttung, ist auch im Tabakrauch vorhanden und kann dadurch die Innenraumluft belasten. Kadmium schädigt bevorzugt die Nieren, die Knochen und andere Organe, wirkt erbgutverändernd und krebserregend. In Alltagsprodukten ist Kadmium heute verboten, es ist jedoch durch den früheren unüberlegten Umgang inzwischen fest in die Nahrungskette des Menschen eingebaut.

▶ Rauchen Sie nicht, und essen Sie kein Gemüse von industriell belasteten Böden.

Dioxine und Furane

Auf die hochgiftige Chlorverbindung Dioxin wurde die Öffentlichkeit 1976 durch einen Giftunfall aufmerksam, der die Gegend von Seveso (bei Mailand) verseuchte.

Dioxine und Furane kommen überall dort vor, wo organische Substanzen zusammen mit anderen Stoffen, beispielsweise Kochsalzen oder Metallen, verbrannt werden. Bei der Müllverbrennung, aber auch in Haushaltsheizungen und Öfen können diese giftigen Substanzen entstehen.

Dioxine können im Haushaltsbereich auch aus flammgeschützten Kunststoffen, beispielsweise Computergehäusen, Fernsehapparaten, CD- und Videogeräten freiwerden. Wenn sich die Geräte erwärmen, besteht bei solchen Apparaten die Gefahr, daß Furane aus den Kunststoffen ausdünsten.

▶ Verbrennen Sie niemals Holz zusammen mit Papier oder Verpackungsmaterial in Kachelöfen – hier können giftige Dioxinkonzentrationen in die Raumluft gelangen, die die Grenzwerte bei weitem überschreiten! Auch bei der Verbrennung von pestizidbelastetem, lackiertem oder PVC-beschichtetem Holz oder Spanplatten muß mit Dioxinfreisetzung gerechnet werden. Spätestens seit der Giftkatastrophe von Seveso ist zweifelsfrei klar, daß Dioxine und Furane Ultragifte sind und zu schwersten Gesundheitsstörungen führen.

▶ Benutzen Sie nur naturbelassenes Holz zur Kaminfeuerung.

Ester

Ester, eine Verbindung von Alkoholen und Säuren, sind vor allem in Lösemitteln enthalten. Es handelt sich meist um leichtflüchtige, brennbare Flüssigkeiten mit obstartigem Geruch.

Ether

Ether wurde früher als »Äther« bezeichnet. Im Haushalt kommen Ether vorwiegend in Lösemitteln vor. Früher waren Ether auch in Fleckenentfernern enthalten.

Formaldehyd

In einer oberbayerischen Landgemeinde kam es zu unerwarteten Schwierigkeiten beim katholischen Sündenbekenntnis im Beichtstuhl. Regelmäßig flüchtete Hochwürden weinend und hüstelnd aus dem Beichtstuhl – noch vor der Absolution. Auch die reuevoll bekennenden Sünder verließen wenig später tränenüberströmt und dem Ersticken nahe den Ort der Lossprechung – immer noch sündenbeladen! Der Beichtstuhl blieb deshalb einige Zeit lang ungenutzt. Schließlich wandte sich der Pfarrer an das Gesundheitsamt, besorgt um das Seelenheil seiner Schäflein. Bereits nach fünfminütigem »Probebeichten« tränten auch dem Sachverständigen die Augen, die Nasen-Rachen-Schleimhäute waren gereizt, Kopfschmerzen und Schwindel traten auf. Des Rätsels Lösung: Ein neuer, moderner, fast schall- und luftdichter Beichtstuhl war aus nicht ausreichend verfugten Spanplatten hergestellt worden. Messungen ergaben, daß im Beichtstuhl die Formaldehydkonzentrationen wesentlich über den empfohlenen Richtwerten lagen. Nachdem die vorgeschlagenen Abhilfemaßnahmen am Beichtstuhl (Versiegelung offener Spanplattenstellen, Belüftung) durchgeführt worden waren, verbesserte sich die Situation. Seither wird im Dorf wieder gesündigt und gebeichtet – Absolution inklusive.

Formaldehyd (HCHO) ist ein farbloses, stechend riechendes, giftiges Gas. Es ist ein wichtiges und kostengünstiges Ausgangsprodukt der chemischen Industrie.

Hier kann Formaldehyd im Spiel sein

- Bindemittel, z. B. Schleifpapier, Schmirgelpapier, Bremsbeläge, Fasermatten, Stein-, Glaswolle
- Desinfektion, z. B. in Krankenhäusern, Großküchen und medizinischen Einrichtungen
- Düngemittel
- Gerbstoffe, beispielsweise in Ledermöbeln
- Gießereiharze
- Holzschutzmittel
- Isolierschäume
- Kautschukverarbeitung
- Klebstoffe
- Konservierungsmittel, z. B. für den Rübensaft bei der Zuckerherstellung, Tenside, Schneid- und Bohröle, Dispersionen, Textilhilfsmittel
- Kosmetika, z. B. Nagelhärter, Seifen, Shampoos und Parfüm
- Lacke und Farben z. B. bei Möbeln, Parkett und Fertigdielen
- Leichenkonservierung
- Leimharz, z. B. Spanplatten
- Lösungs- und Desinfektionsmittel, beispielsweise in Haushaltsreinigern und Spülmitteln
- Papierveredelung
- Pflanzenschutzmittel
- Preßmasse, z. B. für Sanitäranlagen und Elektroinstallationen
- Reinigungsmittel, wie z. B. Teppichreiniger
- Schaumharz, z. B. zur Gebäudeisolierung und für Teppichreiniger
- Spachtelmasse
- Spanplatten (etwa 240000 Tonnen Formaldehyd pro Jahr in Deutschland)
- Sperrholz, Tischlerplatten, Weichfaserplatten, Furnierplatten
- Sprengstoffe
- Textilappretur, z. B. in fabrikneuer Kleidung

Die Raumluft kann besonders durch folgende Formaldehydquellen belastet sein:

- Möbel, Verkleidungen, Bodenbeläge, leichte Zwischenwände aus Holz oder Holzwerkstoffen, die mit Harzkleber gebunden und nicht ausreichend versiegelt sind, führen zur Formaldehydausdünstung.
- Im Tabakrauch entstehen hohe Formaldehydkonzentrationen. Formaldehyd bindet sich anschließend an Einrichtungsgegenstände und dünstet dann langsam wieder aus.
- Formaldehyd aus Textilien kann nur durch Kochen entfernt werden.

Grenzwerte für Formaldehyd in Innenräumen existieren nicht. Seit den 70er Jahren wird ein Richtwert von 0,1 Teile pro Million Teilchen (ppm) Formaldehyd vom Bundesgesundheitsamt empfohlen. Seit 1989 sind nur noch Holzwerkstoffe und Holzplatten mit der Grenzkonzentration 0,1 ppm Formaldehyd zugelassen. Dies entspricht der Emissionsklasse E1 – achten Sie beim Plattenkauf auf diese Vorgabe. Untersuchungen haben jedoch gezeigt, daß nur Formaldehydkonzentrationen von 0,01 ppm als gesundheitlich unbedenklich eingestuft werden können. Höhere Luftkonzentrationen führen zu allergischen Symptomen, zu Beschwerden bei bereits Geschädigten, zu schweren chronischen Leiden oder sogar zu bleibenden Gesundheitsschäden. Darüber hinaus steht Formaldehyd als krebserzeugend im Verdacht.

Auf Formaldehyd können Sie durch Ihre Nase aufmerksam werden: Es ist ein sehr stechend riechendes Gas.

Die Symptome einer chronischen Formaldehydvergiftung sind vielfältig: Alkoholunverträglichkeit, Allergien, Atem-

Wenn eine Formaldehyd-vergiftung der Innenraumluft durch Messungen nachgewiesen ist und ein ärztliches Attest die Notwendigkeit einer Wohnungssanierung bestätigt, muß das Finanzamt die Baumaßnahmen als außergewöhnliche Belastung anerkennen.

wegserkrankungen (Asthma, Bronchitis, Krebs), Magen-Darm-Störungen (Durchfall, Erbrechen), Befindlichkeitsstörungen (Antriebs-, Appetit-, Gewichtsverlust, Gedächtnis-, Konzentrationsstörungen, Müdigkeit, Nervosität, Schlafstörungen, Schwindel), Blasenerkrankungen, Hals-Nasen-Ohren-Erkrankungen, Haut- und Schleimhauterkrankungen (Akne, Augenentzündungen, Ekzeme, Haarausfall, Warzen), Kopfschmerzen, Lymphknotenschwellungen, Nervenentzündungen, Nierenerkrankungen, Depression, Reizbarkeit. Formaldehyd kann durch Hausstaubmessung nachgewiesen werden.

Empfehlungen zur Vermeidung von Formaldehydrisiken

▸ Bevor Sie ein neues oder älteres Haus oder eine Wohnung kaufen, sollten Sie nach möglichen Formaldehyd enthaltenden Preßspanmaterialien fragen, z. B. bei Küchenmöbeln und Einbauschränken. Bevorzugen Sie Vollholz und Metall. Vorsicht: Manche Menschen reagieren allergisch auf Nadelholz, beispielsweise Kiefer oder Tanne, die Terpene ausdünsten können.

▸ Wählen Sie für Ihre Innenausstattung nur hochwertige Preßspanprodukte der Klasse E1, die nur in sehr geringem Umfang Formaldehyde freisetzen. Bei hochwertigen Furniermöbeln wird eine chemisch stabile Formaldehydform benutzt, die kaum Formaldehyd ausgast.

▸ Nutzen Sie – falls vorhanden – die Klimaanlage, oder ergreifen Sie andere Maßnahmen, um mäßige Temperaturen und eine nur geringe Feuchtigkeit in Innenräumen zu gewährleisten. Da die Formaldehydausgasung durch Hitze und Feuchtigkeit begünstigt wird, können Sie sich mit einem gemäßigten und trockenen Raumklima vor Formaldehydgas schützen.

▸ Drehen Sie im Winter die Heizung herunter. Kühlere Temperaturen verhindern die Ausgasung. Öffnen Sie gelegentlich Fenster und Türen, um die Luftzirkulation zu erhöhen – verwenden Sie einen Ventilator. Vielleicht müssen Sie dann einen Pullover oder warme Beinkleider anziehen. Ihre eigene und die Gesundheit Ihrer Familie steht auf dem Spiel und ist diese kleine Unannehmlichkeit sicher wert.

▸ Meiden Sie Passivrauchen.

▸ Waschen Sie neue Textilien, besonders Bettwäsche und Kleidung, vor der Benutzung gründlich, und hängen Sie die Sachen möglichst im Freien auf, damit sie an der Sonne trocknen.

▸ Schalten Sie bei Autofahrten möglichst nicht das Heizungs- oder Lüftungsgebläse ein.

▸ Auch Papierwaren und Bücher können Formaldehyd ausgasen. Wo viele Bücher stehen, kann man Formaldehyd durch offene Schälchen mit 30prozentigem Wasserstoffperoxid unschädlich machen. Im Schlafzimmer sollten nicht viele Bücher stehen.

Halogene

Als Halogene werden die Elemente Fluor, Chlor, Brom und Jod bezeichnet. Halogene bilden starke Säuren und Reaktionsprodukte mit organischen Stoffen. In fast allen Klimaanlagen und Kühlschränken kommen Halogene vor. Sie schädigen die Ozonschicht der Erde und wirken beim Menschen ähnlich giftig wie Dioxine, Furane oder Pestizide.

Isocyanate

Spanplatten ohne Formaldehyd können mit Klebern, die Isocyanate enthalten, gebunden sein. Die Härterkomponente von Zweikomponentenlacken, z. B. zur

Versiegelung von Holzfußböden, ist häufig isocyanathaltig. Werden solche Produkte großflächig eingesetzt, kann die Atemluft stark belastet sein. Isocyanate reizen die Atemwege und lösen Asthmaanfälle aus. Chronische Vergiftungen zeigen sich durch Kurzatmigkeit, Atembeklemmung, Hustenreiz und Bronchitis. Allergiker reagieren sehr heftig auf diese Substanzen. Raumluftbelastungen können durch Hausstaubmessung nachgewiesen werden.

Lösemittel

Ein junger Mann benutzte zur Reinigung der Kacheln des Swimmingpools im Keller seines Hauses große Mengen des Lösemittels Trichlorethylen. Er verlor durch Einatmen der giftigen Dämpfe das Bewußtsein. Als man ihn fand, konnte er nicht mehr gerettet werden. Ein tragischer Tod durch organische Lösemittel.

Klebstoffe, Farben, Lacke, Pflege- und Reinigungsmittel können große Mengen organischer Lösemittel enthalten. Bei Zimmertemperatur sind Lösemittel flüssig oder mehr oder weniger flüchtig, d.h. sie verdunsten und belasten Innenräume. Schätzungen zufolge werden allein in Deutschland pro Jahr über 200000 Tonnen Lösemittel verbraucht. Häufig ist dem Anwender nicht bewußt, welches Gesundheitsrisiko er mit der Verwendung solcher Produkte eingeht! Lösemittel tauchen im Wohnbereich nicht nur als Baustoff, z.B. als Baukleber für Fußbodenbeläge, sondern auch in Haushaltsmitteln und bei Hobbyarbeiten auf. Für den Wohnbereich gibt es keine verbindlichen Grenzwerte.

Die im Hausbereich am häufigsten angewendeten Lösemittel sind Gemische: Testbenzin oder Terpentinersatz, Kunstharzverdünnung in vielen Alleskleber sowie Nitroverdünnung. Diese Lösemittelgemische sind in jedem Fall schädlich für die Umwelt und die Gesundheit. Da bei solchen Gemischen bestimmte Lösemittelkonzentrationen nach der Gefahrstoffverordnung ohne Kennzeichnung nicht überschritten werden dürfen, verzichten immer mehr Hersteller auf giftige Inhaltsstoffe.

Alle Lösemittel außer Wasser sind starke Hirn- und Nervengifte. Sie stellen neben Kraftstoffen die häufigsten Umweltgifte dar. Lösemitteldämpfe reizen stark die Schleimhäute von Nase und Rachenraum. Sie durchdringen wegen ihrer fettlöslichen Eigenschaft leicht die Membranen im Lungengewebe, gelangen ins Blut und dann ungehindert in das zentrale Nervensystem. Lösemitteldämpfe wirken narkotisierend und schleimhautreizend. Auch über die Haut können Lösemittel in den Organismus eindringen. Sie werden

Gruppen der Lösemittel

- **Alkane in Farben, Klebern, Wachsen, Schuhcremes, Testbenzin, Pinselreinigern, Lacken, Waschbenzin**
- **Alkohole in Nitrolacken, Kunststoffklebern, Naturlacken, Kosmetika, Reinigungsmitteln**
- **Aromate in Klebern, Lacken, Speziallösemitteln, Pinselreinigern**
- **Chlorkohlenwasserstoffe (CKW) in Abbeizern, Klebern, Metallentfettern und chemischen Reinigungsmitteln**
- **Cycloalkane in Ölen, Akydharzen und Bitumen**
- **Ester in Klebern, Farben, Lacken, Schellack, Polyester, PVC und Chlorkautschuk**
- **Ether in Schellack, Nitrolacken, Acrylaten, Alkydharzen, Phenolharzen und Chlorkautschuk**
- **Ketone in schnelltrocknenden Lacken, Chlorkautschuk, Nagellack, PVC, Klebern, Alkydharzen und Polyester**
- **Terpene in Farben, Lacken, Lasuren, Kosmetika, Haushaltsreinigern, Geschirrspülmitteln, Klebern, Wachsen und Schuhcremes**

u. a. in Fettgewebe, Leber und den Nieren gespeichert. Bei chronischen Vergiftungen durch Lösemitteldämpfe treten folgende Beschwerden auf: Gliederzittern, Kopfschmerzen, Gesichtsnervenschmerzen, Schlafstörungen, Konzentrationsschwäche, Müdigkeit, Kribbeln in Händen und Füßen, Schwindel, Sehstörungen. Mediziner nennen solche Beschwerden »unspezifische Symptome«.

Den Gebrauch von Lösemitteln kann man einschränken, aber ganz wird man nicht auf sie verzichten können. Achten Sie streng auf Gebrauchsanleitungen, und schützen Sie sich immer durch Luftzufuhr.

Eine hohe Belastung der Innenraumluft durch Lösemittel ist bei großflächiger Anwendung zu erwarten – wie z. B. bei der Lackierung von Holzoberflächen oder beim Verkleben von Teppichböden. Auch bei flüssigen Bodenpflegemitteln können große Mengen an Lösemitteln freigesetzt werden. Allergrößte Vorsicht ist bei saugfähigen Untergründen (Holz, Mauerwerk) geboten, da giftige Folgeprodukte entstehen können. Für alle Arbeiten mit Lösemitteln gilt: Nur in gutbelüfteten Innenräumen und in geringer Menge einsetzen! Vorhandene Lösemittel werden im Hausstaub sowie in Blut und Urin meßbar nachgewiesen.

Goldene Regeln gegen Lösemittelgifte

- **Verzichten Sie möglichst auf Reinigungsmittel, die Lösemittel enthalten.**
- **Vermeiden Sie möglichst Farben, Lacke und Kleber, die Lösemittel enthalten.**
- **Verzichten Sie auf Sprays aller Art.**
- **Kaufen Sie keine Kleidung, die chemisch gereinigt werden muß.**
- **Verzichten Sie auf Raumluftsprays und andere künstliche Luftverbesserer! Öffnen Sie lieber die Fenster regelmäßig!**

▶ Durch Lösemittel Geschädigte sollten jeden Kontakt mit diesen Stoffen meiden und sich unter ärztlicher Kontrolle entgiften lassen.

▶ Rauchen, Passivrauchen und Alkoholkonsum müssen unterbleiben. Vorsicht vor verstecktem Alkohol und Aromatherapien!

Metalle

Auch Metalle können Alltagsgifte sein. Vor allem über Zahnfüllungen und Zahnersatz, aber auch durch belastete Nahrungsmittel und über Staub, der eingeatmet wird, gelangen potentiell giftige Metalle in den Körper. Alle Metalle können Allergien und Nervenschäden hervorrufen. Manche sind sogar krebserregend oder erbgutschädigend. Die allergenen und krebserregenden Metalle Arsen, Blei, Kadmium, Palladium, Platin und Quecksilber werden häufig bei Müllverbrennung oder durch Autoabgase in die Luft freigesetzt. Über von außen ins Hausinnere eindringende Luft kann in Wohnbereichen, beispielweise in verkehrsreichen Regionen, eine gesundheitsschädliche Metallbelastung entstehen. Schädliche Metallkonzentrationen der Innenraumluft können im Hausstaub erkannt werden.

Methylenchlorid

Methylenchlorid ist eine schwer entflammbare, farblose, flüchtige Flüssigkeit, die charakteristisch etherartig riecht. Diese Chemikalie kann Nerven- und Hirnfunktionsstörungen hervorrufen. Im Tierversuch erwies sie sich als krebserregend. Wahrscheinlich fördert sie die Krebsentstehung auch beim Menschen. Methylenchlorid wird im menschlichen Organismus zu Kohlenmonoxid umgebaut, das seinerseits giftig wirkt.

Seh- und Koordinationsstörungen, Kopfschmerz, Benommenheit, Verwirrtheit, Schwindel, Müdigkeit, Brustbeschwerden und Erkältungssymptome können durch eine solche Vergiftung verursacht werden.

Folgende Produkte enthalten unter Umständen Methylenchlorid:

- Diverse Sprays und Aerosol-Sprayautolacke
- Klebstoffe und Klebstoffentferner
- Reinigungslösungen und Entfetter
- Künstlicher Schnee
- Sprayfarben, Farbverdünnungen und Farbablöser
- Schuhpolitur als Spray
- Wasserabweisende Mittel
- Holzschutzmittel und Firnis.

Ozon

Ozon ist ein stark bis stechend riechendes Gas, das im Freien durch ultraviolette Strahlung des Sonnenlichts entsteht. Diese Strahlung spaltet den Luftsauerstoff, und es bilden sich Ozonmoleküle mit drei Sauerstoffatomen. Vor allem durch den Kraftfahrzeugverkehr werden Stickoxide freigesetzt, die bei der Ozonbildung als Katalysatoren wirken. Ozon kann also von außen besonders im Sommer durch geöffnete Fenster in Innenräume eindringen. Darüber hinaus produzieren Laserdrucker und Fotokopiergeräte aufgrund der eingebauten Ionisierungseinheiten Ozon.

Ozongas ist sehr giftig, reaktionsstark und zerstört Zellen bei Mensch, Tier und Pflanzen. Augen, Nase und die Schleimhaut der Atemwege werden durch Ozon stark gereizt. Weitere typische Symptome sind die Schwächung des Immunsystems mit hoher Infektanfälligkeit und Herzrhythmusstörungen. Vor allem Menschen mit chronischer Bronchitis können auf erhöhte Ozonkonzentrationen sehr empfindlich reagieren.

Ozonwerte

Die natürliche Ozonkonzentration an einem schönen Sommertag liegt bei 30 bis 40 Mikrogramm Ozon pro Kubikmeter Luft. Viel Sonne und Straßenverkehr lassen den Ozonwert jedoch manchmal kräftig ansteigen. Der Ozongrenzwert für München beträgt beispielsweise 120 Mikrogramm Ozon. Einen Ozongrenzwert für die Raumluft in Wohn-, Aufenthalts- und Arbeitsräumen gibt es allerdings nicht!

- Für Wohngebiete in verkehrsreichen Regionen gilt deshalb im Hochsommer: Fenster geschlossen halten!
- Vermeiden Sie körperliche Belastung, und treiben Sie keinen Sport, wenn Ozon in der Luft liegt.
- Stellen Sie Fotokopiergeräte und Laserdrucker, die in Betrieb sind, nur an gut belüfteten Orten auf!

Die Ozonbelastung am Erdboden wird in den letzten Jahren immer mehr zum Problem, besonders an sonnigen Sommertagen.

Polyzyklische aromatische Kohlenwasserstoffe (PAK)

Polyzyklische aromatische Kohlenwasserstoffe (PAK) entstehen überall dort, wo organische Stoffe unter mangelnder Sauerstoffzufuhr erhitzt oder verbrannt werden. PAK kommen vor allem in Autoabgasen, im Tabakrauch und offenen Feuern aller Art vor. In Innenräume gelangen PAK durch offene Kamine, schlecht eingestellte Heizungen oder Thermen. Auch in gegrillten und geräucherten Lebensmitteln sind solche Giftstoffe enthalten. Am besten untersucht ist die Substanz Benzo(a)pyren, die mit

Sicherheit folgende Krebsarten auslöst: Blasen-, Bronchial-, Lungen-, Magen- und Darmkrebs.

- Verzichten Sie unbedingt auf Zigaretten, auf offenes Kaminfeuer oder Petroleumlampen und Schwelstoffe wie Räucherstäbchen oder Weihrauch in geschlossenen Räumen!

Polychlorierte Biphenyle (PCB)

PCB-Belastungen von Wohngebäuden könnten sich als ein mindestens ebenso großes Sanierungsproblem herausstellen wie Asbest – ein schlüssiges Sanierungskonzept für extreme PCB-Belastungen gibt es noch nicht!

Polychlorierte Biphenyle (PCB) können als Symbolsubstanz für eine weltweite Belastung der Umwelt betrachtet werden. PCB ist chemisch sehr beständig, reichert sich in der Nahrungskette des Menschen an und ist praktisch überall nachweisbar – von der Arktis bis zum Äquator, selbst Muttermilch kann hochbelastet sein. Etwa 290 verschiedene PCB sind bekannt. Diese Stoffe sind chemisch und thermisch sehr stabil, unbrennbar und kaum elektrisch leitend. Man findet PCB in Transformatorenöl, Kondensatoren, Hydraulikflüssigkeit, in verschiedenen technischen Ölen, in Flammschutzmitteln, Weichmachern von Kunststoffen und Lacken, als Zusatzstoff in Druckfarben, Kopierpapier, Nagellack und Textilien, als Trägersubstanz in Pestiziden und als Zusatz in kohlefreiem Durchschlagpapier.

Im Wohnungsbau wurden 1960 bis 1975 dauerelastische Dichtungsmassen auf Polysulfid-Kautschukbasis mit PCB-Anteilen von bis zu 57 Prozent verwendet! Bei solchen Gebäuden kann die Innenraumluft stark durch PCB-Ausgasung belastet sein. Vor allem Bauwerke aus Betonfertigteilen sind betroffen. PCB-haltige Dichtungsmassen wurden hier zur Betonplattenverfugung und Abdichtung beim Einbau von Fenstern, Türrahmen und Dehnfugen eingesetzt.

PCB-verdächtig sind vor allem:

- Dehnungsfugen zwischen Gebäudeabschnitten
- Fugen zwischen Fertigteilen und Türrahmen
- Anschlußfugen bei Fensterrahmen, zwischen Treppe und Wand sowie Boden und Wand
- Dehnungsfugen in Fußböden – im Badbereich seltener.

Experten erwarten, daß PCB-Belastungen von Wohngebäuden mindestens ein ebenso großes Sanierungsproblem darstellen werden wie Asbest – ein schlüssiges Sanierungskonzept für extreme PCB-Belastungen gibt es noch nicht. Erste Erfahrungen haben gezeigt, daß wahrscheinlich nur die komplette Entfernung stark PCB-belasteter Gebäudeteile eine sinnvolle Schutzmaßnahme ist. Seit 1989 ist PCB verboten. Es ist damit zu rechnen, daß PCB als eine typische Umweltaltlast in Zukunft noch viele Probleme aufwerfen wird.

PCB sind starke Nerven-, Hirn- und Lebergifte, sind krebserzeugend, fruchtschädigend und allergen. Im menschlichen Organismus werden PCB im Fettgewebe gespeichert und gelangen dann in die Muttermilch. Schwangere, Ungeborene und Säuglinge reagieren besonders stark auf PCB. Spektakuläre Fälle von PCB-Massenvergiftungen (mehr als 15 000 Menschen) durch verseuchtes Reisöl kamen 1968 in Japan und 1979 in Taiwan vor.

Größere Sanierungen sollten Fachfirmen vorbehalten bleiben. Kleinere Sanierungen von PCB-Fugendichtungsmassen kann man unter Umständen selbst vornehmen:

- Die Fugendichtungsmasse wird mit einem Messer soweit wie möglich aus der Fuge herausgeschnitten. Die inneren

Fugen werden dann gründlich gesäubert, mit Harzlack gestrichen und neu verfugt.

- Die Fugendichtungsmasse wird mit flüssigem Stickstoff vereist und anschließend entfernt.
- Die Fugendichtungsmasse wird mit der Betonschneidetechnik herausgetrennt. Ein langsam laufendes Schneideblatt schneidet die betreffenden Stellen unter Staubabsaugung heraus.

Phenole

Phenole sind aromatische Alkohole und wirken chemisch wie leichte Säuren. Man findet Phenole in formaldehydhaltigen Phenoplasten, in Desinfektionsmitteln, Holzschutzmitteln, beispielsweise in Pentachlorphenol (PCP), Farbstoffen und Geruchsstoffen. In Innenräume gelangt Phenol durch Autoabgase und Tabakrauch. Phenole schädigen das zentrale Nervensystem, die Leber, das Herz und die Nieren. Bei Phenolvergiftungen treten Appetitlosigkeit, Ermüdung, Kopfschmerzen, körperlich-geistige Verfallserscheinungen, Schlafstörungen und Schwäche auf. Auch allergische Hautreaktionen auf Phenol wurden beobachtet.

Styrol

Styrol ist Hauptbestandteil des Harzes eines Strauchgewächses und wurde schon in der Antike wie Weihrauch und im alten Ägypten zum Einbalsamieren benutzt. Styrol ist als Lösemittel in allen Farben, Lacken und Klebern aus Polyesterharz enthalten. Polystyroldämmstoffe aus Styropor werden auch als Baumaterial eingesetzt und können in abnehmender Konzentration einige Wochen lang Styrol ausdünsten. Die Raumluft ist dann längere Zeit mit Styrol belastet. Styrol verstärkt die Wirkung anderer flüchtiger Schadstoffe, wird im Fettgewebe sowie im Gehirn und Nervensystem gespeichert. Wahrscheinlich ist auch Styrol krebserregend. Bei chronischer Vergiftung treten Atemwegsreizungen, Augenreizungen, Blasen auf der Haut, Kopfschmerzen und Müdigkeit auf. Styrol wird mit einem speziellen Sammelröhrchen in der Innenraumluft nachgewiesen.

Tabakrauch – quälender Qualm

Die Wissenschaft schätzt, daß im Tabakrauch einige tausend Substanzen enthalten sind, die sich gegenseitig in der Wirkung verstärken oder abschwächen. Mehr als 800 Substanzen sollen krebserregend sein. Tabakrauch verstärkt die Wirkung fast aller Wohngifte. Tabak-

Je mehr die schädlichen Wirkungen des Tabakrauchens analysiert werden, desto dringender wird der Rat: Lassen Sie es bleiben!

Mitraucher stärker gefährdet als Raucher

Inhaltsstoffe des Tabakrauchs (Nikotin, Kohlenmonoxid, polyzyklische aromatische Kohlenwasserstoffe) verringern die Sauerstoffaufnahmefähigkeit des Blutes. Eine vergleichende Untersuchung verschiedener Studien ergab, daß bei Mitrauchern das Herz weniger belastbar ist und daß Herzrhythmusstörungen, Brustbeklemmungen und Herzinfarkte häufiger auftreten können. Nichtraucher reagieren empfindlicher auf Tabakrauch. Ihr Organismus kann sich nicht wirksam gegen die giftigen Tabakrauchstoffe wehren. Das Risiko für Herz- und Kreislauferkrankungen bei Mitrauchern ist weit höher als bisher angenommen. (Journal of American Medical Association 1995)

rauch ist die Nummer eins unter den Innenraumluftschadstoffen. Aktiv- und Passivrauchen ist beim Menschen gleichermaßen risikoreich für die Gesundheit. Im Haupt- und Nebenstrom einer Zigarette werden unter anderem Formaldehyd, Acrolein, Anilin, Kadmium, Nitrosamine, Benzo(a)pyren und Kohlenmonoxid freigesetzt. Tabakrauch ist ein Krebsgift – pro Jahr sterben in Deutschland 24000 Menschen an den Folgen des Raucherkrebses; 80000 Beine von gefäßgeschädigten Rauchern werden amputiert.

Tabakrauch ist die Nummer eins unter den Innenraumluftschadstoffen.

Raucherkrankheiten

Typische Erkrankungen, die vor allem bei Rauchern auftreten, sind Allergien, Arteriosklerose, Asthma bronchiale, Atemwegserkrankungen, Lungenkrebs, Herzinfarkt, Kehlkopfkrebs, Osteoporose, Raucherbein und Schlaganfälle. Untersuchungen der letzten Jahre haben gezeigt, daß nicht nur der aktive Raucher seine Gesundheit gefährdet, sondern daß auch Passivraucher einem erheblichen Lungenkrebsrisiko ausgesetzt sind. Besonders gefährlich ist Zigarettenrauch für ungeborene Kinder – weder die werdende Mutter noch der zukünftige Vater sollten während der Schwangerschaft rauchen. Absolutes Rauchverbot im Haus – auch für Besucher!

Raucherentwöhnung

Für Raucher gilt: Raucherentwöhnung ist die wichtigste lebenserhaltende Maßnahme. In vom Tabakqualm befreiten Innenräumen lebt es sich darüber hinaus viel angenehmer und gesünder. Hier Vorschläge zur Raucherentwöhnung:

- Willensstarke und selbstbewußte Raucher rauchen noch einmal möglichst viel, werfen dann aber die restlichen Zigaretten und das Feuerzeug weg. Es ist zu empfehlen, viel Wasser zu trinken.
- Willensschwache Raucher steigen auf Nikotinkaugummis um. Prothesenträger benutzen Nikotinpflaster. Nikotinersatzmittel sollen nur so lange eingenommen werden, bis der Exraucher seine Psyche wieder unter Kontrolle hat.
- Exraucher können stark an Gewicht zunehmen und sollten deshalb vorübergehend weniger essen.

Offensive gegen Tabakrauch im Haus

- Öffnen Sie die Fenster, erhöhen Sie die Luftzufuhr und Ventilation, oder benutzen Sie Luftreinigungsgeräte. Forschungen haben jedoch nachgewiesen, daß es unmöglich ist, dadurch Tabakrauch vollständig zu entfernen.
- Meiden Sie die Nähe von Rauchern, wenn Sie sich im gleichen Raum aufhalten. So können Sie die schädigende Wirkung des Tabakrauchs etwas verringern. Da sich Tabakrauchbestandteile jedoch im ganzen Raum verteilen, wird die Gefahr nicht vollständig gebannt.
- Raucher und Nichtraucher sollten sich in getrennten, separat nach außen belüfteten Räumen aufhalten.
- Verhängen Sie ein Rauchverbot!

Terpene

Terpene sind etherische Öle bzw. Kohlenwasserstoffe, die durch Destillation aus Pflanzenbestandteilen und Balsamen gewonnen werden. Viele Geruchsstoffe, beispielweise von Rosen oder Menthol, enthalten Terpene.
Terpentinöl wird aus Nadelbaumbalsam hergestellt und ist in Lösemitteln von Schuhcremes, Bohnerwachs sowie in Farben, Lacken und Lasuren von Naturfarben enthalten. Terpentinöle können starke Allergien verursachen, z.B. das bekannte Malerekzem. Terpene reizen die Augen und die Haut sowie die Schleimhäute des Atemwegssystems.

Tetrachlorethylen

Tetrachlorethylen ist auch als Perchlorethylen bekannt und ist die in chemischen Reinigungen am meisten verwendete Substanz.
Diese Chemikalie erwies sich bei Tieren als krebserregend. Wenn man aus der Reinigung abgeholte Kleidung zu Hause aufhängt, atmet man mit großer Wahrscheinlichkeit geringe Mengen dieses Stoffes ein. Hängen Sie also chemisch gereinigte Kleidung zunächst im Freien auf – auch wenn Sie nichts riechen, könnten Sie mit dieser Substanz in Berührung kommen! Auch wenn es Ihnen vielleicht überflüssig vorkommt, sollte die Kleidung im Freien mindestens zwölf Stunden ausdünsten.

Toluol

Eine 35jährige Stewardeß wurde mit akuten Vergiftungserscheinungen in einer Notfallambulanz aufgenommen. Die Gesundheitsstörungen waren alarmierend: Augenbrennen, Atembeschwerden, Gelenkschmerzen, Hautausschläge, Gesichtschwellungen, Augenverfärbung, Magen-, Darm-, Herz- und Kreislaufbeschwerden. Die Frau war drei Tage zuvor in eine neue Wohnung eingezogen, in der ein neuer Fußbodenbelag unter Verwendung von 75 Kilogramm Teppichkleber verlegt worden war. Die Analyse eines Baubiologen ergab, daß die Raumluft mit einem 40fach erhöhten Wert des giftigen Lösemittels Toluol belastet war. Um den Schadenersatz, die Analyse- und Behandlungskosten streitet die Frau vielleicht heute noch: Die Mieterin verklagte den Vermieter und den Teppichverleger, der Vermieter verklagte die Mieterin, der Teppichverleger klagte gegen den Klebstoffhersteller, und die Krankenkasse verlangte vom Hausbesitzer die Arztkosten.

Toluol ist eine leicht flüchtige, benzolartig riechende Flüssigkeit. Es wird vor allem als Lösemittel und Verdünnungsmittel, beispielsweise bei Teppichklebern, sowie zur Verbesserung der Klopffestigkeit von Treibstoffen verwendet. Toluoldämpfe reizen die Schleimhäute, führen zu trockener Haut, Atemwegsstörungen, Kopfschmerzen, Benommenheit, Leber-, Nieren- und Nervenschäden. Als toluolbelastet gelten Wohnräume, in denen mehr als 50 Mikrogramm Toluol pro Kubikmeter Raumluft nachgewiesen wird.

Vinylchlorid

Vinylchlorid ist Bestandteil des Massenkunststoffs Polyvinylchlorid (PVC). Viele Baustoffe und Haushaltsgegenstände enthalten PVC oder sind ganz aus PVC hergestellt: Abwasserfallrohre, Drainierungsrohre, Dachrinnen, Armaturen, alle möglichen Behälter, Gehäuse elektrischer Geräte, Kabelisolierungen, Haushaltsgegenstände, Bodenbeläge, Spielwaren, Kunstleder, Schallplatten, Folien sowie PVC-Bindemittel in Kunststoffklebern, Farben und Lacken. Die in PVC-Produkten enthaltenen Weichmacher, z.B. Alkohole und Kohlenwasserstoffe, können mit der Zeit austreten und die Raumluft belasten.
Vergessen Sie nicht, daß großflächig verlegte PVC-Bodenbeläge immer Vinylchlorid ausgasen können! Darüber hinaus ist das PVC-Recycling noch immer nicht grundsätzlich geregelt – bei PVC-Verbrennung entstehen ultragiftige Dioxine und die Ozonschicht schädigende Chlorverbindungen.

Manche leichtflüchtigen Chemierückstände brauchen Stunden bis Tage, bevor sie aus geschlossenen Räumen vollkommen verschwunden sind – beispielsweise die Ausdünstungen chemisch gereinigter Kleidung.

Vinylchlorid wirkt beim Menschen krebserregend und ist ein starkes Nerven-, Hirn- und Lebergift. Typische allgemeine Beschwerden werden durch eine Vinylchloridbelastung verursacht: Allgemeinbeschwerden an Magen und Darm, Durchblutungsstörungen, Haut- und Knochenveränderungen, Hirn-, Leber- und Lungentumoren, psychische Störungen (Appetit-, Energieverlust, Impotenz, Müdigkeit, Reizbarkeit) sowie Wahrnehmungsstörungen (Hörstörung, Kältegefühl, Kribbeln, Schmerzen, Schwindel). Vinylchlorid wird in der Raumluft und im gekehrten Hausstaub sowie im Blutbild und im Urin nachgewiesen. Die wichtigste Schutzmaßnahme ist die Entfernung von Vinylchloridquellen.

▸ Verzichten Sie soweit möglich beim Bauen und Wohnen auf PVC-Produkte!

Xylol

Wenn in Ihrer Wohnung Einzelöfen oder Gasbrenner installiert sind, sollten sie besonders auf luftbelastende Brennstoffrückstände achten.

Xylol ist eine Mischung verschiedener Benzole und wichtiges Ausgangsprodukt der Kunststoff-, Lack-, Farben- und Klebstoffindustrie. Darüber hinaus ist Xylol auch ein Lösemittel. Die Hälfte der eingeatmeten Xylolmenge wird vom menschlichen Körper aufgenommen und über die Nieren wieder ausgeschieden. Schon sehr wenig Xylol kann Kopfschmerzen, Brechreiz, Nervenstörungen sowie eine Reizung der Atemwege und Augen verursachen. Ob Xylol auch krebserregend wirkt, ist noch nicht ausreichend geklärt. Hohe Xylolkonzentrationen sind sehr gefährlich für Herz, Leber und Nervensystem.

Brennstoffrückstände im Raum

Mit einigen einfachen Verhaltensmaßregeln kann man sich und seine Familie vor Kohlenmonoxid und anderen gefährlichen Brennstoffrückständen wirksam schützen.

▸ Halten Sie Ihre Gasinstallationen in vorschriftsmäßigem Zustand.

▸ Belüften Sie Gasetagenheizungen, Gasöfen und andere Feuerungsanlagen entsprechend – möglichst nach draußen.

▸ Benutzen Sie geeignete Brennstoffe.

▸ Bei Benutzung eines Gasherdes sollte die Abluft durch einen Ventilator nach außen abgesaugt werden.

▸ Öffnen Sie die Rauchabzüge, wenn sie mit Holz oder Gas befeuerte Kamine benutzen.

▸ Wechseln Sie entsprechend den Vorgaben der Hersteller die Filter von Zentralheizungen, Kühlsystemen und Luftreinigern.

▸ Lassen Sie Ihre Heizung und Ihren Schornstein regelmäßig durch Fachleute kontrollieren. Reparieren Sie undichte Stellen im Heizsystem.

▸ Lassen Sie Ihren Wagen nicht in der Garage warmlaufen.

Luftzirkulation

Feuchtigkeit in der Luft des Innenraumbereichs kann zu ernsten Gesundheitsproblemen führen. Eine Untersuchung mit 600 schottischen Familien hatte ergeben, daß es bei Erwachsenen zu Übelkeit, Erbrechen, Atembeschwerden, Rückenschmerzen, Verstopfung und nervösen Symptomen kommen kann – Kinder in feuchten Wohnräumen leiden häufiger an Halsschmerzen, laufender Nase, Niesreiz und Fieber. Darüber hinaus haben Studien gezeigt, daß die Luft in feuchten Häusern extrem hohe Konzentrationen an verschiedenen Pilzsporen enthält. Prüfen Sie selbst, ob in Ihrem Haus oder Ihrer Wohnung folgende Verhältnisse vorliegen:

▸ Gibt es Zimmer, die feucht oder von Schimmelpilz befallen sind? Prüfen Sie, ob es schimmelig oder faulig riecht.

▸ Laufen die Fenster häufig an? Das kann ein Zeichen für ein schlecht belüftetes Haus sein.

▶ Sind Rußflecken oder schwarze Streifen an den Wänden oder im Umkreis der Feuerungsanlage bzw. der Gas-, Öl- oder Holzöfen? Das kann ein Zeichen dafür sein, daß ein Verbrennungsofen zuwenig Luft bekommt. Dadurch wird Luft aus dem Abzugskanal oder dem Kamin zurückgesaugt, und Verbrennungsnebenprodukte wie z. B. Ruß schlagen sich an den Wänden und in der Umgebung der Öfen nieder.

▶ Verändert sich die Farbe des Gas- oder Ölbrenners oder des Warmwasserboilers, wenn Sie alle Ventilatoren (Küche, Bad) in der Wohnung anschalten? Wenn die Flamme gelb wird, Rauch produziert oder nicht beständig brennt, sollten die Wohnräume besser belüftet werden.

▶ Sind die Heizkörperelemente in den Räumen frei zugänglich? Funktionieren die Heizkörper richtig? Ungenügende Luftzirkulation wird häufig durch defekte bzw. blockierte Heizkörper oder Heizungsschlitze verursacht.

▶ Gibt es Luftzufuhrschlitze für Außenluft? Jedes Haus – auch in kalten Klimazonen – sollte mit Öffnungen für eine Luftzufuhr von außen versehen sein.

Luftreiniger- und Luftfiltersysteme

Ein Luftreiniger wird im Werbeprospekt als der perfekte Problemlöser angepriesen. Schön, werden Sie sagen, genau was ich brauche – für 750 DM fast geschenkt. Die Sache hat nur den Haken, daß das gepriesene Gerät bei Keimen und Staubteilchen, die kleiner als 0,01 Millimeter groß sind, im Test diese Versprechungen nicht halten konnte.
Luftreiniger sollen Hausstaub, Keime und Pilzsporen aus der Innenraumluft entfernen. Aktuelle Testergebnisse zeigen je-

Wirkungsgrad der Luftreiniger

10 Prozent Wirkungsgrad
- **Fensterklimaanlagen, Heizsysteme**
- **Wirksam bei Baumwollpartikeln**
- **Teilweise wirksam bei Gräserpollen**
- **Unwirksam bei Rauch und Farbpartikeln**

20 Prozent Wirkungsgrad
- **Klimaanlagen, Heizsysteme**
- **Gut wirksam bei Gräserpollen**
- **Unwirksam bei Rauch und Farbpartikeln**

40 Prozent Wirkungsgrad
- **Klimaanlagen, Heizsysteme, Vorfiltersystem von Luftreinigern**
- **Gut wirksam bei feinem Luftstaub und Pollen**
- **Verringert Schmutz-, Farbpartikel**
- **Teilweise wirksam auf Rauchpartikel (kein Tabakrauch)**
- **Unwirksam bei Tabakrauchpartikeln**

60 Prozent Wirkungsgrad
- **Wirksam bei allen Pollen, bei Schmutz-, Farb-, Kohle- und Ölrauchpartikeln**
- **Teilweise wirksam bei Tabakrauchpartikeln**

80 Prozent Wirkungsgrad
- **In Krankenhäusern und luftkontrollierten Räumen benutzt**
- **Hochwirksam bei Schmutz-, Farb-, Kohle- und Ölrauchpartikeln**
- **Wirksam bei Tabakrauchpartikeln**

Mehr als 90 Prozent Wirkungsgrad
- **Hervorragender Schutz vor allen Rauchpartikeln**
- **Für Allergiker geeignet**

»Ihr neuer Luftreiniger versorgt Sie jetzt mit ultrasauberer Luft und schützt Sie vor Zigarettenrauch, Tierhaaren und -schuppen, Staubmilbenallergenen, Bakterien, Viren, Staub, Pollen, Schimmelsporen, Ruß und Rauch – mindestens 99,97 Prozent der in der Luft schwebenden Teilchen werden geschluckt!« (Aus einem Luftreinigerwerbetext, 1995)

doch, daß die meisten dieser »Staubsauger« Probleme mit kleinen Staubpartikeln haben. Immerhin kosten manche Geräte mehr als 1000 DM. Gerade der allerfeinste Dreck, der die Lungen erreicht, wird vielen Allergikern zum Verhängnis. Deshalb ist es besonders wichtig, daß der Wirkungsgrad der Luftreiniger auch bei Keimen und Staubteilchen einer Größe von 0,01 bis 0,002 Millimeter mindestens 99 Prozent beträgt.

Anforderungen an einen Luftreiniger

Bei den Luftreinigern gibt es große Unterschiede im Hinblick auf den Wirkungsgrad und andere Leistungsmerkmale.

Bevor Sie einen Luftreiniger oder ein Luftfiltersystem kaufen, sollten Sie genau überlegen, wo und mit welchem Ziel Sie das Gerät einsetzen wollen, und folgende Punkte beachten:

- **Luftmenge:** Wieviel Luft kann das Gerät reinigen? Einige tragbare Geräte besitzen eine sehr wirksame Teilchenfilterung, aber einen sehr niedrigen Luftdurch- fluß. Das kann dazu führen, daß Schmutzteilchen schneller abgelagert als entfernt werden. Ein einziges tragbares Luftreinigungsgerät kann darüber hinaus nicht die Luft im ganzen Haus sauberhalten.
- **Betriebsaufwand:** Welcher Betriebsaufwand ist nötig, damit das Gerät einwandfrei arbeiten kann? Wie verhält sich das Gerät, wenn es nicht regelmäßig gewartet wird? In welchem Umfang läßt die Reinigungswirkung nach? Werden gar im Filter wachsende Keime wieder in die Atemluft geblasen?
- **Wirkungsgrad:** Wie wirksam ist das Gerät? Wieviel Prozent der Schmutzteilchen und Keime werden im Reinigungssystem herausgefiltert? Sind Sie Allergiker? – Dann brauchen Sie mindestens einen Wirkungsgrad von 99 Prozent bei jeder Teilchengröße und bei Keimen.
- **Radon:** Mit Luftreinigungsgeräten kann Radon nicht wirksam entfernt werden.

Ist die Luft rein?

Wenn Sie wissen wollen, ob auch Ihre Innenraumluft mit Giftstoffen belastet ist, können Sie sich mit dem nebenstehenden Test einen ersten Überblick verschaffen.
Ein vollkommen gesundes Haus würde eine Punktzahl von 100 aufweisen. Schreiben Sie Ihrem Haus bzw. Ihrer Wohnung also zunächst 100 Punkte gut. Für jede Frage, die Sie mit Ja beantworten, müssen Sie fünf Punkte abziehen.

Auswertung des Tests

Wenn Sie mehr als sechs Fragen mit Ja beantworten müssen und 70 oder weniger Punkte erreichen, gehören Sie zu den Millionen Menschen, die in Wohnräumen mit deutlich verschmutzter Innenraumluft leben müssen.

Natürlich können Sie jedes Problem – nachdem es erkannt ist – einzeln angehen und für Abhilfe sorgen. Krankmachende Effekte durch Schadstoffe in der Raumluft treten häufig dann auf, wenn man in ein neues Haus oder eine neue Wohnung umzieht, wenn Sie renovieren, neu möblieren oder Pestizide einsetzen. Ein Verdacht auf krankmachende Luftschadstoffe ist immer dann angebracht, wenn außerhalb Ihrer Wohnung die Beschwerden völlig verschwinden – und wenn sie wieder auftreten, sobald Sie zu Hause sind. Wenn Sie Störungen der Gesundheit oder des Wohlbefindens bei sich selbst oder bei Ihren Familienmitgliedern und Mitbewohnern bemerken, beobachten Sie, in welcher Situation sie auftreten, wann sie sich verschlimmern, wann sie abklingen oder verschwinden. Versuchen Sie auf diese Weise mögliche Quellen der Luftverschmutzung ausfindig zu machen.

Test zur Luftqualität in Ihrer Wohnung

Gibt es in Ihrem Haus/Ihrer Wohnung unbelüftete Gasinstallationen?
Ja ❐ **Nein ❐**

Raucht einer Ihrer Mitbewohner?
Ja ❐ **Nein ❐**

Gibt es Haustiere mit Pelz (jedes Haustier 5 Punkte)?
Ja ❐ **Nein ❐**

Werden Insektenvernichtungsmittel und Pestizide in den Innenräumen verwendet?
Ja ❐ **Nein ❐**

Gibt es an- oder eingebaute Autogaragen (jede Garage 5 Punkte)?
Ja ❐ **Nein ❐**

Werden folgende Tätigkeiten in Innenräumen ausgeführt: Malerei, Schreiner- und Holzarbeiten, Goldschmiedekunst, Töpferei, Modellbau (jede Tätigkeit 5 Punkte)?
Ja ❐ **Nein ❐**

Werden in Ihren Wohnräumen Aerosolsprays, z. B. Haarspray oder Möbelpolitur, verwendet?
Ja ❐ **Nein ❐**

Leuchtet die Gasflamme von Herd oder Heizung gelb statt blau?
Ja ❐ **Nein ❐**

Sind Haus und Wohnräume mit Harnstoff-Formaldehyd oder Asbest enthaltenden Materialien isoliert?
Ja ❐ **Nein ❐**

Sind Heizungselemente korrodiert oder rostig?
Ja ❐ **Nein ❐**

Erscheint Ihnen die Innenraumluft oft abgestanden?
Ja ❐ **Nein ❐**

Leidet jemand in Ihrem Haushalt regelmäßig an folgenden Beschwerden: Augen-, Nasen-, Halsreizungen, Kopfschmerzen, ungewöhnliche Müdigkeit oder Lustlosigkeit, Kurzatmigkeit, Hautrötungen oder anderen Symptomenvon Gesundheitsstörungen unbekannter Ursache?
Ja ❐ **Nein ❐**

Schließen Sie keine Kompromisse auf Kosten der Gesundheit! Eine Wohnung, in der Sie leben, sollte in diesem Test nicht zu viele Punktabzüge bekommen.

Pestizide – Pest im Haus?

Das Wort »Pestizid« ist aus zwei Bestandteilen zusammengesetzt: »Pest« bedeutet »Seuche« und die Endung »-zid« geht übersetzt auf das Wort »töten« zurück. Pestizide sind also im weitesten Wortsinn Mittel zur Bekämpfung und Abtötung krankheitserzeugender Lebensformen.

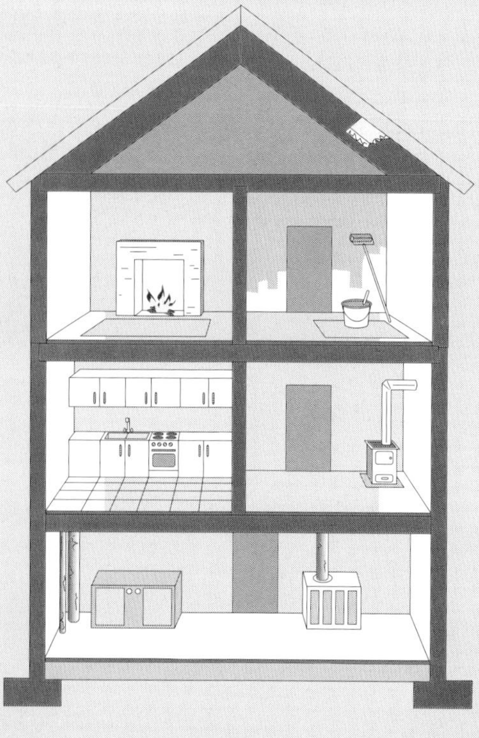

Pestizide – Gift für Mensch und Umwelt

Pestizide haben zur Unkraut- und Schädlingsbekämpfung eine weite Verbreitung. Solche Mittel gibt es für verschiedene Einsatzbereiche:

- **Fungizide** sind Pflanzenschutzmittel gegen Pilze oder Pilzkrankheiten, die in der Landwirtschaft, im Gartenbau und als Holzschutzmittel eingesetzt werden.
- **Herbizide** sind Unkrautvernichtungsmittel, die in der Landwirtschaft und im Gartenbau verwendet werden.
- **Insektizide** sind Pflanzenschutzmittel gegen schädliche Insekten in der Landwirtschaft und im Gartenbau. Sie werden auch als Holzschutzmittel und bei der Entseuchung durch den Kammerjäger in Wohn- und Lagerräumen benutzt.
- **Rodentizide** sind Gifte gegen schädliche Nagetiere wie Mäuse und Ratten in der Landwirtschaft und im Gartenbau sowie bei Entseuchungsmitteln des Kammerjägers in Wohn- und Lagerräumen.

Das bekannteste Pestizid ist wohl DDT, das seit 1974 in Deutschland verboten ist. Weitere im Haus- und Wohnbereich vorkommende moderne Pestizide sind PCP, Pyrethroide und Lindan. Wie die weltweiten Erfahrungen im Umgang mit solchen Giftstoffen innerhalb der letzten Jahrzehnte gezeigt haben, sind Pestizide fast überall nachweisbar und richten sich letztendlich nicht nur gegen biologische Schädlinge, sondern auch gegen den Menschen und seine Lebensumwelt. Die meisten Pestizide reichern sich in der Nahrungskette des Menschen an. Man schätzt, daß diese Giftanreicherung in der Nahrung noch weit bis in das nächste Jahrtausend hinein weitergehen wird. Wissenschaftler meinen sogar, daß beispielsweise 95 Prozent der Muttermilch aufgrund der festgestellten Pestizidbelastung nach heute geltendem Lebensmittelrecht nicht als Nahrungsmittel zugelassen werden würde!

Pestizide – ein weltweites Problem

Ein weiterer negativer Effekt der jahrzehntelangen Pestizidverwendung war die Resistenzbildung: Insekten wie Malaria-Stechmücken vermehrten sich trotz des Einsatzes massiver Giftmengen stark weiter. Obwohl in Deutschland die gefährlichsten Gifte mittlerweile verboten sind, kann man dennoch davon ausgehen, daß große Mengen von Pestiziden aus den letzten 50 Jahren noch in vielen Häusern stecken. Darüber hinaus werden viele Pestizide im benachbarten Ausland weiter produziert und verwendet. Pestizide können als globales Problem gelten, das die Gesundheit des Menschen schwer bedroht. Auch die vor zehn Jahren als natürlich und harmlos bezeichneten Pyrethroide, die einem pflanzlichen Insektengift nachgebaut sind, entpuppten sich als starkes Nerven- und Immungift für den Menschen.

Das Kontaktgift DDT vernichtet fast alle Insekten außer Bienen und galt daher als ideal zur Insektenbekämpfung. Doch man hatte nicht bedacht, daß es sich über die Nahrungskette im Menschen in gefährlichen Mengen anreichern kann.

Beschwerden bei Pestizidvergiftung

Fast alle Pestizide – hauptsächlich jedoch DDT, PCP, Pyrethroide, Permethrin und Lindan – sind starke Nerven- und Immungifte. Bei chronischer Vergiftung können verschiedene Symptome auftreten:

- **Allgemeinsymptome:** Allergien (Bronchitis, Schnupfen, Asthma, Ekzem), Blutungsneigung durch Gerinnungsstörungen (Anämie, Lymphknotenschäden), Gewichtsverlust, Chemikalienunverträglichkeit, Herzrhythmusstörungen, Immunschäden (Infektanfälligkeit), Kopf-

Auch bei Pestiziden führt die schleichende Langzeitbelastung zu einem hohen Gesundheitsrisiko.

schmerzen, Müdigkeit, Schlafstörungen, Schwitzen, Übelkeit, Erbrechen, Schwindel, Durchfall, Leberschäden

- **Hautbeschwerden:** Akne (Chlorakne), Hautallergien, Furunkelbildung, Haarausfall, Neigung zu Pilzerkrankungen
- **Beschwerden des zentralen Nervensystems:** Kopfschmerzen, Muskelschwäche, -krämpfe, -zucken, -zittern, Sehstörungen, Gefühlsstörungen (Kribbeln, Taubheit in den Gliedern, Kälte, Brennen)
- **Psychische Beschwerden:** Nervöse Unruhe und Lethargie, Konzentrationsstörungen, Reizbarkeit, aggressive Gemütsschwankungen, Sexualstörungen (sexuelle Unlust), Störung des Kurzzeitgedächtnisses

Eine junge Frau hatte vor sechs Monaten ihr drittes Kind bekommen und klagte seitdem besonders morgens über Schwerfälligkeit beim Gehen, Kraftlosigkeit in den Händen, Lähmungserscheinungen und Depressionen. Der Hausarzt hatte die Beschwerden zunächst als Parkinson-Erkrankung bewertet. Da aber keine neurologischen Ursachen der Symptome gefunden wurden, empfahl die Allergologin, die Wohnung auf Schadstoffe untersuchen zu lassen. Im Badezimmer fand sich eine Holzverschalung, die von der Familie selbst vor 15 Jahren mit einem farblosen Holzschutzmittel gestrichen worden war. Die Teppichböden waren aus reiner Kunstfaser, weshalb hier kein Verdacht auf Insektizide bestand. In der Holzverschalung wurde eine mehr als dreifach über die Norm erhöhte Konzentration von dioxinhaltigem PCP sowie eine zusätzliche Belastung durch das Mottenschutzmittel Permethrin festgestellt. Gerade im feuchten Badezimmer war die Schadstoffbelastung trotz meist kurzen Aufenthaltes besonders groß. Ein Jahr nach der Sanierung des Raumes waren die Lähmungen, nicht aber die Depressionen bei der Betroffenen verschwunden.

In Holzschutzmitteln steckende Gifte können zu einer schweren Bedrohung für Gesundheit und Wohlbefinden werden, wie dieser Fall zeigt. Extrem belastende Giftwirkungen entstehen im Innenraumbereich jedoch häufig durch das Zusammenwirken vieler verschiedener Giftstoffe und Wohnklimafaktoren – z.B. Holzschutzmittel plus Lösemittel plus Feuchtigkeit.

Erste Hilfe gegen Innenraumpestizide

Auch wenn die Analyse Pestizidwerte ergibt, die unter den gesundheitsschädlichen oder zugelassenen Grenzwerten liegen, kann es schon sinnvoll sein, Vorkehrungen für eine möglichst unbelastete Raumluft zu treffen. Sie können durch folgende Maßnahmen das Pestizidrisiko verringern.

- Erhöhen Sie die Luftzirkulation im Haus: Öffnen Sie, soweit es das Wetter erlaubt, regelmäßig die Fenster und Türen. Benutzen Sie Ventilatoren, um die Innenraumluft zu mischen.
- Reparieren Sie Brüche und Risse an den Hausfundamenten, im Keller, an Wänden und Böden, an Boden-Wand-Verbindungen, Rohröffnungen, Abflüssen und Senkgruben. Benutzen Sie Mörtel, Putz, Pech oder andere Materialien, um schadhafte Stellen abzudichten.
- Wäschetrockner und Feuerungsanlagen sollten von außen belüftet sein, um zu verhindern, daß pestizidhaltige Luft aus dem Hausinneren angesaugt wird.
- Prüfen Sie den Zustand der Kellerbelüftung. Dichten Sie Öffnungen ab.

Holzschutzmittel

Holz ist einer der beliebtesten Baustoffe und steht für Natürlichkeit, Behaglichkeit und Wohnkultur. Durch den übermäßigen Einsatz von chemischen Holzschutzmitteln in Innenräumen in der Vergangenheit kam es jedoch in vielen Fällen zu akuten und chronischen Gesundheitsstörungen bei den Bewohnern. Die meisten verwendeten Holzschutzmittel sind schwer flüchtig und können jahrzehntelang die Innenraumluft schwer belasten. In Deutschland sind mehr als 2000 verschiedene Holzschutzmittel erhältlich. Vielfach fehlen Angaben zu den Inhaltsstoffen, zum Gefährdungspotential und zu gesundheitlich bedenklichen Eigenschaften. Gesetzliche Zulassungsverfahren für solche Mittel gibt es nicht.

Eine verheiratete 43jährige Frau mit zwei Kindern, die sich meistens zu Hause aufhielt, litt seit 1988 häufig an Schwindel, Kopfschmerzen und immer wiederkehrenden Infektionen der Nasennebenhöhlen und der Blase. Auch die Schilddrüse funktionierte nicht mehr richtig. 1992 kamen Gelenk- und Gliederschmerzen hinzu. Ein Jahr später hatte sie den Appetit verloren und stark abgenommen. Was war passiert? Im Jahr 1986 war die Frau in ein neues Haus umgezogen. Sowohl in der vorherigen Wohnung als auch im Neubau waren großflächige Holzvertäfelungen mit Holzschutzmitteln behandelt worden. Die Luftprobenanalyse ergab, daß Wohn- und Schlafzimmer massiv mit den Pestiziden Dichlofluanid, Lindan und Pentachlorphenol (PCP) belastet waren. Im Sommer 1993 wurde die Holztäfelung mit Aluminium- und Kunststoffolie versiegelt sowie mit Rigipsplatten und Rauhfasertapeten abgedeckt. Schon sechs Wochen später waren alle Beschwerden der Frau deutlich gebessert. Auch die beiden Töchter erholten sich nach einigen Monaten von ihren offensichtlich durch Wohnraumgifte begünstigten Erkrankungen: Die eine Tochter hatte keine Migräneanfälle mehr, und bei der anderen Tochter besserte sich die neurodermitische Hautkrankheit.

Man weiß heute, daß nicht die Holzschutzmittel allein solche Beschwerden auslösen, sondern daß in der Regel eine kombinierte Giftwirkung vorliegt – meistens von Holzschutzmitteln und Lösemitteln. Holzschutzmittel sind ursprünglich nur für den Außenbereich von Gebäuden entwickelt worden. Seit den 70er Jahren wurden solche Substanzen

Ein Rat für alle Häuslebauer: Wer richtig baut und einrichtet, braucht für normal genutzte Wohnhäuser keine Holzschutzmittel!

Giftstoffe in Holzschutzmitteln

Gegen Insekten
- **Borverbindungen (anorganisch)**
- **Deltamethrin**
- **Endosulfan**
- **Ethylparathion**
- **Fluorverbindungen (anorganisch)**
- **Lindan**
- **Permethrin**
- **Phoxim**

Gegen Pilze
- **Borverbindungen (anorganisch)**
- **Carbendazim**
- **Chlorthalonil**
- **Dichlofluanid**
- **Ethylparathion**
- **Fluorverbindungen (anorganisch)**
- **Furmecyclox**
- **PCP (Pentachlorphenyl)**
- **Phenylquecksilberoleat**
- **Tebuconazol**
- **Tributylzinn**
- **Xyligen**

aber zunehmend und vielfach im Übermaß auch in Innenräumen eingesetzt – mit dramatischen Konsequenzen für alles Leben, für die Gesundheit und Umwelt, wie wir heute wissen.

Holzschutz – Gefahren für die Gesundheit

Wenn das Krankheitsbild sehr allgemein ist und z. B. auch von einem grippalen Infekt herrühren könnte, fällt der Verdacht nicht sofort auf das Holzschutzmittel.

Holzschutzmittelanstriche sollen Holzteile in Innenräumen vor Pilz- und Holzwurmbefall schützen. Holzschutzlasuren enthalten meistens das Schädlingsgift selbst und zusätzlich giftige Lösemittel. Viele Gesundheits- und Befindlichkeitsstörungen sind bislang beschrieben worden. Am häufigsten klagen Betroffene über Kopfschmerz, Mattigkeit, Übelkeit, Gleichgewichtsstörungen und Reizungen der Schleimhäute wie brennende Augen, Husten, Heiserkeit sowie Atemwegsentzündungen. Wenn die Kranken dann für einige Zeit solche belasteten Wohnräume meiden, verschwinden diese Symptome.
Bei schweren Vergiftungsfällen sind auch Krankheitszeichen wie Lähmungserscheinungen in Armen und Beinen sowie Leber- und Nierenstörungen beobachtet worden, die bleibende Schäden zurückließen.

Der Beweis ist schwer zu erbringen

Es konnte jedoch bisher nicht eindeutig geklärt werden, welche Giftstoffe diese Symptome hervorrufen. Wissenschaftliche Beweise für die massive Giftwirkung von Einzelstoffen fehlen noch. Die Lösemittel- und Benzinbestandteile im Zusammenspiel mit den in den Holz-

Gesundheitsstörungen bei Holzschutzmittelbelastung

- **Akne**
- **Antriebsverlust**
- **Asthma**
- **Atemwegserkrankungen**
- **Augenschmerzen**
- **Appetitverlust**
- **Blasenleiden**
- **Brechreiz**
- **Bronchitis**
- **Depression**
- **Durchfall**
- **Ekzem**
- **Erbrechen**
- **Erkältung**
- **Furunkel**
- **Gedächtnisstörung**
- **Gewichtsverlust**
- **Haarausfall**
- **Halsschmerzen**
- **Hautreizungen**
- **Hustenanfälle**
- **Konzentrationsschwäche**
- **Kopfschmerzen**
- **Krämpfe**
- **Kratzen im Hals**
- **Krebs der Atemwege**
- **Lymphknotenschwellung**
- **Müdigkeit**
- **Mundtrockenheit**
- **Nervosität**
- **Nierenerkrankungen**
- **Ohrenentzündungen**
- **Reizbarkeit**
- **Schlafstörungen**
- **Schleimhautreizungen**
- **Schwäche**
- **Schwindel**
- **Verhaltensstörungen**
- **Übelkeit**
- **Warzen an der Nase**

schutzmitteln enthaltenen Schädlingsvernichtungsmitteln werden zur Zeit als Hauptursache schwerer Gesundheitsstörungen betrachtet. Diese Lösemittelbelastung durch Holzschutzmittel war in früheren Untersuchungen zu wenig beachtet worden.

Im Jahr 1993 hob der Bundesgerichtshof ein Frankfurter Landgerichtsurteil auf. Seither müssen Firmen, die beispielsweise die Holzschutzmittel Xylamon und Xyladecor hergestellt haben, für Gesundheitsschäden bei der Anwendung solcher Mittel haften. Beide Mittel hatten die Gifte Pentachlorphenol (PCP) und Lindan enthalten. Entsprechend den Produkthaftungsrichtlinien können Geschädigte nun Schadenersatz verlangen – allerdings müssen Geschädigte in der Regel beweisen, daß ein unsicheres Produkt diese Schäden verursacht hat. Solche Ansprüche wird man wahrscheinlich nicht ohne Hilfe durch Verbraucherschutzorganisationen durchsetzen können. Die Interessengemeinschaft der Holzschutzmittelgeschädigten hat heute mehr als 1000 Mitglieder.

Pentachlorphenol (PCP)

Schon vor mehr als 20 Jahren wurde in Wohnungen, die mit Holzschutzmitteln behandelt worden waren, durch Messungen festgestellt, daß PCP aus dem behandelten Holz ausdünstete. Noch Jahre später war diese PCP-Imprägnierung in der Raumluft nachweisbar. Die gefundenen Konzentrationen von 2 bis 30 Mikrogramm PCP pro Kubikmeter Luft werden heute jedoch nicht als gesundheitsschädlich eingestuft. Bei Landwirtschaftsarbeitern der ehemaligen Sowjetunion, die mit PCP-Spritzlösungen am Boden oder von Hubschraubern aus umgegangen waren, wurden 100- bis 1000fach höhere PCP- Konzentrationen nachgewiesen, als jemals in Innenräumen gemessen worden sind. Erst ab 1000 Mikrogramm PCP kommt es zu Schleimhautreizungen. Eine zweijährige Studie mit Landarbeitern, die PCP versprüht hatten, zeigte, daß Außenluftkonzentrationen unter 300 Mikrogramm offensichtlich nicht zu Gesundheitsstörungen führen.

Gefährliches Zusammentreffen mit PCP

Das in Holzschutzmitteln verwendete PCP ist jedoch nicht chemisch rein, sondern mit anderen Schadstoffen wie Dioxinen und Furanen belastet. Zusammen mit den Lösemitteln ist ein solches Holzschutzmittel ein wahrer Giftcocktail. Wenn PCP-haltige Holzschutzmittel verdampfen, verteilt sich PCP im ganzen Wohnbereich. PCP ist dann in der Atemluft, im Hausstaub und auf allen Gegenständen im Raum abgelagert.

Ein Verbot von PCP in der Bundesrepublik Deutschland wurde nicht durchgesetzt, weil in der EU Uneinigkeit über die Gefährlichkeit herrscht.

Heute hält man die innere Belastung mit PCP für ein besseres Maß zur Abschätzung von Gesundheitsgefahren. Die Grenzwerte für die als nicht schädlich geltenden PCP-Konzentrationen liegen bei 1000 Mikrogramm PCP im Blut oder 300 Mikrogramm im Urin. Eine umfangreiche Untersuchung des Bundesgesundheitsamtes im Jahr 1979 an über 1000 Personen der alten Bundesländer, die in PCP-belasteten Wohnungen lebten, stellte fest, daß durchschnittlich 40 Liter Holzschutzmittel auf 130 Quadratmeter Holzfläche während neun Jahren verbraucht wurden. Es zeigte sich, daß gesundheitsschädigende Wirkungen von Holzschutzmitteln nicht allein auf eine Vergiftung mit PCP zurückgeführt werden konnten. Die Meßwerte der inneren PCP-Belastung bei diesen Personen lagen sowohl im Blut als auch im Urin deutlich unter den als gesundheitsschädlich eingestuften Grenzwerten. Auch die Giftwirkung von PCP auf die Haut wird heute nicht mehr als überdurchschnittlich gefährlich eingeschätzt.

Lindan

Lindan ist ein Insektenvernichtungsmittel, das zur Gruppe der chlorierten Kohlenwasserstoffe gehört, in der Umwelt nur langsam abgebaut wird und bis zum Jahr 1986 Bestandteil handelsüblicher Holzschutzmittel war. In der Medizin wird Lindan zur Behandlung der Krätze, die durch Milben verursacht wird, äußerlich auf der Haut benutzt. Auch in Holzschutzmitteln war Lindan in der Vergangenheit in großen Mengen enthalten. In Innenräumen kann Lindan im Hausstaub, an den Wänden, Gardinen, Büchern und anderen Gegenständen abgelagert werden. Auch Nahrungsmittel können belastet sein. Dieses Biogift gelangt deshalb über belastete Nahrungsmittel, die Atemluft und den Hausstaub in den menschlichen Körper. Lindan wird im Körper vor allem in fettreiche Körperregionen transportiert. Aus der Arbeitsmedizin sind folgende Beschwerden durch Lindan bekannt:

- Krämpfe
- Nervenstörungen
- Chronische Magenentzündungen
- Gestörte Nierenfunktion.

Darüber hinaus führt eine chronische Lindanbelastung – auch in niedrigen Konzentrationen – zu Schäden an folgenden Organsystemen:

- Nervensystem und Gehirn
- Knochenmark und Blutbildung
- Immunsystem
- Leber.

Die Weltgesundheitsorganisation gibt als höchstzulässigen Wert eine tägliche Lindanaufnahme von 600 Mikrogramm pro Person an. Man kann heute davon ausgehen, daß in der Innenraumluft dieser Grenzwert weit unterschritten wird und keine gesundheitlich bedenklichen Lindankonzentrationen vorliegen.

Wenn eine Wohnung saniert werden muß, weil das Pestizid Lindan den Wohnbereich unzumutbar belastet, können die Sanierungskosten von der Steuer abgesetzt werden – Voraussetzung ist jedoch, daß bereits Gesundheitsschäden eingetreten sind oder zumindest zu befürchten sind. Mit einer ärztlichen Bescheinigung kann dieser Anspruch begründet werden.

Dichlofluanid

Dichlofluanid ist eine komplexe halogenierte chemische Verbindung, die sehr häufig in lösemittelhaltigen Produkten vorkommt. Dieser Giftstoff besitzt pilztötende Eigenschaften, ist als Pulver weiß bis gelblich und besitzt einen typischen dumpfen Eigengeruch.

Endosulfan

Endosulfan wurde 1956 eingeführt und ist ein breit wirksames Insekten- und Wurmvernichtungsmittel. Vergiftungszeichen treten beim Menschen mit Kopfschmerzen, Benommenheit, Desorientiertheit und Krämpfen in Erscheinung.

Andere Holzschutzmittelgifte

Außer PCP und Lindan existieren noch zahlreiche andere Giftstoffe, die zum Schutz des Holzes vor Schädlingsbefall verwendet werden. Vor allem bei vormals als »natürlich« geltenden Pyrethroiden wie dem Permethrin hat sich nun herausgestellt, daß diese Substanzen durchaus ernstzunehmende Gesundheitsstörungen verursachen können. Weitere Pestizide sind Chlorthalonil, Tebuconazol, halogenierte Karbamate und Oxime.

Wie giftig sind Holzschutzmittel wirklich?

Wissenschaftliche Untersuchungen und Messungen haben gezeigt, daß die Ausdünstung von PCP, Lindan und anderen Giftstoffen aus Holzschutzmitteln nicht als alleinige Ursache für Gesundheits- und Befindlichkeitsstörungen angenommen werden dürfen. Die in Wohnräumen bisher gemessenen Konzentrationen waren in der Regel zu gering, um eine ernstzunehmende Gesundheitsgefahr darzustellen.

▶ Trotzdem bleiben alle diese Substanzen immer noch wirksame Gifte.

▶ Trotzdem werden immer noch in Extremfällen gesundheitsschädliche und bedrohliche Holzschutzmittelwirkungen beobachtet.

▶ Trotzdem ist das Holzschutzmittelproblem noch viel zuwenig untersucht.

▶ Viele Fragen zu den Ursachen und Wirkungen von Holzschutzmittelgiften sind noch ungeklärt.

Holzschutzmittel und Hausbau

▶ Wenn Sie holzschutzmittelbelastete Wohnbereiche im Innenraum sanieren wollen, entfernen Sie möglichst vollständig das Material, von dem die schädigende Wirkung ausgeht!

▶ Sollte eine vollständige Entfernung von belastetem Material nicht möglich sein, dann verkleiden Sie die betreffenden Flächen mit Folie, oder überstreichen Sie sie, um die Oberflächen abzudichten!

▶ Geben Sie immer einem konstruktiven Holzschutz (z. B. baulichen Vorkehrungen zum Schutz vor Nässe) den Vorzug! Verzichten Sie auf chemische Holzschutzmittel!

▶ Müssen nach baurechtlichen Vorschriften dachtragende Hölzer mit einem Schutz vor Insekten und Schimmelpilzen versehen sein, wählen Sie ein zugelassenes Holzschutzmittel aus Salzen der Borsäure! Solche Mittel dürfen auch in Räumen, wo Nahrungs- und Futtermittel aufbewahrt werden, benutzt werden.

▶ Sind konstruktionstragende Hölzer massiv von Insekten befallen, geben Sie möglichst physikalischen Bekämpfungsmethoden wie dem Heißluftverfahren den Vorzug! Verzichten Sie auf die chemische Keule!

Alternativen zum chemischen Holzschutz

- **Konstruktiver Holzschutz**
- **Borsalzprodukte**
- **Heißluftverfahren**

Lindan gegen Asylbewerber? – PCP und Lindan im Forsthaus!

Wie man es nicht machen sollte, demonstrierte ein Fall aus Bayern. Er zeigt auch, daß bei der Wahl von professionellen Schädlingsbekämpfern ein gewisses Mißtrauen sinnvoll ist. Unter der politischen Verantwortung der Staatsregierung ordnete die Bezirksregierung von Oberbayern 1994 an, in Asylbewerberheimen ein lindanhaltiges Pestizid einzusetzen. Eine »Fachfirma« hatte daraufhin dieses hochgiftige Pestizid über offenen Lebensmitteln und schlafenden Heimbewohnern versprüht! Da hohe Konzentrationen des Nervengiftes entstanden, sollten die Asylbewerber einen Zettel folgenden Inhaltes unterschreiben: »Ich weiß, daß dieses Heim verseucht ist. Ich möchte trotzdem hier wohnen. Unterschrift.« Der flächendeckende Einsatz von Lindan in Asylheimen war zu einem Zeitpunkt angeordnet worden, als dieselbe Staatsregierung verkündete, endlich Betroffenen schnellstmöglich helfen zu wollen, die durch mit PCP und Lindan vergiftete Forsthäuser Gesundheitsschäden erlitten hatten. Nach einer Meldung der Süddeutschen Zeitung vom 12. 10. 1995

Der beste Schutz vor möglichen schädlichen Wirkungen von Holzschutzmitteln ist der völlige Verzicht auf Holzschutzmittel im Innenraumbereich. Wer richtig baut und einrichtet, braucht keine Holzschutzmittel in der Wohnung oder in Häusern.

Schädlingsbekämpfung in Haus und Garten

Wenn Schädlinge nicht angelockt werden oder nicht eindringen können, braucht man sie gar nicht erst zu bekämpfen.

Schädlingsgifte für den Hausgebrauch unterliegen keiner gesetzlichen Kontrolle oder Prüfung. Jedermann kann die giftigsten Insektenvertilgungs- und Pflanzenschutzmittel in unbeschränkter Menge kaufen. Produktprüfungen haben gezeigt, daß häufig auch die Herstellerangaben zu den Inhaltsstoffen fehler- oder lückenhaft sind. Darüber hinaus können auch Angaben zu möglichen Vergiftungswirkungen fehlen. Ebenso ist ein Haltbarkeitsdatum eher die Ausnahme. Wie bei Holzschutzmitteln sollte man wann immer möglich auf die chemische Insektenkeule verzichten – vor allem in Innenräumen. Es gibt viele wirksame Alternativen zur chemischen Schädlingsbekämpfung in Haus und Garten.

Vorbeugen statt Sprühen

Der erste und wichtigste Schritt zur erfolgreichen Schädlingsbekämpfung ist der Versuch, das Eindringen von Schädlingen zu verhindern. Professionelle Schädlingsbekämpfer raten zu folgenden Maßnahmen:

- Mülltonnen sollten an trockenen, frei zugänglichen Orten stehen.
- Untersuchen Sie Zimmerpflanzen auf möglichen Schädlingsbefall, bevor Sie sie in das Haus bringen.
- Halten Sie Küchenregale sauber. Verstauen Sie Zucker, Mehl, Reis und andere Nahrungsmittel in luftdichten Behältern – oder legen Sie die Lebensmittel in den Kühlschrank.
- Dichten Sie alle Öffnungen an Türrahmen, Fenstern und Rohrdurchbrüchen ab, damit Insekten nicht eindringen können. Jedes Loch und jeder Riß, den Sie abdichten, ist ein Platz weniger, wo sich Schädlinge einnisten könnten. Käfer z.B. brauchen sehr wenig Platz, um sich zu vermehren.
- Stahlwolle an Rohröffnungen bzw. Rohrdurchbrüchen hält Mäuse ab.
- Holzelemente und Holzbauteile des Hauses sollten keinen direkten Kontakt zum Erdboden haben. Behandeln Sie Holzpfosten und Holzzäune mit Holzschutzmitteln, um mögliche Schädlinge abzuhalten.
- Stapeln Sie Feuer- und Bruchholz oder andere Zellulosequellen vom Haus entfernt.
- Sorgen Sie dafür, daß der Boden um und unter dem Haus gut entwässert ist und die Kellerräume ausreichend belüftet sind.
- Machen Sie einmal jährlich eine Hausinspektion: Nehmen Sie Proben von Holzbauteilen, die nahe den Hausfundamenten sind. Weiche Stellen, Löcher oder fehlende Holzstücke können Zeichen eines Schädlingsbefalls sein. Regelmäßige Untersuchungen stellen sicher, daß Sie einen möglichen Befall schon im Frühstadium entdecken.

Ungiftige Schädlingskontrolle

Mit einigen unschädlichen und fast ungiftigen Kontrollmaßnahmen oder Abwehrmethoden kann in den meisten Fällen von Schädlingsbefall Abhilfe geschaffen werden.

- **Ein sauberes Haus** bedeutet keine freie Mahlzeit für Käfer. Lassen Sie schmutzigen Abwasch oder Nahrungsmittel nicht über Nacht offen liegen. Reinigen Sie wenigstens alle paar Jahre einmal den Raum unter dem Kühlschrank oder unter den Küchenschränken.

▸ **Feuchtigkeit** ist das Lebenselement vieler Insekten. Reparieren Sie undichte Stellen im Wasserleitungssystem. Halten Sie den Spülbeckenbereich trocken.

▸ **Risse und Spalten** sind bevorzugte Verstecke. Insekten sind klein und bewohnen demnach auch kleine Räume. Versiegeln Sie Risse und Spalten in Küche und Bad, an Türen und Fenstern.

▸ **Abschirmung** macht oft die Bekämpfung überflüssig: Fliegengitter vor Fenstern und Öffnungen am Haus sind eine wirksame Maßnahme gegen Stechmücken und andere Fluginsekten.

▸ **Fallen** gibt es in vielerlei Arten (Licht, Geruch, Köder) für Kakerlaken, Mäuse, Ratten und Fliegen.

▸ **Insektentötende Seifen** wirken in Innenräumen gegen Flöhe, aber auch gegen manche Insekten außerhalb am Haus und im Garten.

▸ **Wachstumsregulatoren** sind für den Menschen und Haustiere meistens ungiftige chemische Stoffe. Wachstumsregulatoren verhindern die Vermehrung von Insekten.

▸ **Pheromone** sind Hormone, die durch ihren Geruch Insekten anlocken. Pheromone werden für Insektenfallen benutzt.

▸ **Abwehrstoffe (Repellents)** zum Einreiben werden beispielsweise gegen Stechmücken benutzt. Es gibt auch natürliche Abwehrstoffe, z. B. Zitronella oder Eukalyptus.

▸ **Biologische Kontrolle** ist eine sanfte Möglichkeit, Schädlinge in Schach zu halten, ohne das Gleichgewicht der Natur durcheinanderzubringen. Erwünschte biologische Organismen kontrollieren andere »unerwünschte« biologische Organismen – z. B. kontrollieren Katzen die Zahl der Mäuse.

▸ **Hausmittel,** die sich bei Ihnen bewährt haben, können Sie getrost anwenden, sofern sie nicht für Mensch und Tier giftig sind.

Ein Herz für Tiere – Tips zur Schädlingskontrolle

Viele Tiere, die sich in unsere Häuser verirren, bezeichnen wir vorschnell als Schädlinge und greifen dann vielleicht unüberlegt und panikartig zur chemischen Keule. Doch sind die meisten unerwünschten Mitbewohner durchaus nützliche Lebewesen und in ökologisch sinnvolle Lebenskreise eingebunden: Spinnen fangen Stechfliegen und Fluginsekten, Ameisen sind die Müllpolizei, Käfer räumen mit Blattläusen auf. Darüber hinaus sollten wir nicht vergessen, daß wir es sind, die häufig optimale Lebensbedingungen für unerwünschte Mitbewohner schaffen oder zulassen. Gegen chemische Pestizide spricht zusätzlich, daß sie ja auch für uns, unsere Kinder und Haustiere hochgiftig sind. Wollen Sie tatsächlich Ihre eigene Wohnumgebung auf diese Weise vergiften? Es gibt wirkungsvolle und unschädliche Methoden, die ungebetenen Gäste loszuwerden.

Insektenplagen sind oft ein Zeichen, daß das natürliche Gleichgewicht gestört ist. Dann ist die Unterstützung der natürlichen Kreisläufe die nachhaltigste und ungefährlichste Kontrollmaßnahme.

Ameisen

Suchen Sie nach ihren Nestern – folgen Sie dem Ameisenpfad, und Sie werden sie finden! Halten Sie Ihr Haus sauber! Offene Lebensmittel und Krümel am Fußboden sind die Einladung zum Essen für Ameisen. Verschließen Sie Durchgangswege für Ameisen – Risse und Spalten. Weitere Möglichkeiten sind Ameisenfallen, Pyrethroidinsektizide und Klebebarrieren. Ein Hausmittel: Gießen Sie einen Eßlöffel Waschpulver oder Spülmittel in eine Pumpsprühflasche, die Sie dann mit Wasser auffüllen. Schütteln Sie das Gemisch. Dieses Mittel tötet Ameisen wirksam.

Flöhe

Staubfreiheit schützt am besten vor Flöhen. Besorgen Sie sich einen Flohkamm oder eine ungiftige Antiflohtunke auf Zitronenbasis für Ihren vierbeinigen Liebling. Manche Haustiere mögen es, wenn man sie mit dem Staubsauger absaugt! Sorgen Sie dafür, daß Ihr Haustier Flöhe nicht überall im Haus verbreiten kann – lassen Sie beispielsweise Ihr Tier nicht in Ihr Bett. Geben Sie Ihrem Tier ein eigenes Handtuch oder etwas ähnliches als Unterlage, auf der es immer schlafen kann. Es gibt auch ungiftige Alternativen: insektentötende Seife, Zitrusprodukte, spezielle Mineralerde, Teebaumöl. Mähen Sie Ihren Rasen kurz und halten Sie ihn trocken – das verringert die Besiedlung durch Flöhe.

Fruchtfliegen

Fruchtfliegen sind klein und völlig harmlos – sie können aber sehr lästig sein. Suchen Sie nach der Nahrungsquelle, die die Fliegen anzieht. Entfernen Sie reifes Obst. Blasen Sie die Fliegen mit einem Ventilator weg oder warten Sie, bis der Sommer vorüber ist. Eine wirksame Fruchtfliegenfalle: Füllen Sie eine Flasche zur Hälfte mit Essig und Wasser und einem Spritzer Spülmittel, und lassen Sie diese Falle offen stehen.

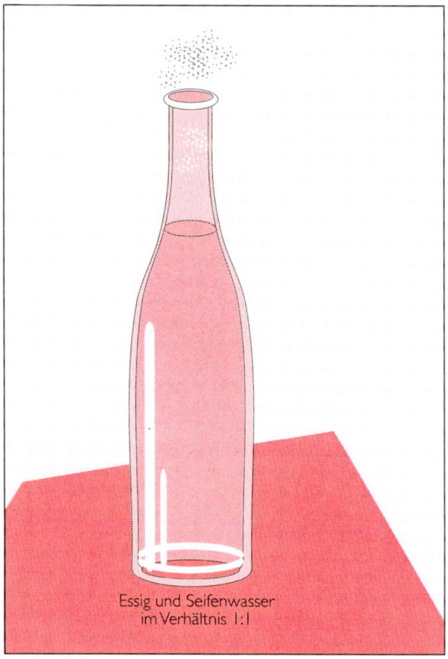

Eine verblüffend einfache und ungiftige Falle für Fruchtfliegen: Eine Flasche, die je zur Hälfte mit Essig und Wasser sowie mit einem Spritzer Spülmittel gefüllt ist.

Hausfliegen und Stechmücken

Halten Sie Ihr Haus sauber. Benutzen Sie Ihren Staubsauger zum Fliegenwegsaugen! Fliegengitter sind sehr nützlich. Finger weg von giftigen Fliegensprays oder Kleberollen – Sie vergiften sich damit selbst! Benutzen Sie keine chemische Keule gegen Stechmücken – sie sind häufig widerstandsfähiger gegen das Gift als Sie! Wirksamer ist es, bei offenem Fenster kein Licht brennen zu lassen. Fliegenfallen und die gute alte Fliegenklatsche sind besser. Bedecken Sie Ihren Körper mit Kleidung – auch wenn es sehr warm ist. Unter einem Moskitonetz können Sie ruhiger schlafen. Auch chemische Repellents auf der Haut sind meist nicht zu empfehlen. Bieten Sie den Blutsaugern möglichst keine Angriffsfläche auf Ihrer Haut!

Käfer

Folgendes Hausmittel ist gegen Käfer wirksam: Backpulver, 1/2 Tasse Mehl, 1/8 Tasse Zucker, 1/2 gehackte kleine Zwiebel, 1/4 Backfett oder Schmalz. Mischen Sie das Fett oder Schmalz mit Zucker. Mischen Sie Backpulver, Mehl und Zwiebeln und fügen Sie es der Fett-Zucker-Mischung hinzu. Verquirlen Sie alles. Fügen Sie nun ausreichend Wasser hinzu, bis ein weicher Brei entstanden ist. Formen Sie dann kleine Bälle. Legen Sie diese kleinen Bälle in offenen Plastiktüten an insektengefährdete Stellen im Haus. Das Backpulver führt im Magen von Käfern zur Gasbildung – da Insekten nicht rülpsen können, sterben sie. Vorsicht: Für Kinder und Haustiere kann dieses Mittel giftig sein, wenn es in größeren Mengen aufgenommen wird!

Kakerlaken

Schmutz, Abfälle sowie kleine Risse und Spalten in Gebäuden sind die Welt der Kakerlaken. Sorgen Sie für Abhilfe bei solchen Problemen! Nützlich sind auch Klebefallen – mindestens vier pro Bereich, möglichst an den Wänden – Vorsicht, wenn Kinder und Haustiere in der Wohnung leben! Weitere Möglichkeiten der Kontrolle bieten Borsäurestaub, Kakerlakenwachstumsregulatoren und Kakerlakenköderstationen. Fragen Sie Ihren Nachbarn – er kämpft vielleicht mit dem gleichen Problem! Teamgeist gegen die Plage ist bestimmt nützlich.

Kleidermotten

Sauberkeit bei Kleidung ist das beste Abwehrmittel. Bewahren Sie nur gereinigte Kleidung in Kisten und Schränken auf. Suchen Sie nach verdächtigen Stellen in der Kleidung (z. B. Taschen). Werfen Sie befallene Kleidung weg. Benutzen Sie häufig den Staubsauger. Lassen Sie keine schmutzige Kleidung länger offen auf Haufen herumliegen. Bringen Sie Fliegengitter an den Fenstern an. Man sagt, daß Kampfer Motten abhält. Wenn Sie unbedingt Pestizide benutzen wollen, bevorzugen Sie Mittel mit Pyrethroiden. Beständigkeit führt zum Erfolg!

Kopfläuse

Hände weg vom Kopf! Teilen Sie Kleidung und Hygieneartikel nicht mit anderen! Wenn Ihre Kinder mit Läuseverdacht aus der Schule oder dem Kindergarten kommen, suchen Sie mit einem Kamm unter guter Beleuchtung nach Nissen. Keine Panik! Benutzen Sie einen Läusekamm und Kokosnußshampoo. Sprühen Sie niemals mit Insektiziden im Haus herum, das ist völlig sinnlos! Wenn Sie sich die Zeit nehmen, Läuse auszukämmen, brauchen Sie keine giftigen Insektizidshampoos!

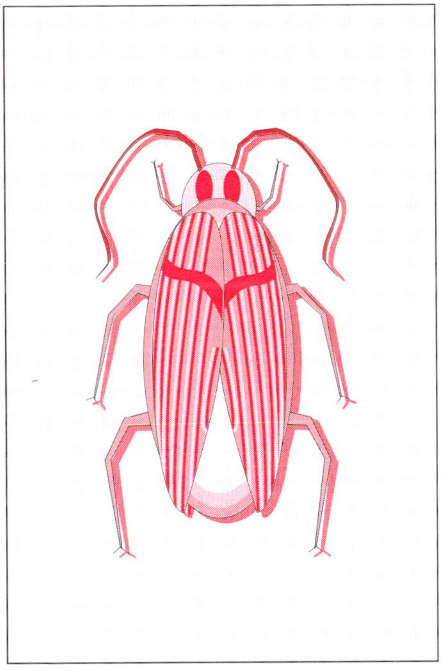

Ein ungeliebter Hausgast: die Kakerlake

Mäuse und Ratten

Am wirksamsten ist die Kombination von Fallen und dem Verschluß von Zugängen für die Nager zum Haus. Schnappfallen sind das Mittel der ersten Wahl. Berühren Sie niemals eine tote Maus! Rattenjagd erfordert mehr Geduld, Intelligenz und Ausdauer. Suchen Sie nach versteckten Zugangsmöglichkeiten zum Haus und verschließen Sie diese – besonders wenn der Herbst kommt. Giftige Köder sind nicht zu empfehlen – bedenken Sie, daß die Tiere an unzugänglichen Stellen verenden können oder daß Haustiere und Kinder durch Ratten- und Mäusegift gefährdet sind. Eine Katze ist auch manchmal nützlich. Ein Hausmittel: Mäuse hassen Pfefferminze. Kochen Sie einen starken Pfefferminztee, lassen Sie ihn abkühlen, und seihen Sie ihn ab. Gießen Sie den Tee in eine Sprühflasche. Besprühen Sie gefährdete Hausbereiche regelmäßig mit dem Pfefferminztee.

Verstauen Sie Nahrungsmittel in der Küche am besten immer in verschließbaren Dosen oder Schraubgläsern. Das schützt vor Schädlingsbefall.

Mehlmotten

Suchen Sie nach befallenen Nahrungsmitteln, und werfen Sie diese weg. Lassen Sie Mehl, Semmelbrösel und andere Nahrungsmittel in Schränken nicht offen herumliegen. Mit Pheromonfallen können Mehlmotten entfernt werden.

Silberfischchen

Diese Tiere sind fast überall und sind völlig harmlos. Borsäure oder Silikatgelstaub an verdächtigen Stellen hält Silberfischchen ab. Bekämpfen Sie die Feuchtigkeit im Haus! Vergessen Sie den Gedanken einer radikalen Ausrottung!

Spinnen

Vergessen Sie Ihre Ängste und Vorbehalte gegen diese Tiere! Spinnen sind fast nie giftig – sie sind häufig mindestens so nützlich wie ein Fliegengitter. Die besten Mittel gegen zu viele Spinnen sind ein Staubsauger oder ein Eimer Wasser und ein feuchter Lappen. Wenn Sie Angst vor Spinnen haben, ziehen Sie sich Handschuhe an, bevor Sie ans Werk gehen.

Wespen

Wespen bewohnen Boden- oder Luftnester. Wenn Sie ein Wespennest entfernen wollen, ist Ganzkörperschutzkleidung zu empfehlen und ein Angriff bei Nacht. Rote Zellophanfolie über der Taschenlampe verhindert, daß die Wespen Verdacht schöpfen. Zur Wespenbekämpfung empfehlen sich Kältesprays – gehen Sie sparsam damit um, da solche Sprays ozonschädliche Kohlenwasserstoffe enthalten. Eine Zusatzbehandlung mit Pyrethroiden verbessert das Ergebnis. Sie können auch professionelle Wespenjäger mit der Nestentfernung beauftragen. Vergessen Sie nicht, daß Wespen und Bienen in ihren Nestern sterben, sobald der erste Frost kommt. Geduld kann auch sehr wirksam sein!

Wenn Sie unbedingt chemische Pestizide einsetzen wollen

Wenn Sie unbedingt chemische Pestizide verwenden müssen, sollten Sie das Mittel mit der am wenigsten problematischen Giftwirkung wählen, das Sie bekommen können. Wählen Sie die Form des Mittels so, wie es dem Zweck und der Art der zu bekämpfenden Schädlinge entspricht. Schädlingsbekämpfungsmittel werden in folgenden Formen angeboten:

- **Lösungen** enthalten den aktiven Giftanteil sowie ein oder mehrere Zusatzstoffe, die mit Wasser verdünnt sind.
- **Aerosole** enthalten ein oder mehrere aktive Insektizide sowie ein Lösemittel.
- **Pulver** enthalten aktive Insektizide sowie feinste trockene, inerte Trägerstoffe (Talk, Lehm, Vulkanasche).
- **Granulate** sind ähnlich wie Pulver, aber mit größeren und schwereren Trägerpartikeln, die am Boden, in Rissen und Bruchstellen haftenbleiben.
- **Köder** enthalten aktive Insektizide und Nahrungsmittel oder andere Lockstoffe für bestimmte Schädlinge gemischt. Vorsicht: Nicht zu empfehlen, wenn Sie Kinder oder Haustiere haben!
- **Feuchtpuder** werden meist mit Wasser zur Sprayanwendung gemischt.

Vorbereitung des Pestizideinsatzes

- Nehmen Sie nur soviel, wie Sie wirklich für eine Anwendung brauchen. Seien Sie vorsichtig, damit Sie nicht unabsichtlich sprühen oder auf andere Weise mit dem Insektizid in Berührung kommen. Lesen Sie die Anwendungsvorschriften sorgfältig durch – am besten mehrmals, und zwar bevor Sie mit der Schädlingsbekämpfung beginnen und bevor Sie die Mittel irgendwo aufbewahren oder wegwerfen wollen.

▶ Bevor Sie ein Pestizid einsetzen, sollten Sie auch Bescheid wissen, was zu tun ist, falls es zu unabsichtlichen Vergiftungen kommt. Informieren Sie sich darüber, was Sie bei Unfällen tun können.

▶ Befolgen Sie gewissenhaft die Anwendungsvorschriften. Schätzen Sie nicht über den Daumen, welche Pestizidmenge Sie einsetzen. »Mehr« bedeutet bei Pestiziden nicht, daß mehr Käfer sterben, sondern daß sich nur das Umweltrisiko erhöht.

Tips für den Umgang mit Pestiziden

▶ Tragen Sie immer Schutzkleidung: lange Ärmel, Plastik- oder Gummihandschuhe, feste Schuhe, einen Hut, eine Schutzbrille und Atemschutz.

▶ Mischen oder verdünnen Sie Pestizide außerhalb des Hauses oder in gut belüfteten Bereichen.

▶ Halten Sie Kinder und Haustiere von Bereichen fern, wo Sie Pestizide mischen oder anwenden. Räumen Sie Spielzeug weg. Bringen Sie Vögel oder andere Haustiere in Sicherheit. Bedecken Sie das Aquarium.

▶ Wenn etwas daneben geht, reinigen Sie diesen Bereich sofort. Sie sollten es nicht einfach mit Wasser abwaschen, sondern statt dessen Sägemehl streuen und das Ganze in einem Plastiksack verstauen. Solche Abfälle gehören zum Sondermüll.

▶ Entfernen Sie Nahrungsmittel, Teller, Töpfe, Pfannen und andere Küchengeräte, bevor Sie Pestizide einsetzen. Bedecken Sie Küchenablagen und Regalbretter, damit kein Gift auf die Oberflächen kommt. Säubern Sie alles nach Anwendung des Mittels.

▶ Wenn Sie Pestizide außerhalb des Hauses einsetzen, sollten Sie vorher Türen und Fenster schließen. Decken Sie Fischteiche und Vogelbäder vorher ab. Vermeiden Sie den Pestizideinsatz in der Nähe von Quellen.

▶ Im Innenraum sollte für eine ausreichende Luftzirkulation gesorgt sein. Betreten Sie insektizidbehandelte Bereiche so lange nicht, wie es im Beipackzettel mindestens vorgeschrieben ist.

▶ Legen Sie niemals Nagetier- und Insektenköder in Hausbereichen aus, die von Kindern oder Haustieren erreicht werden können.

▶ Vermeiden Sie Überanwendungen. Reste von zuviel Pestiziden und Pestizidrückstände können das Grundwasser vergiften.

▶ Vermeiden Sie Pestizide bei blühenden Pflanzen – vor allem, wenn diese von Bienen und anderen Pollensammlern besucht werden. Schonen Sie Vogelnester.

▶ Führen Sie die Schädlingsbekämpfung im Freien niemals bei windigem Wetter durch.

▶ Rauchen Sie nicht, wenn Sie die Schädlingsbekämpfung durchführen – Giftpartikel können sonst leicht von der Hand in den Mund geraten. Einige Pestizide sind leicht entflammbar.

Nach dem Pestizideinsatz

▶ Vermeiden Sie es, mit Gesicht oder freien Hautstellen Kontakt mit Handschuhen oder Kleidungsstücken zu bekommen, die in Berührung mit dem Gift kamen.

▶ Füllen Sie niemals Pestizide in andere Gefäße um (beispielsweise in Mineralwasserflaschen!). Lagern Sie Pestizide ihrem Inhalt gemäß gut sichtbar. Verschließen Sie die Gefäße mit den Kindersicherungen.

▶ Reinigen Sie alles, was mit dem Pestizid in Berührung gekommen ist, wenn die Schädlingsbekämpfung beendet ist.

▶ Waschen Sie die Kleidung, die Sie getragen haben, außerhalb des Hauses vor. Auch Schuhe und Stiefel sollten im Freien gesäubert werden, damit kein Gift ins Haus gelangt. Waschen Sie dann die

Giftstoffe gegen Insekten und Pflanzenschutzgifte sind auch für Mensch und Tier gefährlich. Die sichere Lagerung, Aufbewahrung und Entsorgung von Pestiziden ist zum Schutz aller Hausbewohner unerläßlich.

Kleidung separat mit ausreichend Waschmittel – mindestens zweimal. Lassen Sie die Wäsche im Freien trocknen. Lassen Sie anschließend die Waschmaschine einmal mit Waschmittel leer durchlaufen. Schwer verunreinigte Textilien sollten Sie wegwerfen – und zwar als Sondermüll in einem beschrifteten dicht verschlossenen Plastiksack.

▶ Duschen Sie sich, und waschen Sie sich die Haare, wenn die Arbeit getan ist.

▶ Später können Sie dann das Ergebnis der Schädlingsbekämpfung überprüfen und sich fragen, ob das Ergebnis alle Unannehmlichkeiten mit Pestiziden wert gewesen ist.

Lassen Sie sich nicht mit unzureichenden und unverständlichen allgemeinen Bemerkungen abspeisen. Sie sollten verhindern, daß eine unter Umständen dubiose »Fachfirma« in Ihrer Wohnumgebung mit hochgiftigen Pestiziden verantwortungslos umgeht: Die Firma geht – das Gift bleibt!

Entsorgung von Pestiziden

Für die Entsorgung von Pestiziden und Pestizidbehältern sollten Sie zunächst die Richtlinien der Hersteller beachten. Folgende Empfehlungen können darüber hinaus gegeben werden:

▶ Umhüllen Sie noch fast volle Pestizidflaschen mit Zeitungspapier, und verkleben Sie dann das Ganze fest. Vorher sollten die Verschlüsse fest zugedreht sein, um kein Gift unabsichtlich zu verschütten.

▶ Rufen Sie bei Umweltabteilungen der Städte oder Gemeinden an, und erkundigen Sie sich, wo die giftigen Substanzen abgegeben werden können.

▶ Schütten Sie Pestizidreste nicht in die Toilette oder in den Abfluß. In Abwasserreinigungsanlagen werden nicht alle Pestizide entfernt und würden dann wieder in die Umwelt zurückgelangen.

Bevor Sie den Kammerjäger rufen

Wenn Sie sich für professionelle Schädlingsbekämpfer entschieden haben, sollten Sie sich folgende Fragen stellen

▶ Welche Referenzen hat die Firma? Glauben Sie keinem Verkäufer. Setzen Sie auf Eigeninitiative: Befragen Sie Freunde und Nachbarn. Erkundigen Sie sich bei einer Verbraucherberatung oder einem Umweltlabor.

▶ Ist die Firma versichert? Wenn ja, gegen welche Fälle? Kann Ihnen der Verkäufer einen Versicherungsnachweis vorlegen, wenn Sie danach fragen? Die beauftragte Firma sollte gegen plötzliche oder zufällige Pestizidunfälle versichert sein. Der Kunde sollte hier bei etwaigen Zwischenfällen geschützt sein. Die Verantwortung sollte bei der Firma liegen.

▶ Steht die Firma zu Ihrem Aufgabengebiet? Welche Garantien werden angeboten? Sorgen Sie dafür, daß die Bedingungen für die Erfolgsgarantie gegeben sind – z.B. Ausbessern oder Abdichten von Gebäudeschäden.

▶ Ist die Firma in der Lage, Ihnen alle Einzelheiten der vorgesehenen Maßnahmen ausführlich und verständlich zu erklären?

▶ Kann Ihnen die Firma nach Besichtigung der zu behandelnden Bereiche ein detailliertes schriftliches Angebot vorlegen? Daraus sollte hervorgehen, gegen welche Schädlinge vorgegangen wird, welche Pestizide und welche Pestizidmengen verwendet werden und welcher Erfolg zu erwarten ist. Behandlungsalternativen sollten angegeben sein. Darüber hinaus sollte die Firma auch schriftliche Unterlagen zur Verfügung stellen, die über das gegenwärtige Pestizidrisiko und die zukünftige Vermeidung einer Schädlingsplage informieren.

▶ Bevor Sie einen Kammerjägervertrag machen, sollten Sie etwaige Gesundheitsrisiken, z.B. Allergien oder die Tatsache, daß ältere Menschen oder Kinder im Haushalt leben, schriftlich festhalten. Lassen Sie sich schriftlich bestätigen, daß die Anwendung der Chemikalien nicht zu Gesundheitsschäden bei älteren Menschen und kleinen Kindern führt.

Pestizidbelastung erkennen

Wenn Sie nicht wissen, ob Ihr Haus früher mit Pestiziden behandelt worden ist, stellen Sie sich folgende Fragen, um zu entscheiden, ob Sie eine baubiologische Untersuchung auf Pestizidvergiftung veranlassen wollen:

Leiden Sie oder Mitglieder Ihrer Familie an chronischen Beschwerden, die auf Pestizide zurückgehen könnten?

Ja ❐ Nein ❐

Haben Sie sich mit Ihrem Arzt darüber beraten, ob eine chronische Pestizidvergiftung Ursache der Symptome sein könnte?

Ja ❐ Nein ❐

Existieren besonders an den Fundamenten des Hauses irgendwelche Schäden (Risse, Löcher, Brüche)? Kann durch schadhafte Fundamente eine Verbindung des Hauses zu pestizidbehandeltem Erdreich entstanden sein?

Ja ❐ Nein ❐

Ist Ihr Keller ständig undicht?

Ja ❐ Nein ❐

Leiden Hausbewohner, die sich häufig im Keller aufhalten oder dort sogar wohnen, bevorzugt an Gesundheitsstörungen?

Ja ❐ Nein ❐

Verfügt Ihr Haus über ein Belüftungssystem, das mit Zementplatten versehen ist? Solche Häuser sind besonders anfällig für Folgeschäden durch früher exzessiv eingesetzte Pestizide.

Ja ❐ Nein ❐

Riecht Ihr Haus ständig irgendwie nach Chemie? Verstärkt sich diese Geruchsbelästigung, wenn die Heizung oder das Kühlsystem in Betrieb ist?

Ja ❐ Nein ❐

Wenn Sie nur eine dieser Fragen mit Ja beantwortet haben, ist dies ein ernstzunehmender Hinweis auf eine frühere Pestizidbehandlung. Wenn Sie sich für eine Untersuchung entscheiden sollten, beauftragen Sie ein professionelles baubiologisches Labor mit einer Pestizidanalyse Ihres Hauses.

Mit Hilfe der nebenstehenden Checkliste können Sie erkennen, ob Ihr Haus oder Ihre Wohnung eventuell mit Pestiziden belastet ist.

Riskantes Wasser im Rohr

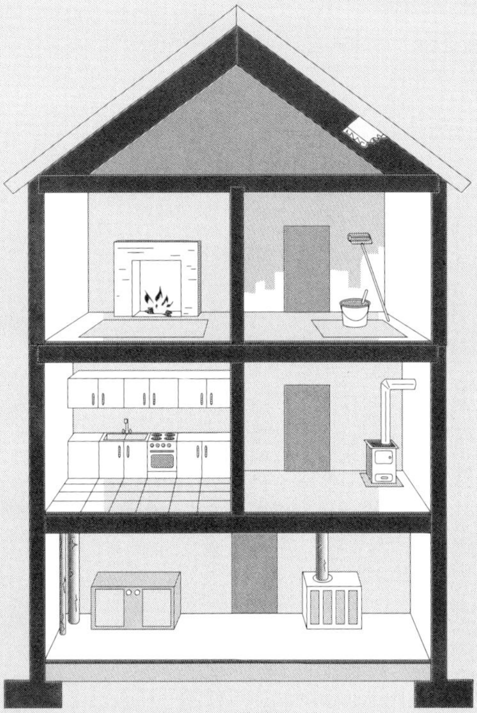

Wasser ist lebensnotwendig. Auch in Haus und Wohnung sollte deshalb sauberes, gesundes und nicht von Umweltschädigungen beeinträchtigtes Wasser bzw. Trinkwasser zur Verfügung stehen. Unsere Umwelt, und damit auch das Trinkwasser, wird immer mehr durch Schadstoffe belastet. Deshalb ist es notwendig, auch auf das lebenswichtige Wasser in Haus und Wohnung die kritische Aufmerksamkeit zu richten.

Sicherheit vor Verunreinigung

Durch verunreinigtes Wasser können zahlreiche Erkrankungen und Gesundheitsbeschwerden verursacht werden.
Vor allem drei Hauptgefahren können von verunreinigtem Wasser ausgehen:

- **Zuviel Blei** im Trinkwasser kann Schäden oder Störungen des zentralen Nervensystems verursachen.
- **Mit Radon versetztes Wasser** kann zur Entstehung von Krebserkrankungen beitragen.
- **Mikroorganismen** beeinträchtigen häufig die Wasserqualität. Jede dritte Magen-Darm-Erkrankung wird durch von Bakterien verunreinigtes Wasser verursacht.

Mikroorganismen

Im Trinkwasser enthaltene Bakterien, Viren oder Parasiten können erkältungsähnliche Symptome, Muskelschmerzen, Müdigkeit und Magen-Darm-Störungen wie Durchfall, auslösen. Bei länger anhaltender Durchfallerkrankung – meist durch Parasiten verursacht – sollte man einen Arzt aufsuchen. Mikroorganismen führen auch zu schweren Krankheiten wie Typhus, Cholera oder Hepatitis A. Andere Bakterien verursachen Dysenterie (die berüchtigte Ruhr), typhusähnliche Erkrankungen und Paratyphus, wobei Kopfschmerzen, Gliederschmerzen, hohes Fieber und abwechselnd Verstopfung oder Durchfall auftreten. Kennzeichen der Cholera, der Dysenterie und auch der Salmonelleninfektion sind Übelkeit, Erbrechen und Durchfall. Sind viele Menschen einer bestimmten Region von solchen Erkrankungen betroffen, besteht der Verdacht, daß das Trinkwasser verunreinigt sein könnte.

Radionuklide

Radioaktive Substanzen einschließlich Radium-226 und -228, Uran und Radon können eine wichtige Gefahrenquelle im Trinkwasser sein. Strahlung kann zur Krebsentstehung beitragen. Vor allem bei Gebäuden, die in regional höher mit Radon belasteten Gegenden liegen, kann strahlenbelastetes Wasser langfristig zum Gesundheitsrisiko werden.

Organische Verunreinigungen

Zu den organischen Wasserverunreinigungen zählen Kohlenwasserstoffe, Benzene, Chlorbenzene, Pestizide, polychlorierte Biphenyle (PCB) sowie chlorierte Alkane wie Chloroform, Trichlorethylen, Tetrachlorethylen, Karbontetrachlorid, Methylenchlorid und Vinylchlorid. Alle diese Stoffe gelten als krebserregend. Sie können auch zu Hautreizungen führen. Juckende Augen und Atembeschwerden wurden gleichfalls beobachtet.

Auch wenn die öffentlichen Wasserversorgungsnetze eine gleichbleibende und gute Wasserqualität gewährleisten, bleibt die Sorge um unbedenkliches Trinkwasser ein wichtiges Thema.

Anorganische Verunreinigungen

Zu den anorganischen Wasserverunreinigungen zählen Arsen, Kadmium, Chrom, Zyanid, Fluorid, Blei, Quecksilber, Nitrate und Selen. Zyanide und Arsen wirken in bestimmter Dosierung giftig. Kadmium kann zu Nierenschäden führen. Hohe Chrom- und Selenkonzentrationen verursachen Krebs. Zuviel Fluorid macht die Knochen unelastisch. Blei und Quecksilber führen zu katastrophalen Schäden am menschlichen Nervensystem. Höhere Nitratkonzentrationen finden sich häufig im Grundwasser. Im menschlichen Organismus werden Nitrate zu Nitrosaminen umgebaut, die krebserzeugend sind. Nitrate reagieren auch mit dem roten Blutfarbstoff und führen zur Blutarmut (Anämie, Methämoglobinämie). Zuviel Nitrat ist vor allem für Säuglinge sehr schädlich, da der Atemluftstoffwechsel der Babys erheblich gestört wird (»Blaue Babys«).

Sicherheit am Wasserhahn

Wenn Sie Zweifel über die Sicherheit Ihres Trinkwassers haben, können Sie ein Fachlabor mit der Analyse des Wassers beauftragen. Eine einzige Untersuchung reicht jedoch nicht aus. Um einen verläßlichen Überblick zu bekommen, müssen mehrere Wasserproben zu unterschiedlichen Zeitpunkten untersucht werden. Die Resultate können dann sehr verschieden sein.

In jedem Fall sollten Wasserleitungen aus Blei so schnell wie möglich durch andere, unbedenklichere Rohre ersetzt werden. Blei ist ein gefährliches Nervengift – besonders für Kinder!

Da Sie jedoch wahrscheinlich Kunde eines kommunalen Wasserwerks sind und für Ihr Wasser bezahlen, spricht nichts dagegen, die Wasserrechnung zur Hand zu nehmen und sich von Ihrem Wasserwerk über die Qualität des gelieferten Wassers informieren zu lassen. Lassen Sie sich mit dem zuständigen Experten verbinden und stellen Sie folgende Fragen:

- Wo kommt mein Wasser her?
- Wie wird das Wasser behandelt, damit es frei von Bakterien und Verunreinigungen ist?
- Auf welche Verunreinigungen wird das Wasser geprüft?
- Welche Art Verunreinigungen wurden festgestellt?
- Gab es früher Probleme mit der Wasserqualität?
- Welche Probleme mit der Wasserqualität gibt es im Augenblick?
- Wurde die Öffentlichkeit über solche Probleme informiert?

Sicherheit im Wasserrohr

Man kann heute sagen, daß bis jetzt die Entwicklung keines Werkstoffes für Hausinstallationen so ausgereift ist, daß unter allen Bedingungen Trinkwasser nicht durch Rohrleitungen belastet sein könnte. Die Herstellung keines Werkstoffes ist als vollkommen umweltverträglich einzustufen. Großen Einfluß auf die Korrosionsbeständigkeit von Metallrohren haben die Wasserbeschaffenheit, der pH-Wert und die Wasserhärte.

▸ **Wasserrohre aus Blei** stellen ein großes Gesundheitsrisiko dar. Manche Historiker behaupten sogar, daß das römische Weltreich deshalb untergegangen ist, weil das Wasser der Römer zu stark mit Blei belastet war. Derzeit sind in Deutschland für Blei im Trinkwasser 40 Mikrogramm pro Liter Wasser zugelassen. Diesen Grenzwert halten sogar Experten der Weltgesundheitsorganisation (WHO) für zu hoch – sie empfehlen nur 10 Mikrogramm Blei pro Liter Wasser. In älteren Häusern kann durchaus noch ein älteres Wasserrohrsystem aus Blei eingebaut sein. Besteht der Ver-

Schädigung durch Blei

Eine über elf Jahre lang durchgeführte amerikanische Studie ergab, daß Kinder, die in ihrer frühen Jugend einer mäßigen Belastung mit Blei ausgesetzt waren, schlechter in der Schule waren, schlechter lesen konnten und siebenmal weniger den Highschool-Abschluß schafften als eine nicht belastete Vergleichsgruppe von Kindern.

dacht, daß in einem Haus Bleirohre benutzt werden, ist es sinnvoll, dort lebende Kinder bei einem Arzt auf eine mögliche Bleibelastung untersuchen zu lassen. Bleivergiftungen können durch eine Blutuntersuchung festgestellt werden.

▶ **Kupferrohre** werden heute vielfach verwendet. Sie sind vor allem für Säuglinge schädlich. Wenn Ihre Wasserleitungen aus Kupfer sind, sollte das Wasser regelmäßig kontrolliert werden. Man sollte auch darauf achten, daß Kleinkinder nicht mehr als die täglich notwendige Menge Kupfer durch Trinkwasser aufnehmen.

▶ **Verzinkte Stahlrohre** enthalten zwar kaum mehr das giftige Kadmium, in Regionen mit nitratbelastetem Wasser ist jedoch ein Gesundheitsrisiko nicht auszuschließen, da sich vor allem das für Kinder giftige Nitrit bilden kann.

▶ **Edelstahlrohre und Kunststoffrohre aus Polyethylen** sind nach heutigem Kenntnisstand am unbedenklichsten. Solche Rohre können empfohlen werden, sollten aber nicht mit anderen Metallrohren kombiniert werden. Polyvinylchlorid (PVC) sollte aufgrund der Umweltbelastung als Rohrmaterial nicht verwendet werden.

▶ **Glas- und Keramikrohre** haben im Prinzip sehr günstige Materialeigenschaften. Doch die technischen Probleme mit solchen Rohren sind heute noch nicht so weit gelöst, daß sie als praktikable Alternative zur Verfügung stehen.

Legionärskrankheit

Die sogenannte Legionärskrankheit trat im Jahr 1976 erstmals bei amerikanischen Kriegsveteranen nach einem Treffen in einem großen Hotel auf. Die Infizierten erkrankten an einer untypischen Lungenentzündung, die besonders für ältere Menschen sehr gefährlich werden kann. Die Erreger der Krankheit werden Legionellen genannt. Es sind Bakterien vom Typ Legionella pneumophilia, die im Wasser in geringer Konzentration von Natur aus enthalten sind und sich offensichtlich bei bestimmten Temperaturen bevorzugt in Klimaanlagen niederlassen. Sie vermehren sich in Warmwassersystemen optimal bei Temperaturen von 30 bis 45 Grad Celsius und sterben bei mehr als 55 Grad schnell ab. Werden diese Bakterien über feinste Wassertröpfchen eingeatmet, kommt es zu fieberhaften Atemwegsinfektionen oder Lungenentzündungen. Vor allem ältere Menschen und Menschen mit einem geschwächten Abwehrsystem sind gefährdet. Bestimmte Antibiotika müssen dann zur Behandlung eingesetzt werden. Wasser mit Legionellen kann man jedoch ohne Gefahr trinken.

Vorkehrungen gegen Legionellen

Gesundheitsexperten empfehlen, in weitverzweigten Warmwassersystemen die Speichertemperatur auf 60 Grad Celsius anzuheben, um Erkrankungen vorzubeugen. In Krankenhäusern, Hotels und Bürogebäuden können Legionellen eine Gesundheitsgefahr darstellen.

In Privathaushalten wurden nur selten bedenkliche Konzentrationen von Legionellen festgestellt. Nur hohe Wassertemperaturen im gesamten Warmwassersystem schützen wirksam vor Legionellen – dies ist aber in den meisten Fällen nicht möglich, da viele Dichtungen und Duschschläuche solche Temperaturen nicht aushalten. Deshalb wird empfohlen, im Privathaushalt auch wegen des drohenden Kalkausfalls das Warmwassersystem nur auf eine Temperatur von 50 Grad Celsius aufzuheizen.

Wasserrohre aus Polyethylen sind die heute am besten geeignete Lösung für die Wasserversorgung in Haus und Wohnung.

Die Beachtung folgender Empfehlungen kann Sie vor der Legionellengefahr schützen:

▸ Erhöhen Sie die Warmwassertemperatur kurzfristig auf 60 Grad Celsius, und spülen Sie dann die Leitungen durch. Die Keime werden dann abgetötet. Manche Geräte machen dies automatisch.

▸ Nach dem Urlaub oder längerer Abwesenheit können Sie das Wasser etwas laufen lassen, um die Leitungen durchzuspülen. Gleiches gilt für selten benutzte Warmwasserzapfstellen wie im Gästebad.

▸ Verzichten Sie auf Duschköpfe, die einen sehr feinen Wassernebel erzeugen.

▸ Füllen Sie Inhalationsgeräte nur mit abgekochtem Wasser. Beachten Sie die Bedienungsanleitung des Gerätes.

▸ Füllen Sie Raumluftbefeuchter nur mit abgekochtem Wasser. Beachten Sie die Bedienungsanleitung des Gerätes.

Schutz vor Chloroform

Chloroform ist ein krebserregender organischer Stoff, der chemisch zur Familie der Trihalomethane gehört. Diese Substanz ist in sehr geringer Menge fast in jedem chlorierten Leitungswasser zu finden. In der allgemeinen Wasserversorgung wird Chlor zur Desinfektion des Leitungswassers gegen Keime benutzt. Ein Chloroformproblem kann dann entstehen, wenn chloriertes Wasser mit Luft in Berührung kommt – z.B. bei einer heißen Dusche.

Auch aus heißem Wasser, das zum Waschen und Geschirrspülen verwendet wird, wird Chloroform freigesetzt. Wer jahrelang hohe Chloroformbelastungen aushalten muß, läuft eher Gefahr, an Lungenkrebs und Atemwegsleiden zu erkranken.

Wasserreinigungssysteme für den Haushalt arbeiten nach dem Prinzip der Aktivkohlefilterung, der Destillation oder der Umkehrosmose. Solche Systeme können viele 1000 DM kosten. Der Nutzen ist teilweise umstritten oder fraglich.

Vermeiden Sie Chloroformbelastungen!

- **Erhöhen Sie die Luftzirkulation in Bad und Küche durch Ventilatoren, oder öffnen Sie die Fenster.**
- **Nicht nach außen belüftete Ventilationssysteme vom Filtertyp verteilen Chloroform nur im Raum.**

Wasserflasche statt Wasserleitung?

Auch Wasser in Flaschen stammt wie Leitungswasser aus natürlicher Quelle – aus unserer Umwelt. Es ist nicht unbedingt klar, daß in Flaschen abgefülltes Wasser besser sein muß als Leitungswasser. In manchen Regionen stammt das Leitungswasser aus Quellen, die eine bessere Wasserqualität liefern als Sie in manchen Mineralwasserflaschen finden. Nicht jedes in eine Flasche abgefüllte Trinkwasser ist gleich beschaffen. Hier gibt es gesetzliche Vorgaben zur Kennzeichnung des Inhalts und unterschiedliche Typen von Wasser.

Umweltforscher halten Trinkwasserfiltersysteme für den Haushalt für überflüssig, da das aus der öffentlichen Wasserversorgung stammende Wasser in Deutschland in der Regel eine hervorragende Qualität aufweist. Im Gegenteil – schon nach kurzer Zeit ist die Filterfähigkeit solcher Systeme erschöpft. Wasserfilter können dann sogar Schadstoffe anreichern und selbst zur Gefahr werden!

Mineralwasser

Als »natürliches Mineralwasser« darf nur Wasser bezeichnet werden, das aus einer unterirdischen, natürlichen oder künstlich erschlossenen Quelle stammt, die nicht verunreinigt ist. Mineralwasser muß frei von Stoffen nicht natürlichen Ursprungs sein und durch die enthaltenen Mineralien, Spurenelemente und sonstigen Bestandteile ernährungsphysiologisch wirksam sein. Die inhaltliche Zusammensetzung des Mineralwassers muß im wesentlichen konstant bleiben.

- **Chloridwässer** haben einen charakteristischen Gehalt von mehr als 200 Milligramm Chlorid pro Liter – häufig ist auch der Natriumgehalt hoch, da dieses Wasser meist aus Böden mit Salzlagern stammt.
- **Sulfatwässer** haben mehr als 200 Milligramm Sulfat pro Liter – solche schwefligen Wässer schmecken meist leicht bitter.
- **Bikarbonatwässer** enthalten mehr als 600 Milligramm Hydrogenkarbonat pro Liter – der größte Teil der Mineralwässer besitzt einen soliden Kohlensäureanteil.

Die Qualität und Reinheit der als Lebensmittel geltenden Mineralwässer wird laufend überwacht. Die Abfüllung muß direkt am Quellort erfolgen. Eisen- und Schwefelverbindungen dürfen aus geschmacklichen Gründen entfernt werden. Darüber hinaus darf quelleigene oder quellfremde Kohlensäure bei entsprechender Kennzeichnung enthalten sein. Mineralwasser darf nur in seinen Originalflaschen oder -dosen verkauft werden.

Heilwasser

Heilwässer sind im Gegensatz zu Mineral-, Tafel- und Quellwasser keine Lebensmittel, sondern Arzneimittel, die zur Behandlung oder Linderung von Krankheiten nach dem Arzneimittelgesetz zugelassen sein müssen. Daß Heilwässer auch den angegebenen Heilzwecken dienen, muß nachgewiesen sein. Die Qualitätsvorgaben von Heilwässern sind nach den Vorschriften des Deutschen Bäderverbandes geregelt.

Quellwasser

Quellwasser stammt ebenfalls aus unterirdischen Wasservorkommen, besitzt im Gegensatz zu Mineralwasser jedoch meist wesentlich weniger Mineralstoffe und Spurenelemente ohne ernährungsphysiologische Bedeutung. Quellwasser wird entsprechend dem Mineralwasser mikrobiologisch kontrolliert und abgefüllt – eine ursprüngliche Reinheit wird nicht verlangt, und die amtliche Anerkennung oder Nutzungsgenehmigung ist nicht notwendig. Quellwasser darf nur in Originalflaschen oder -dosen verkauft werden.

Bei Mineralwasser gibt es große Unterschiede in der Zusammensetzung. Das Analyseergebnis auf dem Flaschenetikett gibt darüber Auskunft.

Tafelwasser

Tafelwasser ist eine Mischung aus Trinkwasser und natürlichem Mineralwasser, wobei bestimmte, genau festgelegte Zusatzstoffe beigefügt werden dürfen:

- Natürliches Salzwasser (Natursole) oder mit Mineralsalzen und Kohlendioxid angereichertes natürliches Mineralwasser
- Meerwasser bzw. keimfreies salziges Meerestiefenwasser – der Meerwasseranteil muß genannt sein
- Mineralsalze wie Natriumchlorid, Kalziumchlorid oder Natriumhydrogenkarbonat (z. B. Sodawasser)

Tafelwässer können auch in Container und Tankwagen abgefüllt werden – in der Gaststätte fließen Tafelwässer dann aus dem Zapfhahn. Ein Qualitätsvergleich zwischen Tafel- und Mineralwasser ist nicht möglich.

Giftige Farben

Die meisten Oberflächen in Wohnungen sind mit Farben, Lacken, Lasuren oder Putz beschichtet. Farben an Decken, Wänden, Fußböden, Türen, Fenstern, Heizkörpern sowie Möbeln und Einrichtungsgegenständen sind ein wichtiges Mittel zur behaglichen und optischen Gestaltung von Wohnung und Haus. Darüber hinaus schützen Farbbeschichtungen auch die Oberflächen des Baukörpers und der Einrichtung. Durch Farben wird eine Wohnung erst nutzbar. Was häufig vergessen wird, ist, daß Farben und Lacke manchmal wahre Schadstoffcocktails sind.

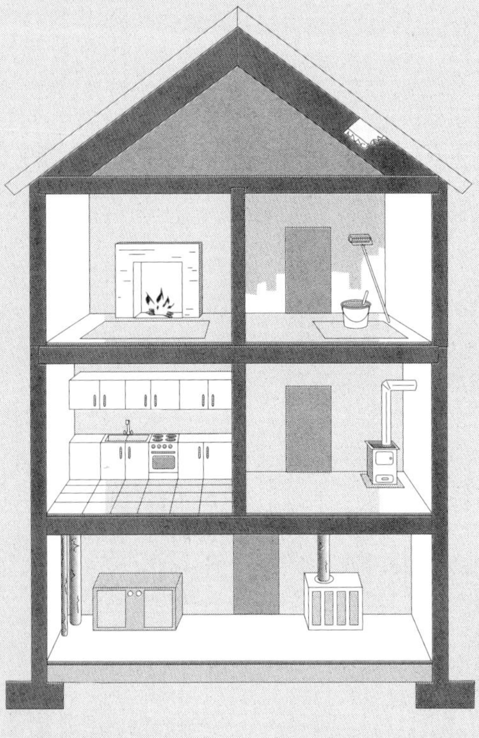

Schön bunt und schön giftig

Abhängig von der Art der Farbe können bis zu 70 Prozent der Inhaltsstoffe im Lauf der Zeit ausgasen.
Eine zusätzliche Belastung der Innenraumluft wird durch mechanischen Abrieb der Farbschichten und Alterungs- oder Zersetzungsvorgänge hervorgerufen. Wärme und ultraviolette Strahlung können solche Abbauprozesse noch beschleunigen. Nicht selten treten dann Gesundheitsstörungen bei den Bewohnern auf: Es kommt zu Klagen über eine Störung des Wohlbefindens, häufig auch über Atemwegsbeschwerden oder Hautsymptome.
Eine vorgeschriebene Pflicht zur Kennzeichnung des Inhalts gibt es nicht. Deshalb sind dem Verbraucher weder die genaue Zusammensetzung der Farben und Lacke noch mögliche Gefahren für die Gesundheit durch den Umgang mit solchen Stoffen bekannt. Farbbeschichtungen können mehr als zehn Bestandteile mit über 100 Einzelsubstanzen enthalten. Farben und Lacke sind in der Regel aus folgenden Hauptkomponenten zusammengesetzt:

- Filmbildner (Bindemittel)
- Weichmacher (Bindemittel)
- Farbstoffe und Pigmente
- Lösemittel
- Hilfsstoffe
- Schwermetallverbindungen (Pigmente).

Filmbildner

Der eigentliche Anstrich und Träger der Farbe ist der Filmbildner. Man verwendet dazu unter anderem Polyvinylacetat, Alkydharz, Polyacrylat und Naturharze. Der Beschichtungsfilm entsteht dann durch Verdunstung von Lösemitteln oder Vernetzungsvorgänge der Inhaltsstoffe. Was nicht mehr zur Filmbildung notwendig ist, geht anschließend in die Raumluft ab.
Die Abdunstung kann zu gesundheitlichen Beschwerden beitragen. Kopfschmerzen, Übelkeit und Schleimhautreizungen können auftreten. Naturfarben enthalten Leinöl, Kolophonium, Dammar, Schellack oder auch Zellulose, Knochenleim und Kasein.

Weichmacher

Weichmacher sorgen für die Elastizität und die Verlaufseigenschaften des Farbanstrichs. Auch hierzu werden beispielsweise Alkydharze verwendet, die noch Wochen nach der Trocknung der Farbe ausgasen können und Gesundheitsbeschwerden verursachen.

Farbstoffe und Pigmente

Die eigentliche Farbe und auch die Deckkraft bestimmen Farbstoffe und Pigmente. Darüber hinaus schützen sie vor ultravioletter Strahlung. Farbstoffe sind meistens organische Verbindungen, die sehr fein verteilt sind. Pigmente sind eher feinkörnig und in Löse- und Bindemitteln nicht löslich. Zahlreiche Pigmente enthalten äußerst giftige Schwermetallverbindungen mit Blei oder Quecksilber. Vor allem bei der Renovierung alter Anstriche besteht bei solchen Schwermetallfarben ein erhebliches Gesundheitsrisiko. Durch mechanischen Abrieb oder Abbrennen können giftige Stäube oder Dämpfe entstehen – hier ist sehr große Vorsicht nötig.
Bei neuen Farben muß man dagegen in der Regel nicht mit einem solchen Risiko rechnen. Für die Gesundheit nicht bedenklich sind natürliche Erd- oder Pflanzenfarben.

Dammar, das als Bindemittel in Naturlacken verwendet wird, ist das Harz von südostasiatischen Bäumen der Familie Zweiflügelfruchtgewächse.

Nitrolacke sollten im Heimwerkerbereich nicht eingesetzt werden. Für den Anwender, den Wohnbereich und die Umwelt sind Lösemittel in Farben das größte Problem.

Lösemittel

Lösemittel haben die Aufgabe, feste oder zähflüssige Farbstoffe streichbar zu machen und durch schnelle Verdunstung die Farbhärtung zu beschleunigen. In Farben und Lacken kann der Anteil an Lösemitteln unterschiedlich groß sein – am meisten Lösemittel finden sich in den sogenannten Nitrolacken.

Werden Lacke in kleinen, schlecht belüfteten Räumen verwendet, können flüchtige Chemikalien in einem Umfang freigesetzt werden, der sogar am Arbeitsplatz zulässige Konzentrationen weit überschreitet. Es besteht dann die Gefahr der akuten Vergiftung.

Lösemittel sind starke Nerven-, Hirn- und Schleimhautgifte. Darüber hinaus ist in den meisten Farben mehr als ein Lösemittel enthalten – Mixturen von zwei bis sechs verschiedenen Lösemitteln sind keine Seltenheit. Ein weiteres Problem können zugesetzte Pestizide darstellen – Farben, die mit Wirkstoffen gegen Schimmelpilze und Bakterien gemischt sind. Die wichtigsten Giftstoffe sind unter anderem Formaldehyd, Phenole, Chlorthalonil, Dichlofluanid sowie Quecksilberverbindungen bei Bootslacken. Grenzwerte zur Verringerung des Gesundheitsrisikos solcher Beschichtungsstoffe gibt es nicht. Viele Lösemittel- und Pestizidverbindungen in Farben und Lacken sind sehr giftig und krebserregend. Wenn Anstrichstoffe dieser Art eingesetzt werden, kann man nicht ausschließen, daß beispielsweise Pestizide langsam an die Innenraumluft abgegeben werden und diese belasten.

Hilfsstoffe

Hilfsstoffe sind notwendig, um die gewünschten Verarbeitungseigenschaften und das gewünschte farbige Endresultat zu erreichen. Für wasserhaltige Farben braucht man Konservierungsstoffe, da organische Substanzen in wäßrigen Lösungen von Bakterien befallen werden können. In Farben und Lacken können zahlreiche Hilfsstoffe vorkommen:

- Trockenstoffe, die Metallsalze enthalten
- Antihautmittel, die eine Farbhautbildung verhindern und die Farben vor Eintrocknung bei der Lagerung schützen
- Emulgatoren beugen der Eindickung und Flockenbildung bei Dispersionsfarben vor
- Antischaummittel
- Absorber für ultraviolette Strahlung sollen das Vergilben und Verspröden verhindern
- Verlaufmittel sorgen für einen gleichmäßigen Farbverlauf
- Netzmittel
- Antiausschwemmittel
- Thixotrophiemittel, damit sich die Farbe beim Rühren wieder verflüssigt.

Lösemittelgehalt in Farben und Lacken

Dispersionsfarben	**bis 10 Prozent Lösemittel**
Lacke mit Umweltzeichen	**bis 10 Prozent Lösemittel**
Naturharzlacke	**bis 30 Prozent Lösemittel**
Alkydharzlacke	**10 bis 50 Prozent Lösemittel**
Nitrolacke	**etwa 70 Prozent Lösemittel**

Gesunde Farbgestaltung

Wenn Sie Gesundheitsrisiken vermeiden wollen, lackieren Sie so selten wie möglich. Eine Farblasur erfüllt möglicherweise denselben Zweck.
Benutzen Sie Farben auf Naturstoffbasis, Naturharzlacke und Naturharzdispersionsfarben. Manche in Naturfarben enthaltenen Lösemittel können jedoch Allergien auslösen, beipielsweise Balsamterpentinöl und Zitrusschalenöl oder Stoffe wie Kolophonium.
Meiden Sie Allroundfarben für innen und außen im Innenraumbereich. Wandfarbe muß nicht unbedingt scheuerfest sein. Soweit möglich, ist es grundsätzlich sinnvoll, Anstriche im Freien vorzunehmen. Vermeiden Sie den Hautkontakt mit Farben, essen und rauchen Sie nicht während der Arbeit. Von Sprühlacken ist aus vielen Gründen dringend abzuraten.

Streichen Sie die verwendeten Pinsel soweit möglich aus, waschen Sie sie mit Wasser, oder werfen Sie sie einfach weg – Pinselreiniger sind in der Regel hochgiftige Lösemittelmixturen! Größere Mengen Farb- und Lackreste gehören auf den Sondermüll. Eingetrocknete Farbe kann zum Hausmüll gegeben werden.
Entfernen Sie alte Farbschichten nicht mit Lösemitteln, sondern mit Lauge, mechanisch oder mit Heißluft. Wenn Sie alte Farbe abschleifen, sollten Sie einen Atemschutz tragen – auch im Freien. Ist der Anstrich in Innenräumen fertig, muß während der Arbeit sowie ein bis zwei Wochen danach gründlich gelüftet werden. Schlafen Sie eine Woche lang nicht in frisch gestrichenen Räumen. Empfehlenswert ist auch häufiges Staubsaugen und feuchtes Aufwischen. Schadstoffe können sich im Hausstaub festsetzen. Kinder, Schwangere, Allergiker, alte und immunschwache Menschen sollten sich während der Malerarbeiten nicht im Haus aufhalten.

Farbe und Innenraumklima

Man unterscheidet bei Farbbeschichtungsstoffen zwei Phasen, die für das Innenraumklima von Bedeutung sind:

- **Die erste Phase** umfaßt die Innenraumbelastung während der Malerarbeiten und der Aushärtung der Farben. Diese Phase dauert in der Regel 7 bis 30 Tage. Während dieser Zeit können belastende Farbausdünstungen in Innenräumen entstehen.
- **Die zweite Phase** bezeichnet man als die eigentliche Nutzungsphase. Die Farbschicht hat dann ihre Endeigenschaften erreicht. Zusammensetzung und Art der Farben entscheiden darüber, ob dann noch eine Innenraumbelastung vorherrscht. Farbenhersteller orientieren sich für diese zweite Phase an gesetzlichen Grenzwerten für den Arbeitsschutz. Maximalgrenzwerte gibt es jedoch nicht für alle hergestellten Substanzen.

Auch Farben auf Naturstoffbasis sind für manche Menschen gesundheitsschädlich. Empfindliche Personen können auf sie mit allergischen Symptomen reagieren.

Schutzmaßnahmen

- Kontrollieren Sie bei Latexfarben das Herstellungsdatum. Wenden Sie sich bei Zweifeln über die Giftigkeit der Farben an eine Verbraucherschutzorganisation, ein Prüflabor oder eine baubiologische Beratungsstelle.
- Öffnen Sie die Fenster, und sorgen Sie für eine möglichst großzügige Luftzirkulation, immer dann, wenn Sie im Innenraumbereich malen. Probleme durch Farben mit Giftstoffen können größten-

teils schon dadurch weitgehend entschärft werden, daß während und nach den Malerarbeiten für eine ausreichende Ventilation der betroffenen Bereiche gesorgt ist.

Blei liegt in der Luft

Wenn Ihr Arzt hohe Bleikonzentrationen im Blut der Hausbewohner festgestellt hat, sollten die Betroffenen einmal jährlich Ihre Blutkonzentrationen von Blei kontrollieren lassen.

Am sichersten kann ein Problem mit bleihaltiger Farbe durch Fachlabors nachgewiesen werden. Sie sollten jedoch mehrere Farbproben, aus mehreren Zimmern und von unterschiedlichen Orten des Farbauftrags, entnehmen. Sie können dabei folgendermaßen vorgehen:

- Benutzen Sie ein scharfes Messer, um ein Stück Farbe von mindestens fünf mal fünf Zentimetern zu gewinnen.
- Hebeln Sie das Farbstück mit einem Messer vorsichtig heraus, und verpacken Sie es in eine verschließbare Plastiktüte. Stellen Sie sicher, daß alle Farbschichten in der Probe enthalten sind und kein Farbuntergrund (Holz, Putz, Stein) mit dabei ist.
- Wischen Sie den Farbstaub an der Entnahmestelle mit einem feuchten Papiertuch ab, damit er nicht in die Innenraumluft gelangen kann. Werfen Sie das Papiertuch anschließend weg.
- Übermalen Sie die Entnahmestelle, damit kein bleihaltiger Farbstaub austreten kann.

Sanierung von Bleifarbe

Soll man bleihaltige Farbe entfernen und die Gefahren erhöhten Bleigehalts in der Atemluft hinnehmen? Oder soll man die Farbe am Ort belassen und nur übermalen? Diese Fragen sind nicht einfach zu beantworten, da nur im Einzelfall entsprechend der vorliegenden Risiken entschieden werden kann. Bleihaltige Farbe aus Häusern zu entfernen ist eine komplizierte Angelegenheit. Blei kann jedoch unter Einhaltung spezieller Vorsichtsmaßregeln aus dem Haus entfernt werden. Auf jeden Fall sollten Sie sich von örtlichen Fachleuten zu diesem Thema beraten lassen. Von besonderer Bedeutung ist die Frage, ob Sie oder Mitglieder Ihrer Familie bereits Blei in schädlichen Mengen in den Körper aufgenommen haben.

Wann sollen Bleifarben entfernt werden?

Übersteigt der Bleianteil in den Farben 0,5 Prozent, kann man sich überlegen, ob es nicht sinnvoll ist, die Bleifarben entfernen zu lassen. Die vorschriftsmäßige Entfernung von Bleifarben ist jedoch ein kompliziertes, gefährliches und manchmal teures Unternehmen. Die Entsorgungsarbeit selbst ist gefährlich, da hohe Bleikonzentrationen in der Luft entstehen. Ein solchermaßen renoviertes Haus kann erst dann wieder bewohnt werden, wenn nach der Säuberungsaktion nicht mehr mit mikroskopisch kleinen Bleipartikeln zu rechnen ist. Am besten sollte man Schutzmaßnahmen treffen, mit denen die Bleifarbe möglichst wenig in die Umgebung gelangen kann. Beschleifen, Abkratzen und Abbrennen der Farbe ist nicht empfehlenswert, da große Mengen gesundheitsschädlicher Stoffe freigesetzt werden.

Ist ein Haus in größerem Umfang mit bleihaltiger Farbe ausgestattet, werden folgende Maßnahmen empfohlen:

- Häufig ist es am besten, man ersetzt mit Bleifarben gestrichene Fenster und Türen komplett durch neue.
- Bei großen Farbflächen an den Wänden oder an Brettern ist möglicherweise eine Versiegelung die beste Lösung. Hier wird Bleifarbe mit einer dauerhaften

Versiegelungsschicht aus Vinyl oder Epoxidharz bedeckt. Man kann betroffene Wände auch durch vorgesetztes Mauerwerk abdichten.

Entfernen von bleihaltigem Staub

▶ Nach allen Arbeiten mit bleihaltiger Altfarbe sollten Sie mit einem hochwirksamen Staubsauger die Räume reinigen. Wischen Sie Oberflächen und Böden regelmäßig feucht auf – am besten mit einem Reinigungsmittel, das mindestens fünf Prozent Phosphate enthält. Fragen Sie nach trinatriumphosphathaltigen Mitteln. Tragen Sie wasserfeste Handschuhe, um Hautreizungen vorzubeugen.

▶ Beauftragen Sie Fachfirmen mit der Entfernung bleihaltiger Farbe, wenn Sie sich zu einer Renovierung entschlossen haben. Achten Sie darauf, daß die beauftragte Firma auch wirklich die Problematik der durchzuführenden Arbeiten begriffen hat: daß bleihaltiger Staub ein großes Gesundheitsrisiko darstellt! Deshalb sollten auch alle betroffenen Oberflächen, z.B. Zierleisten und Fensterbretter, in die Sanierungsaktion miteinbezogen sein. Sorgen Sie dafür, daß die Räume feucht gereinigt wurden, bevor Sie Ihr Haus wieder beziehen. Während der Sanierungsarbeiten sollte sich niemand im Haus aufhalten.

▶ Man sollte das Haus nicht beziehen, ohne daß vorher Staubproben von Fachlabors auf den Bleigehalt hin untersucht worden sind. Wird eine fortbestehende Bleibelastung festgestellt, sind weitere Reinigungsmaßnahmen nötig.

Bleifarbe sicher entfernen

▶ Kinder, Säuglinge, Schwangere und Menschen mit erhöhtem Blutdruck halten sich so lange aus dem Bereich von Bleisanierungsarbeiten fern, bis die Maßnahmen beendet sind.

▶ Entfernen Sie Nahrungsmittel, Küchengeräte und Geschirr aus dem Sanierungsbereich.

▶ Alle Schränke und Oberflächen, die mit Nahrungsmitteln in Kontakt stehen können, sollten sicher abgedeckt sein, solange gearbeitet wird.

▶ Entfernen Sie alle Möbel, Teppiche und Vorhänge aus dem Arbeitsbereich, der zusätzlich von nicht betroffenen Räumen des Hauses abgeschlossen sein sollte. Der Schutz des Fußbodens sollte von der Firma übernommen werden.

▶ Arbeiter sollten in anderen ungeschützten Hausbereichen keine Arbeitskleidung tragen.

▶ Abbrennverfahren für bleihaltige Farben sind nicht zu empfehlen, da hohe Bleikonzentrationen in der Luft entstehen.

▶ Die Sanierungsfirma sollte anfallenden Farbschutt abtransportieren und darüber hinaus auch die Staubreinigung sowie Feuchtreinigung übernehmen.

▶ Die Sanierungsfirma sollte anfallenden Farbschutt als Sondermüll entsorgen.

Es kann Wochen dauern, bis ein Haus sicher bleisaniert ist. Ein Fachlabor sollte feststellen, daß keine bedenkliche Bleikonzentration mehr in der Raumluft vorhanden ist.

Gesundheitsrisiken durch Farben

- **Lösemittel von lösemittelhaltigen Farben werden beim Anstrich in großer Menge frei.**
- **Auch Filmbildner, Weichmacher und Farbstoffe können giftige Substanzen ausgasen.**
- **Die Schadstoffabgabe ist auch mit der Trocknung der Farbe noch lange nicht abgeschlossen.**
- **Ältere Farbanstriche enthalten oft hochgiftige Schwermetallverbindungen. Solche Anstriche sollten nur unter gewissenhaften Schutzvorkehrungen bearbeitet oder entfernt werden.**

Gift im Haushalt

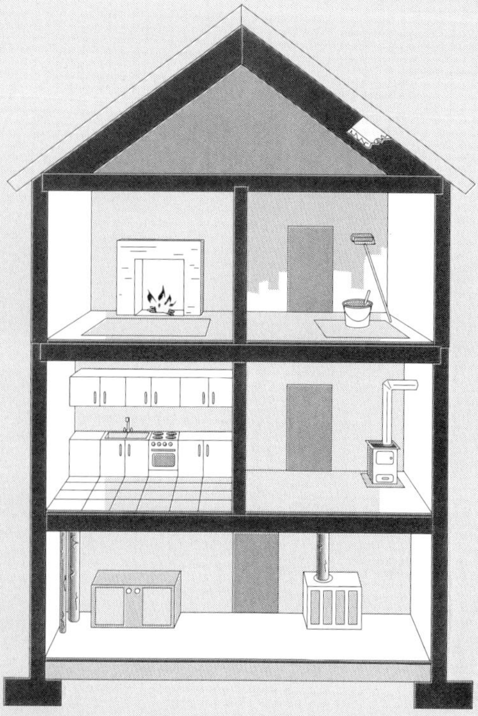

Der moderne Haushalt hat sich zum Sammelplatz einer großen Zahl vieler verschiedener Chemikalien entwickelt. Die meisten Haushaltsprodukte sind vermutlich überflüssig und schädlich für Mensch, Tier und Umwelt. Überlegen Sie, ob Sie nicht auf umweltverträglichere Produkte oder einfachere Hausputzmittel umsteigen wollen – das schont nicht nur den Geldbeutel. Die Umwelt und die eigene Gesundheit können davon profitieren.

Umgang mit Giftprodukten

Wenn wir chemische Mittel im Haushalt benutzen, haben wir meist nur ihren Zweck vor Augen und wollen möglichst bequem und kräftesparend zu unserem Ziel kommen. Doch welche Belastungen und Risiken wir damit häufig in Kauf nehmen, ist uns selten bewußt.

▸ Lesen Sie sorgfältig die Produktbeschreibung, und beachten Sie die Anwendungsvorschriften. Wenn beispielsweise beim Einsatz eines Mittels eine »gut belüftete« Umgebung verlangt wird, sollte man die Substanz am besten im Freien einsetzen oder zumindest die Fenster weit öffnen.

▸ Bewahren Sie nicht mehr benötigte Chemikalien nicht auf. Gase oder Flüssigkeiten könnten aus lecken Behältern austreten. Entfernen Sie potentielle Gefahrenquellen. Dies ist eine der wichtigsten Möglichkeiten, den Giftpegel im Haus drastisch zu senken.

▸ Wenn Sie Chemikalien unbedingt aufbewahren wollen, sorgen Sie dafür, daß sie nur an gut belüfteten Orten stehen und daß Kinder dazu keinen Zugang haben.

▸ Kaufen Sie nur soviel Chemikalien oder potentiell giftige Produkte, wie beispielsweise Rasenmäherbenzin, wie Sie unbedingt brauchen.

Haushaltsgifte im Visier

Wenn Sie um die Sicherheit Ihrer Kinder besorgt sind, gehen Sie kritisch durch Ihre Wohnung, und stellen Sie sich folgende Fragen:

▸ **Ein Blick in den Putzschrank:** Befinden sich die Haushaltsreinigungsmittel oben auf Regalen bzw. auf Fensterbrettern, oder stehen sie ungesichert auf dem Fußboden oder in niedrigen Schränken ohne Sicherheitsverriegelung? Bringen Sie diese Chemikalien vor neugierigen Kindern in Sicherheit, oder installieren Sie Sicherheitsriegel.

▸ **Ein Blick ins Badezimmer:** Steht der Toilettenreiniger am Boden hinter der Toilettenschüssel und der Badewannenreiniger auf der Badewanne? Bringen Sie diese Chemikalien an einem hochgelegenen Ort vor Kinderhänden in Sicherheit.

▸ **Ein Blick ins Büro:** Sind Sie sicher, daß die Buntstifte ungiftig sind? Kauen Ihre Kinder an lackierten Bleistiften? Viele Büroartikel können giftige oder belastende Stoffe enthalten. In Filz-, Folien- und Markerstiften finden sich gesundheitsschädliche Lösemittel. Korrekturflüssigkeiten und Klebstoffe enthalten Substanzen, die Allergien und Hautausschläge erzeugen können. Doch gibt es auch für das Büro zu den meisten giftigen Produkten weniger belastende Alternativen. Oft müssen Sie dabei nicht einmal Abstriche in der Funktion und im Komfort machen. Und wo doch, ist es das Opfer meistens wert, wenn Sie dabei an Ihre Gesundheit denken.

Auf viele chemische und umweltbelastende Mittel kann man verzichten. Man muß nur wissen, wie man sie ersetzen kann.

Bei Sekundenklebern ist besondere Vorsicht geboten

- **Augenlider und Finger können verkleben – dann hilft nur der Chirurg.**
- **Wer epoxidharzhaltige Kleber verschluckt, sollte sofort Wasser oder Fruchtsaft trinken.**
- **Reinigen Sie die Haut mit Wasser, bevor der Kleber ausgehärtet ist.**
- **Bei Kleberspritzern im Auge müssen Sie zehn Minuten lang die Augen mit Wasser spülen. Gehen Sie anschließend zum Arzt.**

Aus nebenstehender Liste können Sie ersehen, welche Schadstoffe in den doch meist harmlos erscheinenden Büromaterialien enthalten sind.

Büroartikel – giftige Inhaltsstoffe und Alternativen

Bleistifte enthalten ein Fett-Wachs-Gemisch und Graphit.

- Vorsicht vor Billigfabrikaten, die giftige Schwermetalle enthalten: Blei, Chrom und Kadmium. Wer daran kaut, vergiftet sich!
- Kaufen Sie unlackierte Bleistifte!

Buntstifte enthalten Farbstoffe, Graphit und Zellulose.

- Vorsicht vor Billigfabrikaten, die giftige Schwermetalle enthalten: Blei, Chrom und Kadmium. Wer daran kaut, vergiftet sich!
- Kaufen Sie unlackierte Buntstifte!

Filzstifte und Textmarker enthalten Lösemittel: Xylol, Toluol, Aromate, Konservierungsstoffe, Formaldehyd, Alkohole und Polyvinylchlorid (PVC).

- Lösemittel sind starke Hirn- und Nervengifte, können krebserregend wirken und lösen Allergien aus.
- Kaufen Sie nur geruchlose Filzstifte oder Filzstifte mit Lebensmittelfarbe und Trockentextmarker ohne Lösemittel und Konservierungsstoffe.

Füllfederhalter enthalten Tinte, die zu 97 Prozent aus Wasser besteht, zu einem Prozent aus Farbstoff, aus Glyzerin und Sorbit.

- Es besteht keine Gesundheitsgefährdung.

Klebstoffe enthalten Kleberrohstoffe, Füllstoffe und Weichmacher.

- Lösemittel führen zu Allergien, machen süchtig, schädigen das Nervensystem und reizen die Schleimhäute.
- Benutzen Sie Leim, Papier- oder Bastelkleber für Papierklebearbeiten, lösemittelfreie Vielkleber oder umweltfreundliche Wachskleber.

Korrekturflüssigkeit enthält Lösemittel (Trichlorethan, Benzine).

- Lösemittel führen zu Allergien, machen süchtig, schädigen das Nervensystem und reizen die Schleimhäute.

Kugelschreiber enthalten Kunstharze, Lösemittel, Verdickungsmittel, Farbstoffe und Glyzerin.

- Die Inhaltsstoffe sind nur sehr gering konzentriert und stellen normalerweise kein Gesundheitsrisiko dar.

Stempelfarbe enthält Wasser, Farbstoffe, Glykol, Alkohole und Konservierungsstoffe.

- Manche Farbstoffe können giftig oder krebserregend sein.
- Restfarbe ist Sondermüll.

Ungiftige Haushaltsprodukte

- Wählen Sie – wann immer möglich – Produkte aus, die in Papier, Pappe, Glas oder Aluminium verpackt sind. Vermeiden Sie Plastikverpackungen.
- Kaufen Sie – wenn sinnvoll – größere Mengen der Produkte, um die Müllmenge zu verringern.
- Achten Sie auf nachfüllbare Verpackungen.
- Bevorzugen Sie ungebleichte chlorfreie Recyclingprodukte – gebleichtes Papier kann Dioxine enthalten.
- Wenn Sie immer noch gebleichte Kaffeefilter benutzen, wechseln Sie zu ungebleichtem Filterpapier, auswaschbaren Baumwollfiltern oder wiederverwendbaren Goldfolienfiltern, um eine Dioxinbelastung zu vermeiden.
- Verwenden Sie statt Mottenkugeln Zedernholz, ein ausgezeichnetes Mottenabwehrmittel. Zedernstücke kann man überall da deponieren, wo sich Motten einnisten könnten. Zedernholz gibt es im Holzgroßhandel, in Garten- oder Tierhandlungen. Man kann auch Zedernholzöl einsetzen.
- Versuchen Sie es mit biologisch abbaubaren Reinigungsmitteln, oder mischen Sie sich Ihre Reinigungsmittel selbst. Vermeiden Sie Phosphat- und Petroleumprodukte – sie tragen zur Umweltverschmutzung bei. Beispielsweise sind Backpulver, Salz und Essig wirksame nichtgiftige Reinigungsmittel.

Ungiftige Reinigungsmittel

Es gibt eine ganze Reihe unschädlicher Reinigungsmittel, die wesentlich billiger und genauso wirkungsvoll sind. Darüber hinaus verringern sich die Umwelt- und Gesundheitsgefahren und die Kosten.

Desinfektionsmittel und Toilettenreiniger

Chemische Desinfektionsmittel und Toilettenreiniger sind in der Regel für Mensch und Umgebung gleichermaßen giftig. Es gibt jedoch ungiftige Alternativen, die man selbst herstellen kann. Benutzen Sie anstatt kommerzieller Chemie zur Desinfektion beispielsweise eine halbe Tasse Borax in ca. 4,5 Liter heißem Wasser. Gegen eine verstopfte Toilette hilft meist eine viertel Tasse Backpulver plus eine halbe Tasse Essig – warten Sie, bis das Zischen aufgehört hat, und spülen Sie dann mit fünf Liter kochendem Wasser nach.

Badezimmerreinigung

Das Bad oder die Dusche reinigt man am besten unmittelbar, nachdem man es benutzt hat. Heißer Dampf hat dann den festsitzenden Staub aufgeweicht. Wischen Sie feuchte Oberflächen einfach mit einem Schwamm ab. Pilzsporenverdächtige Duschvorhänge kann man in der Waschmaschine mit etwas Bleichmittel im Sparmodus waschen. Mit Backpulver werden Toilettenschüsseln und Waschbecken sauber.

Fensterreinigung

Gießen Sie eine viertel Tasse Essig in fünf Liter heißes Wasser. Wenn nötig, etwas Reinigungsalkohol hinzugeben.

Backofenreinigung

Um einen verschmutzten Backofen zu reinigen, streuen Sie zunächst etwas Salz auf schmierige Stellen, und spritzen heißes Wasser darauf. Anschließend verteilen Sie Backpulver im Ofen und lassen das Ganze bis zum nächsten Morgen wirken. Mit einem Putzschwamm können Sie dann leicht allen Schmutz entfernen. Schließlich waschen Sie die Backröhre noch mit warmem Wasser aus.

Fruchtsaft- oder Teeflecken verschwinden meistens, wenn man die betroffenen Kleidungsstücke kocht.

Gras-, Teer- und Ölflecken reinigt man mit Eukalyptusöl.

Rostflecken lassen sich ausgezeichnet mit Zitronensaft und Salz entfernen.

Rotweinflecken behandelt man mit Salz oder mit kohlensäurereichem Mineralwasser.

Schweißflecken in Kleidungsstücken bekämpft man durch Einweichen in eine Lösung aus Wasser, Backpulver und/oder Essig.

Möbelpolitur

Statt kommerzieller Möbelpolituren kann man eine Mischung gleicher Anteile von Olivenöl und weißem Essig sowie ein paar Tropfen Zitronenöl verwenden. Gut schütteln, bevor Sie die Mixtur benutzen! Ihre Möbel werden in neuem Glanz erstrahlen.

Fußbodenreinigung

Benutzen Sie zur Reinigung des Fußbodens eine Lösung aus einer Tasse Essig oder einer halben Tasse Borax in fünf bis zehn Litern heißem Wasser.

Allzweckreiniger

Schmierseife ist der beste Allzweckreiniger. Schmierseife ist sparsam und billig und für Küche, Bad, Fußböden, Fenster und Türen geeignet.

Problemmüll entsorgen

Restfarben, Sprays und sonstige gefährliche Haushaltsprodukte können Sie bei etwas genauerer Planung oft vollständig aufbrauchen. Das ist besser, als sie zu entsorgen.

Einige gefährliche oder giftige Abfälle sollten, bevor sie weggeworfen werden, umweltsicher gemacht werden – das ist nur bei manchen Aerosolen, Flüssigkeiten und Farben möglich. Man entleert Spraydosen und Flüssigkeiten im Freien, wobei Zeitungspapier oder Katzenkloprodukte verwendet werden. Die gefährlichen Substanzen werden dann aufgesaugt oder verdampfen während der Entleerung. Anschließend werden die Abfälle zum Hausmüll gegeben.

- **Altöl** aus den Automotoren nehmen die meisten Tankstellen zurück, um es einem Recycling zuzuführen.
- **Automobilprodukte** wie Gefrierschutzmittel, Getriebe- und Bremsflüssigkeit und Autohartwachs werden unter Umständen von Tankstellen, vom Zubehörhandel oder von Ihrer Autowerkstatt zur Entsorgung angenommen. Als letzte Möglichkeit können Sie die Substanzen auf Sägemehl oder Katzenklomaterial schütten, in eine Plastiktüte verschließen und zum Hausmüll geben.
- **Batterien** aus Haushalt oder Auto gehören zum Sondermüll. Leere Haushaltsbatterien können in manchen Geschäften abgegeben oder in speziellen Containern entsorgt werden.
- **Farbverdünnung und Terpentin** sollte man in den Originalbehältern dicht verschlossen zum Sondermüll geben.
- **Haushaltsreinigungspulver** können meist ohne Bedenken zum Hausmüll gegeben werden.
- **Holzschutzmittel** können, wenn sie aus Altbeständen stammen, noch Kreosot oder Pentachlorphenol (PCP) enthalten – am besten bringt man solche Behälter zum Sondermüll.
- **Insektensprays** werden im Freien entleert, bis der Behälter nicht mehr unter Druck steht.
- **Möbelpolitur** in Spraydosen wird mit der Zeitungspapier-/Katzenklomethode entleert.
- **Nagellackentferner** in kleinen Mengen aus Ihrem Haushalt sollte mit der Zeitungspapier-/Katzenklomethode entleert werden.
- **Pestizide in Spraydosen** sollte man, ebenso wie auch die leeren Behälter, sammeln und zur Sondermülldeponie bringen.
- **Polsterreinigungsmittel** gibt es sowohl mit giftigen Lösemitteln als auch auf Wasserbasis. Prüfen Sie mit Hilfe des Etiketts, ob dieses Mittel brennbar ist oder das krebserregende Lösemittel Chlorethylen enthält – es gehört dann zum Sondermüll. Wenn das Reinigungsmittel auf Wasserbasis hergestellt worden ist, können Sie es zum Hausmüll geben.

Wo Sie nachschauen sollten

- Im Keller
- In der Küche
- In der Garage
- Im Hobbyraum
- Im Werkzeugkasten
- In der Vorratskammer
- In der Waschküche
- Im Badezimmer

Was Sie finden könnten

Reinigungsprodukte

- Rohrreiniger, Toilettenreiniger und Fensterputzmittel
- Bleichmittel und Ammoniak
- Desinfektionsmittel
- Reinigungslösungen und Fleckenentferner
- Septische Tankreinigungsmittel

Hobbyprodukte

- Fotografiechemikalien
- Imprägnierungsmittel
- Klebstoffe und Werkstoffe
- Künstlerfarben und Tinte

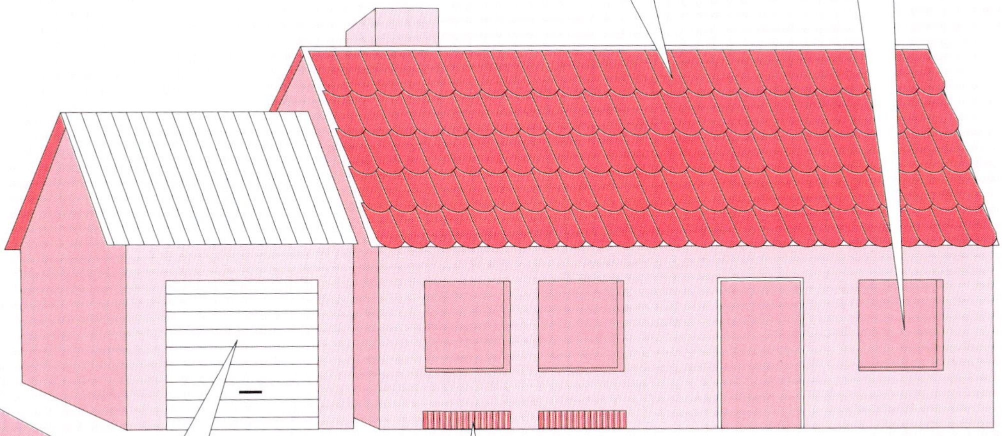

Automobilprodukte

- Altöl
- Batteriesäure
- Brems- und Getriebeflüssigkeit
- Gefrierschutzmittel
- Lösemittel
- Rostschutzmittel und Rostentferner
- Treibstoffe

Farben- und Bauprodukte

- Asphalt und Dachteer
- Farbverdünnung, Farbablöser und Lösemittel
- Holzschutzmittel
- Lacke und Firnis
- Latex- und Ölfarben
- Säuren
- Spraydosen

Garten- und Pflanzenschutzprodukte

- Ameisen- und Rattengift
- Flohpuder
- Sprays und Pulver
- Unkrautvernichtungsmittel
- Verbotene Pestizide

Gesunden Boden unter den Füßen

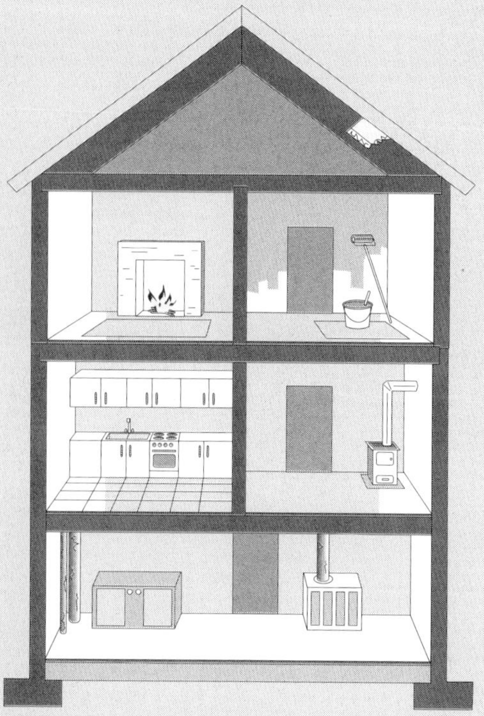

Angenehm wirkende und dauerhafte Fußbodenbeläge sind ein wichtiger Bestandteil der Wohnkultur. Bodenmaterialien und Fußbodenbeläge sollten eine lange Lebensdauer besitzen und umweltverträglich sein. Bodenbeläge sollten möglichst nicht durch die Ausdünstung chemischer Substanzen die Innenraumluft belasten. Die Gefahr einer solchen Belastung ist deshalb nicht zu unterschätzen, da meistens große Flächen mit dem Bodenbelagsmaterial ausgelegt werden und sich diese Materialien dann sehr lange in Innenräumen befinden.

Bodenbeläge für jeden Bedarf

Ein Bodenbelag wird in der Regel gezielt für die Beanspruchung ausgesucht, der er standhalten muß. Doch daneben spricht auch der individuelle Geschmack ein Wörtchen mit und nicht zuletzt der Zeitgeist oder die Mode, die es geschafft haben, daß auch Bodenbeläge für eine Zeitlang »in« sein können. Ebenso unvermittelt geraten auch Bodenbeläge wieder aus der Mode, plötzlich will man sie nicht mehr sehen.
Immerhin wird der Fußboden heute aber auch danach ausgewählt, ob er für die Bewohner und die Umwelt unbedenklich und gesund ist.

Beläge aus PVC

Fußbodenbeläge aus Polyvinylchlorid (PVC) werden meistens für Küchen, Flure und Bäder verwendet. Zur Herstellung solcher Beläge wird sehr viel Energie benötigt. Darüber hinaus entstehen große Mengen potentiell giftiger Abfälle. PVC-Beläge enthalten das eindeutig krebserregende Vinylchlorid, Weichmacher, Pigmentfarben, Füll- und Zusatzstoffe. Bei großflächig verlegtem PVC werden ständig gleichfalls krebserregende Weichmacher freigesetzt. Kleine Kinder, die auf solchen Böden herumkrabbeln, können solche Weichmacher durch unmittelbaren Kontakt über die Haut aufnehmen. Wenn es zum Brandfall kommt, werden aus PVC große Mengen an Salzsäure sowie hochgiftige Dioxine und Furane freigesetzt. Auch die Müllverbrennung von PVC ist deshalb für die Umwelt sehr problematisch. Ältere PVC-Beläge können darüber hinaus eine asbesthaltige Rückenbeschichtung besitzen.

Beläge aus Polyolefin

Als Alternative zu PVC-Böden werden Bodenbeläge angeboten, die Polyethylen, Polypropylen, Pigmente und mineralische Füllstoffe enthalten. Dieser Belagstoff ist weniger giftig und umweltbelastend als PVC. Krebserregende Weichmacher oder Flammschutzmittel fehlen. Möglicherweise riechen solche Beläge aber unangenehm.

Beläge aus Gummi

Gummibodenbeläge enthalten Styrol und verschiedene andere Zusatzstoffe. Bei der Herstellung, Verarbeitung und Vulkanisation werden mehr als 30 unterschiedliche Chemikalien eingesetzt, die dann als ausgasende chemische Verbindungen die Innenraumluft belasten können.
Synthesegummi riecht stark und gilt durch die entstehenden krebserregenden Nitrosamine als gesundheitsschädlich. Echtes Recycling von Synthesegummi ist noch nicht möglich.

Bei der Wahl eines Bodenbelags müssen viele Aspekte bedacht werden. Das Aussehen spielt ebenso eine Rolle wie die Reinigung und Pflege, aber auch seine ökologischen und baubiologischen Eigenschaften.

Beläge aus Kork

Kork ist ein leichtes, wärme- und schalldämmendes, elastisches und gegen Fäulnis beständiges Material.
Korkböden bestehen grundsätzlich aus Naturkork, wobei die Rinde der Korkeiche geschält und gemahlen wird. Die Korkplatten werden dann mit Hilfe von Natur- oder Kunstharzklebern hergestellt. Unbehandelte Korkplatten müssen nach dem Verlegen gewachst oder versiegelt werden. Fertig oberflächenbehandelte Korkplatten werden meist mit einer Polyurethanlackbeschichtung oder auch einer transparenten PVC-Schicht angeboten – selten Naturharzlack. Korkplatten müssen verklebt werden. Verträgliche Naturharzkleber sind erhältlich.

Beläge aus Linoleum

Linoleum wird hauptsächlich aus natürlichen Rohstoffen hergestellt. Die Jutefaser-Linoleumzement-Grundmasse enthält Leinöl, Naturharz, Korkmehl, Holzmehl, Kreide und andere mineralische Füllstoffe. Giftige Weichmacher und Flammschutzmittel fehlen. Wenn der Oxidationsprozeß des Leinöls noch nicht vollständig abgeschlossen ist, sind Geruchsbelästigungen möglich.
Linoleum hat eine sehr lange Lebensdauer und ist ein auch für Allergiker geeigneter Bodenbelag. Es ist schall- und wärmedämmend, abriebfest und bakterientötend.
Am umweltverträglichsten ist Linoleum ohne Isolieranstrich. Zur Verklebung von Linoleumfußbodenbelägen stehen verträgliche Linoleumkleber auf Naturharzbasis zur Verfügung.

Beläge aus Fliesen

Fliesen sind wohl der stabilste und gegen Schmutz am wenigsten empfindliche Bodenbelag. Ihr einziger Nachteil kann – in seltenen Fällen – eine uranhaltige Glasur sein.

Für Räume, in denen viel Schmutz und Feuchtigkeit entsteht, sind Fliesenböden geeignet. Nicht nur in Küchen, Werkstätten und Arbeitsräumen, sondern auch in den Bädern, Fluren und sogar in den Wohnzimmern von Privatwohnungen sind Fliesen als Bodenbelag beliebt. Sie sind für die Reinigung sehr zweckmäßig und können außerdem auch sehr dekorativ wirken.
Manche Fliesenglasuren sind uranhaltig und können daher radioaktive Strahlung abgeben. In Deutschland dürfen glasierte Fliesen nur bis zu einem bestimmten Grenzwert natürliches Uran aufweisen.

Beläge aus Holz

Parkettböden und Fußbodenbeläge auf Holzbasis sind in der Regel am gesündesten und auch für Allergiker sehr gut geeignet. Beim Abschleifen und Versiegeln von Holzböden kann die Raumluft jedoch sehr lange mit giftigen Stoffen belastet sein.

Stabparkett

Diese Parkettform besteht aus massiven Holzstäben, die mit Nut und Feder versehen verlegt werden. Die verwendeten Holzarten sind Eiche, Esche, Buche und Kiefer. Die Verlegemuster sind Schiffsboden-, Würfel- und Fischgrätmuster. Baubiologisch wird eine Unterkonstruktion aus Lagerhölzern empfohlen. Nicht zu empfehlen ist die Verklebung des Parketts, da nur Kunstharzkleber eingesetzt werden können, die zur langfristigen Lösemittelausdünstung führen. Fugen, Aufquellung, Schwingung und »Arbeiten« des Holzes ist normal und entspricht dem Material. Stabparkett kann geölt, gewachst und versiegelt werden.

Fertigparkett

Industriell hergestellte, fertig oberflächenbehandelte Fußbodenelemente aus Holz oder Holzwerkstoffen bezeichnet man als Fertigparkett. Eine Nachbehandlung ist nicht erforderlich. Vor allem bei der Altbausanierung ist Fertigparkett von Vorteil, da die notwendige Konstruktionshöhe niedrig ist. Nicht zu empfehlen ist die Verklebung des Parketts, da nur Kunstharzkleber eingesetzt werden können, die zur langfristigen Lösemittelausdünstung führen. Häufig fehlen Herstellerangaben über die verwendeten Leime und Lacke und deren mögliche Ausdünstungen.

Mosaikparkett

Bei Mosaikparkett werden Lamellen von Parketthölzern verleimt. Dieses Parkett kann mit Dispersionskleber oder auch mit einem Naturharzkleber auf Estrichen verlegt werden.

Massivdielen

Holzdielenböden waren die häufigste Bodenart in Altbauten. Massive Bretter wurden hierbei in der Regel direkt auf die Holzbalken der Geschoßdecke montiert. Vor der Verlegung sollte man solche Dielen im Raum lagern, damit sich Holzfeuchte und Raumluftfeuchte angleichen können. Massivdielen neigen zur Fugenbildung. Dadurch wird die Wärmeisolierung des Bodens stark eingeschränkt, außerdem machen Fugen und Ritzen bei der Reinigung des Bodens Probleme. Massivdielen sind auch kaum schalldämmend. Rohe Fußbodendielen kann man wachsen, ölen oder versiegeln.

Landhausdielen

Landhausdielen sind verleimte Dielenfußböden. Sie verbinden die urtümlich-rustikale Optik mit den Vorzügen einer geschlossenen, glatten Oberfläche. Wegen der Verleimung kann eine Fugenbildung hier nicht auftreten. Bei Fertigdielen sollte man auf Angaben über die verwendeten Leime und Versiegelungsmaterialien achten.

Beläge aus Teppichboden

Textile Bodenbeläge sind als Wohnraumausstattung sehr verbreitet. Die wohnliche Wärme des textilen Materials ist beim Teppichboden verbunden mit einer guten Trittschall- und Wärmeisolation. Allergiker sollten bedenken, daß Teppichböden schwierig zu reinigen sind und zu einer staubreichen Raumluft beitragen. Teppichböden enthalten Polyamid-, Polyacryl- und Polyesterfasern oder Naturfasern wie Schafwolle und Ziegenhaar. Sie bestehen in der Regel aus einer Nutzschicht und aus einer Trägerschicht.

▶ Achten Sie darauf, daß die Nutzschicht, der Flor, aus Naturfasern wie Baumwolle, Sisal, Kokos oder Schurwolle besteht.

▶ Bei der Trägerschicht sind Sisal oder Glasfasergewebe besser und sicherer als Kunststoff.

Man kann meistens davon ausgehen, daß Teppichböden chemisch behandelt wurden – mit Antistatikmitteln, Mottenschutzmitteln, antibakteriellen oder schmutzabweisenden Mitteln. Gewebte Teppiche enthalten fast immer Mottenschutzmittel. Von solchen behandelten Teppichböden ist dringend abzuraten. Von den Teppichfasern selbst ist in der Regel keine gesundheitliche Beeinträchtigung zu erwarten. Am sichersten, verträglichsten, aber auch am schwierigsten ist die Verspannung des Teppichbodens. Soll der Teppichboden verklebt werden, können entweder Klebebänder oder zur Vollflächenverklebung lösemittelfreie Dispersionskleber oder spezielle Naturharzkleber verwendet werden.

Der beste Fußboden ist entwertet, wenn als Trägermaterial oder Kleber schädliche und ausgasende Stoffe verwendet werden.

Gefährliche Rückenbeschichtung

Daß Teppichböden in letzter Zeit öfter in die Kritik gekommen sind, liegt vor allem an dem oft problematischen Trägermaterial der Rückenbeschichtung. Ausdünstungen aus dem Belag der Rückenbeschichtung können unter Umständen die Innenraumluft stark belasten: Vinylacetat, Vinylchlorid, Isocyanate und Styrol führen zu zahlreichen Befindlichkeitsstörungen und sind außerdem krebserregend.

Bei ganz oder teilweise synthetisch hergestellten Teppichbodenfasern werden gleichfalls gesundheitsschädliche Substanzen freigesetzt – ein unberechenbarer Giftcocktail kann dadurch in der Innenraumluft entstehen. Die sichere Rückenbeschichtung sollte aus einem Naturlatexanstrich oder etwa aus Jute bestehen.

Allergierisiken – Feldzug gegen Staub und Schimmel

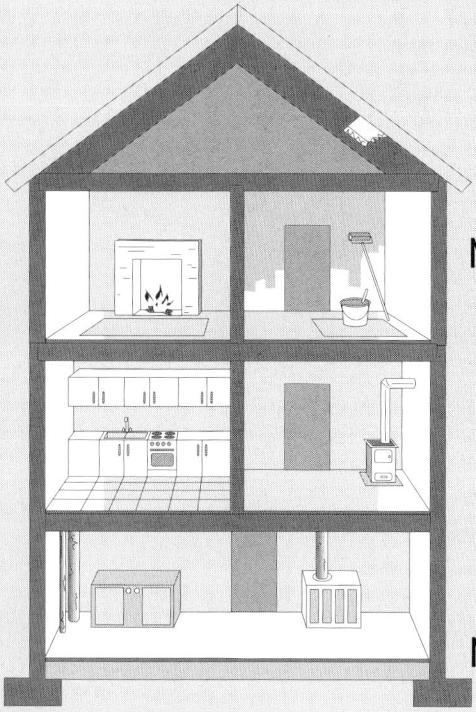

Allergische Erkrankungen treten insbesondere bei Kindern und Jugendlichen weltweit in besorgniserregender Weise zunehmend häufiger auf. Man nimmt an, daß fast jeder fünfte betroffen sein könnte. Allergien entstehen auf der Grundlage einer erblichen Veranlagung, sie können genetisch vorgegeben sein. Darüber hinaus können Allergien durch Umwelt- und Umgebungseinflüsse entstehen oder gefördert werden. Gerade dann, wenn ein Mensch eine Allergieveranlagung hat, spielen solche Umgebungsfaktoren eine wichtige Auslöserrolle.

Allergien auf dem Vormarsch

Eine wichtige Rolle bei dem Vormarsch der Allergien spielt die Tatsache, daß wir fast 80 Prozent unseres Lebens in geschlossenen Räumen verbringen – die meiste Zeit zu Hause. Abdichtende Hausbauweise und veränderte Heizgewohnheiten sowie eine erschwerte Lüftung von Wohnung und Haus leisten Allergien deutlichen Vorschub. Studien zeigten, daß Allergien häufiger in Familien mit »höherem« Bildungsgrad angetroffen werden und daß mit ansteigender Kinderzahl das Allergierisiko sinkt. Viele Fragen sind bei der Entstehung von Allergien noch offen. Die Erkrankung selbst bleibt für die Betroffenen im täglichen Leben aber eine schwere Belastung.

Eine Mutter von zwei Kindern und ihr Ehemann bezogen stolz die neue Dreizimmer-Eigentumswohnung im südkalifornischen San Diego. Doch schon nach einiger Zeit stellten sich bei der Mutter verstärkt Unwohlsein, Erkältungsanfälligkeit, bakterielle Infektionen und allergische Reaktionen auf Pilze ein. Dieser Zustand dauerte mehr als neun Monate an. Auch die Kinder litten immer öfter an Erkältungen und waren ständig krank. Mehrere Fachärzte konnten keine Erklärung für die häufigen Erkrankungen bei der Mutter und den Kindern finden. Der Hausarzt diagnostizierte eine Immunschwäche und tippte auf eine ungesunde Wohnung. Erst nachdem Baubiologen und Sachverständige die Wohnung unter die Lupe genommen hatten, stand fest: Die ganze Wohnung war hochgradig mit Bakterien, Hefe- und Schimmelpilzen belastet, die in Teppichen und Wänden versteckt waren. Die Ursachen waren schnell gefunden: eine übergelaufene Toilette, eine blockierte Abwasserleitung, ein schlechtes Ventilationssystem, kleine Löcher in den Wasserleitungen sowie die unzureichende Desinfektion und Reinigung der Hohlwände. Bakterien und Pilze konnten durch diesen idealen Nährboden aus Feuchtigkeit und Wärme hundertmal schneller wachsen als sonst. In einem anschließenden Gerichtsverfahren wurde die verantwortliche Hausverwaltung zu einer Million Dollar Schadenersatz und Leibrenten für die betroffenen Kinder verurteilt.

Kinder sind besonders betroffen

Untersuchungen zeigten, daß Kinder ab dem dritten Lebensjahr für allergene Einwirkungen besonders anfällig sind. Pollen, Tierhaare und Hausstaubmilben – mit die wichtigsten Allergene – sensibilisieren gerade Kinder.

Dieses drastische Beispiel aus Amerika zeigt, wie es zu einer Allergie kommen kann. Auch die wichtigsten Ursachen für das Gedeihen der Hauptallergene, Bakterien und Pilze, werden bei diesem Extremfall deutlich – Luftfeuchte und Temperatur spielen die Hauptrolle.

Allergie ist eine spezifische Änderung der Abwehrlage (Immunität) im Sinne einer krankmachenden Überempfindlichkeit.

Allergische Erkrankungen hausgemacht

Allergien können fast an allen Organsystemen des Menschen vorkommen – am häufigsten treten jedoch allergische Erkrankungen an der Haut und den Schleimhäuten in Erscheinung, der Schnittstelle zwischen Außeneinflüssen und dem menschlichen Körper. Die wichtigsten Krankheitsformen sind Heuschnupfen, Asthma bronchiale, Tränen- und Nasenlaufen, Nesselsucht, Ekzeme durch Hautkontakt mit allergieauslösenden Stoffen sowie Nahrungsmittel- und Arzneimittelallergien. Im Zusammenhang mit Innenraumschadstoffen sind drei verschiedene Allergiereaktionen von Bedeutung:

- **Typ-I-Reaktion,** eine Sofortreaktion beispielsweise bei allergischem Schnupfen (Rhinitis) oder Asthma bronchiale.
- **Typ-III-Reaktion,** eine durch äußere Einflüsse entstehende allergische Lungenerkrankung (allergische Alveolitis).
- **Typ-IV-Reaktion,** eine allergische Reaktion bei Berührung bestimmter Substanzen. Meistens tritt dann das allergische Kontaktekzem auf.

Die wichtigste Maßnahme gegen Allergien ist die Vermeidung des auslösenden Allergens – die sogenannte Allergenkarenz.

Innenraumbelastungen durch Schadstoffe oder Allergene können bei empfindlichen Menschen zur Auslösung allergischer Erkrankungen führen. Im Wohnbereich kommen entweder biologische oder synthetische Allergene vor. Sie gelangen von außen in die Innenräume oder entstehen im Haus selbst. Biologische Allergenquellen sind Pollen, Tierhaare, Hausstaubmilben, Kakerlaken, Schimmelpilze und Pflanzen. Zu den synthetischen Allergenen gehören alle Arten von Chemikalien, Verbrennungsrückstände, Nahrungsmittelzusätze oder Arzneimittel. Aber auch der Lebensstil kann einen wichtigen Allergiebeitrag leisten: In Städten ist das Allergierisiko eineinhalbfach so hoch wie auf dem Land. Allergien werden in einem komplizierten Zusammen- und Wechselspiel vieler Faktoren ausgelöst: Veranlagung, Atemluft, Nahrung, Hautkontakt, Injektionen, Psyche und Streß sowie Umweltschadstoffe.

Auslöser von Allergien

- **Substanzen, die Sie einatmen: Chemische Dämpfe – Federn – Pollen – Schimmelpilze – Staub – tierische Substanzen**
- **Stoffe, die Sie essen oder trinken: Arzneimittel – Getränke – Nahrungsmittel**
- **Dinge, die Sie berühren: Hölzer – Kosmetika – Metalle – Pflanzen – Produkte aus Plastik – Seifen – Textilien**

Allergie liegt in der Luft

Der einfachste Weg zur Allergie führt über die Atemluft. Die Hitliste der Allergene wird von Gräserpollen angeführt, gefolgt von Allergenen, die von Katzen, Hunden, Hausstaubmilben, Bäumen, Wildkräutern, Pferden und Schimmelpilzen erzeugt werden.

- Die Innenraumluft wird meistens durch *biologische* Allergene wie Hausstaubmilben oder Pollen zur Krankheitsquelle für entsprechend veranlagte Menschen. Man kann jedoch die Allergenkonzentrationen messen und durch Sanierungsmaßnahmen die Luftqualität entscheidend verbessern. Feuchtigkeit und Temperatur im Raum spielen hier die wichtigste Rolle.
- Allergien durch *chemische* Substanzen sind dagegen im häuslichen Bereich eher selten. Die normalerweise vorherrschenden Konzentrationen chemischer Stoffe wirken meistens nur allergieverstärkend auf den Menschen ein.

Inhalationsallergene

Allergene in der Luft werden auch als Inhalationsallergene bezeichnet. Die Krankheitsreaktionen machen sich meistens an den Schleimhäuten der oberen und unteren Atemwege bemerkbar. Die wichtigsten Luftallergene sind:

- Allergene tierischen Ursprungs: Haut- und Fellschuppen von Tieren, Federn, Insekten, Spinnen
- Allergene pflanzlichen Ursprungs: Pollen, Getreidestäube, Mehl, Fasern, Holzstaub, Pilzsporen, ätherische Öle, Duftstoffe
- Allergene chemischen Ursprungs: Harze, Metallsalze, Arzneimittelstäube.

Moderner, energiesparender Wohnungsbau und eine zum Großteil in Innenräumen stattfindende Lebensweise haben dazu geführt, daß Innenraumbelastungen größere Bedeutung bekommen haben. Funktions- und leistungsfähige Belüftungssysteme werden für nach außen abgedichtete, wärme- und schallisolierte Innenräume immer wichtiger.

Wohnräume unter Allergieverdacht

Reagieren Sie allergisch auf Ihr Haus oder Ihre Wohnung? Prüfen Sie folgende Orte auf ihre allergene Wirkung:

- **Schlafzimmer:** Am Fußboden kann sich Schimmel gebildet haben. Vielleicht reagieren Sie allergisch auf Daunen oder Federn in den Kissen und im Bettzeug.
- **Ecken:** Vielleicht hat Ihr alter Lieblingsstuhl verrottete Polster.
- **Keller und Speicher:** In feuchten Kellern kann sich Schimmel gebildet haben. Ein unbenutzter Speicher ist häufig ziemlich staubig.
- **Haus von Freunden:** Vielleicht gibt es dort einen Hund, eine Katze oder Wellensittiche.
- **Wochenendhaus auf dem Land:** Möglicherweise gibt es dort altes Federbettzeug und viel Staub. Vielleicht hatte der Vorbesitzer einen Hühnerstall oder Pferde in der Scheune.
- **Spielplatz und Garten:** Gräser und andere pollenproduzierende Pflanzen wachsen in der Umgebung.
- **Hausrenovierung:** Dämpfe von Farben und Beizmitteln liegen in der Luft. Vielleicht sind Sie auch den Dämpfen von Lösemitteln oder aufgewirbeltem Staub ausgesetzt.

Ein Verdacht auf Innenraumallergene besteht immer dann, wenn Sie sich besser fühlen, sobald Sie sich einige Zeit nicht in solchen Wohnbereichen aufhalten und die Beschwerden wieder auftreten, wenn Sie dorthin zurückgekommen sind.

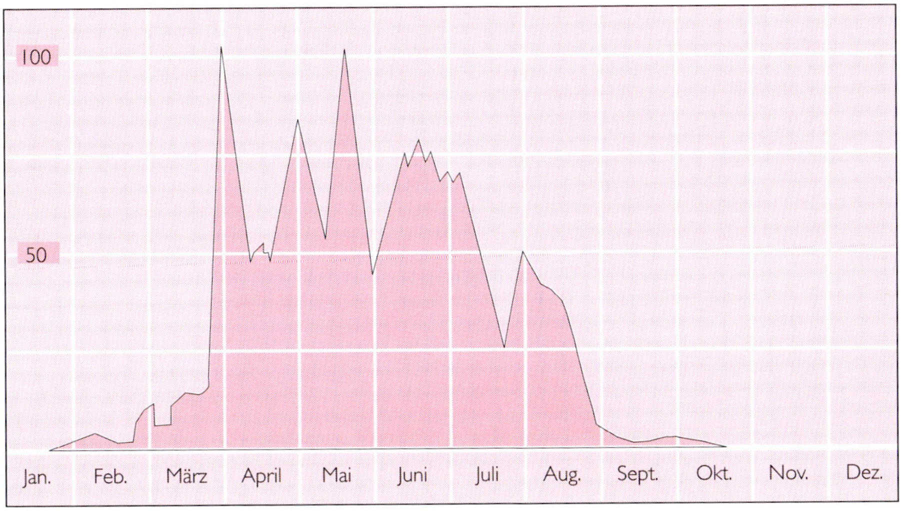

Der durchschnittliche Gesamtpollengehalt der Luft im Verlauf eines Jahres.

Pollen – Allergie im Anflug

Pollen sind die häufigsten Luftallergene. Eine Roggenähre enthält mehr als vier Millionen Pollenkörner, ein Haselstrauch besitzt etwa 600 Millionen Pollen. Allergiker können sich mit Hilfe von sogenannten Pollenflugkalendern über die Pollenflugzeiten und die Pollenarten informieren. Auf dem Land ist während der Nacht meistens weniger Pollenflug zu beobachten, da es dort stärker abkühlt. In Städten ist hingegen meist rund um die Uhr Pollenflugzeit. Darüber hinaus können die Pollen über industrialisierten Zonen auch stärker mit Schadstoffen belastet sein. Pollenallergiker reagieren in der Regel mit tränenden Augen und laufender Nase auf Pollen.

Schutz vor Pollen

Eine Pollenallergie tritt bei den Betroffenen oft wie aus heiterem Himmel auf, meist vor dem 20. Lebensjahr.

Pollenallergene können auch in das Hausinnere gelangen. Mit geeigneten Maßnahmen kann man die Belastung in der Innenraumluft wirksam verringern.

- Bleiben Sie vor allem von 5.00 bis 10.00 Uhr vormittags im Haus. Zu dieser Zeit oder bei windigem Wetter ist der Pollengehalt der Luft am höchsten. Lassen Sie die Fenster geschlossen – auch nachts.
- Tragen Sie zum Schutz der Augen vor Pollen außerhalb des Hauses eine Brille oder Sonnenbrille.
- Mähen Sie Ihren Rasen sehr kurz, um die Freisetzung von Pollen zu verhindern.
- Wenn Sie Pollen ausgesetzt waren, duschen Sie sich, und waschen Sie sich die Haare – in den Haaren können sich Pollen festsetzen, die Sie dann in den Hausbereich hineintragen.
- Berühren Sie nicht Ihre Augen mit den Händen.
- Vermeiden Sie es, staubige Dinge anzufassen, wie z.B. Bücher, Schachteln und Kleider.
- Wenn Sie – auch nur leicht – auf bestimmte Nahrungsmittel allergisch reagieren, vermeiden Sie diese während der Pollensaison, da sonst das Allergiepotential noch höher wird. Trinken Sie keinen Alkohol während der Heuschnupfenperiode.
- Sie können während der Pollenflugzeit zusätzlich Vitamin C zu sich nehmen. Viele Beschwerden können dadurch abgemildert werden.
- Meiden Sie Zigarettenrauch.
- Wenn Sie Brustbeklemmungen und Niesreiz haben, hilft oft Wasserdampf. Gehen Sie ins Bad, drehen Sie die Dusche auf heißes Wasser, und inhalieren Sie den Wasserdampf – Sie können auch eine heiße Tasse Tee oder Kaffee trinken, Koffein und Hitze fördern die Entspannung der Bronchialmuskulatur.

Feuchtigkeit – Feind Nummer eins

Der steigende Wohnkomfort hat es mit sich gebracht, daß moderne Wohnungen und Häuser mit einer höheren Feuchtigkeit fertigwerden müssen als in früheren Zeiten. Neuartige Baustoffe und Anstriche sind besser, schneller und kostengünstiger zu verarbeiten, und neuartige Fenster lassen mehr Licht ins Haus und verringern die Heizenergie.

Diese Materialien sorgen jedoch auch für mehr Dichtigkeit gegenüber der Außenatmosphäre und sind nicht mehr so luftdurchlässig. Da im Laufe der Zeit auch Bad, Toilette, Küche und sogar Waschküche im Haus untergebracht wurden, stieg die Feuchtigkeitsbelastung im Wohnbereich stark an.

In einem Vierpersonenhaushalt werden während des Tages etwa zehn Liter Wasser an die Raumluft abgegeben. Dagegen gibt es nur ein Mittel: Lüften, lüften, lüften!

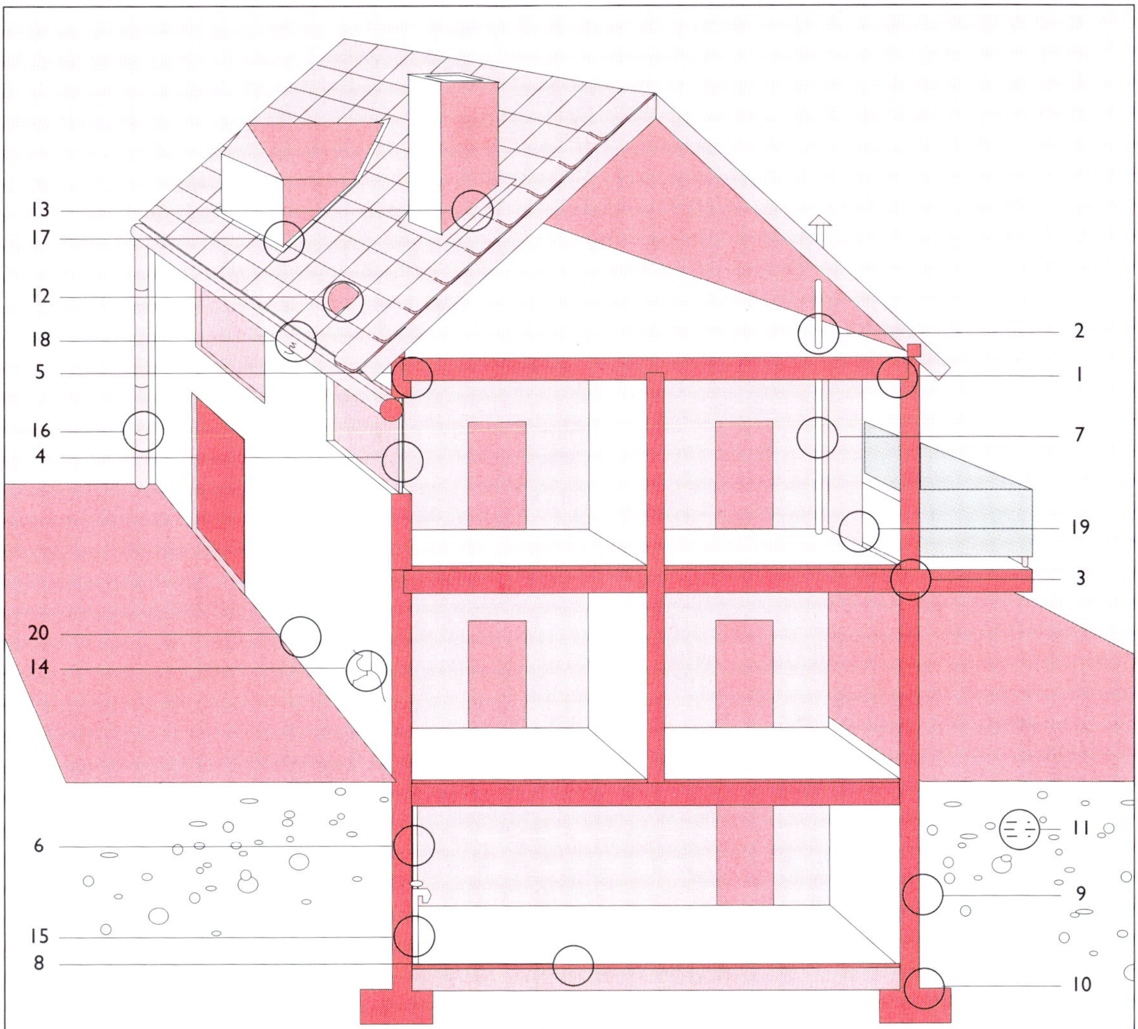

Feuchtigkeit aus der Luft

1 Wärmebrücke Sturz
2 Wärmebrücke Gußrohr
3 Wärmebrücke Betondecke
4 Kondensat an ISO-Glas wegen zu hoher Luftfeuchtigkeit
5 Zu geringe Oberflächentemperatur der Wand/Decke wegen unvollständiger Wärmedämmung
6 Tauwasser wegen fehlender Dampfbremse oder wegen Luftbewegung durch das Bauteil
7 Ungedämmte Kaltwasserleitung
8 Schaden an der horizontalen Abdichtung
9 Fehlerhafte vertikale Abdichtung
10 Defekte Abdichtung an der Hohlkehle
11 Grundwasseränderung

Feuchtigkeit durch Niederschlag

12 Undichtigkeit in der Dachdeckung
13 Defekte Anschlüsse
14 Putz oder Verfugung des Mauerwerks gerissen
15 Undichte Wasserleitung
16 Undichtes/verstopftes Regenfallrohr

Sonstige allgemeine Schäden

17 Defekte Kehlen
18 Defekte Regenrinnen
19 Undichtigkeiten im Fenster /Türbereich
20 Fehlender Spritzwasserschutz

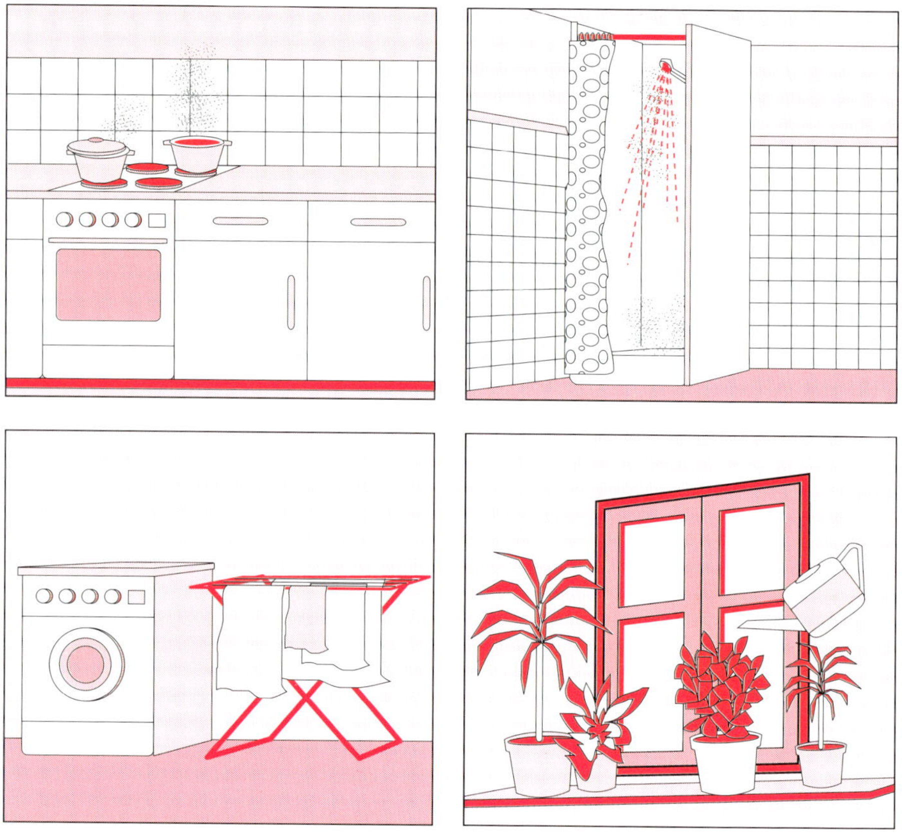

Kochen, duschen, Wäsche trocknen und aufhängen sowie Zimmerpflanzen gießen – diese Tätigkeiten produzieren erheblich Mengen Feuchtigkeit im Haus.

Was produziert wieviel Feuchtigkeit im Haus?

Mensch	**1–1,5**	**Liter Wasser pro Tag**
Duschen und Baden	**0,5–1**	**Liter Wasser pro Tag**
Kochen	**0,5–1**	**Liter Wasser pro Tag**
Spülmaschine (ein Spülgang)	**0,2**	**Liter Wasser pro Tag**
Wäschetrocknen (4,5 Kilogramm) geschleudert	**1–1,5**	**Liter Wasser pro Tag**
Wäschetrocknen (4,5 Kilogramm) tropfnaß	**2–3,5**	**Liter Wasser pro Tag**
Waschmaschine (ein Waschgang)	**0,2–0,3**	**Liter Wasser pro Tag**
Wasseroberfläche (Aquarium)	**0,9–1,2**	**Liter Wasser pro Tag**
Zimmerpflanzen	**0,5–1**	**Liter Wasser pro Tag**

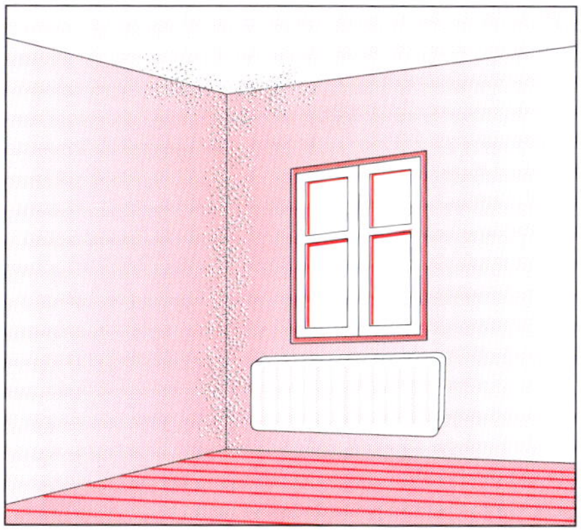

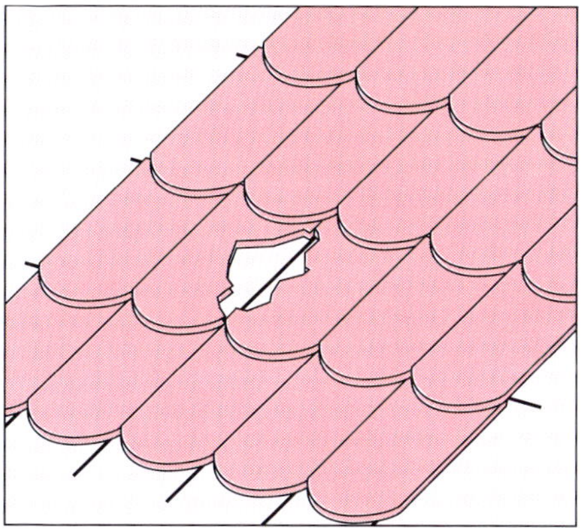

Links: Kondensatbildung in den Zimmerecken. Rechts: Regenwasser kann durch ein undichtes Dach eindringen.

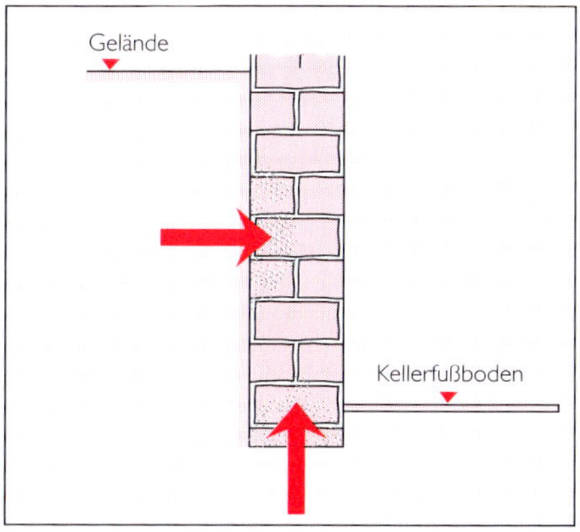

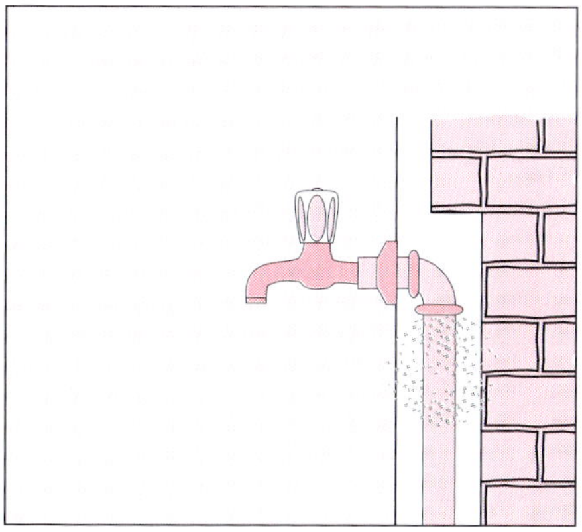

Links: Eindringende Feuchtigkeit aus dem Erdreich. Rechts: Verdeckter Wasserschaden durch undichte Wasserleitungen.

Zeigen sich an einem Haus oder einer Wohnung Spuren von zuviel Feuchtigkeit, sollte man klären, woher die Feuchtigkeit kommt. Die Sanierung feuchter Baukörper kann sehr kostspielig sein.

▸ **Luftfeuchtigkeit** kondensiert an Oberflächen, die kälter sind als der Taupunkt. Durchfeuchtung und ungenügende Wärmedämmung erzeugen eine zu hohe Wärmeableitung mit Kondenswasserbildung.

▸ **Feuchtigkeit aus der Erde** gelangt über Oberflächenwasser oder Grundwasser in das Mauerwerk. Eine Sperrschicht an den Fundamenten oder in den Mauern der Gebäude soll das Wasser bremsen. Ist sie undicht, schlecht ausgeführt oder fehlt sie ganz, können die Mauern aus der Erde Feuchtigkeit ziehen.

▸ **Niederschlagswasser** kann durch Dachschäden, undichte Bauteile oder schadhafte Regenwasserableitung in ein Gebäude eindringen.

▸ **Wasser- und Abwasserleitungen** können bei Undichtigkeiten zunehmende Feuchtigkeit abgeben.

▸ **Bauweise und Baumaterial** können die Feuchtigkeit im Haus beeinflussen. Auch beim Hausbau wird Wasser benutzt, das dann je nach Art des Baumaterials unterschiedlich lange verdunsten kann. Ziegelbauten brauchen etwa ein Jahr, Beton- und Kalksandsteinhäuser fast drei Jahre, bis sie völlig ausgetrocknet sind.

Wasser kann zu schweren Zerstörungen an der Bausubstanz beitragen: Mauerwerk und Putz blühen über dem Erdreich aus. Chemische Reaktionen von Baumaterial mit Wasser kann zu zahlreichen sanierungsbedürftigen Schäden an Gebäuden führen.

Lüften mit System

Schlechte Lüftung und vor allem Kondenswasser fördern das Pilzwachstum deutlich.

Um einen wirksamen Luftaustausch zu erzielen, kann man auf verschiedene Weise lüften:

- Querlüftung: Gegenüberliegende Fenster oder Türen werden eine bis fünf Minuten ganz geöffnet.
- Stoßlüftung: Ein Fenster ist fünf bis zehn Minuten lang ganz geöffnet.
- Ein Fenster bleibt 10 bis 15 Minuten halb geöffnet.
- Ein Fenster bleibt gekippt und eine Tür 15 bis 30 Minuten lang ganz geöffnet.
- Ein Fenster bleibt gekippt 20 bis 30 Minuten lang geöffnet.

Schimmelpilze – Kultur mit Folgen

Zuviel Feuchtigkeit in Haus und Wohnung durch unzureichende oder schlechte Lüftungsbedingungen ist zusammen mit erhöhten Temperaturen die Hauptursache für die Entstehung von Schimmelpilzen. Pilze bilden mikroskopisch kleine »Samen«, die Sporen, die an die Luft abgegeben werden und dann im Hausstaub enthalten sein können. Kommen Wärme und Feuchtigkeit zusammen, keimen diese Sporen auf einem entsprechenden Nährboden zu Pilzgeflechten aus. Nährboden für Pilze sind organische Stoffe, die man überall findet: Erde, Holz, Staub, Kunststoff, Verfugungen.

Pilzkulturen sind sehr hartnäckig. Wenn sich einmal ein Pilz im Haus eingenistet hat, kann es sehr schwierig sein, ihn wie-

Die Wirkung der natürlichen Lüftung durch Fester und Türen.

Wirkung der natürlichen Lüftung	Lüftungsart Fensterstellung	Ungefähre Dauer der Lüftung, um einen Luftwechsel zu erzielen
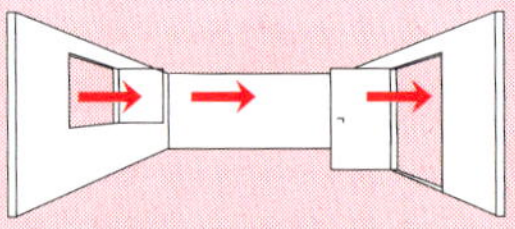	Fenster und gegenüberliegende Tür/Fenster ganz offen QUERLÜFTUNG	1 – 5 Minuten
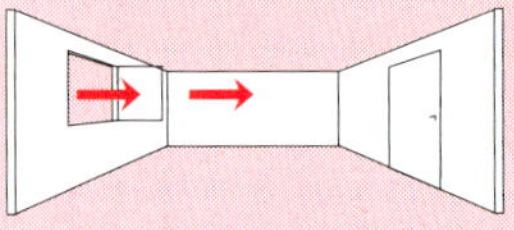	Fenster ganz offen STOSSLÜFTUNG	5 – 10 Minuten
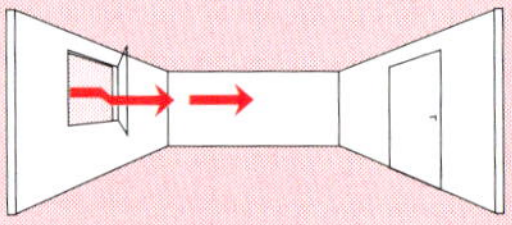	Fenster halb offen	10 – 15 Minuten
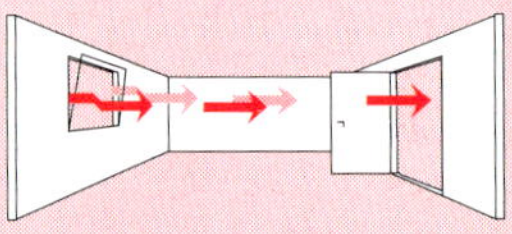	Fenster und gegenüberliegende Tür/Fenster ganz offen QUERLÜFTUNG	15 – 30 Minuten
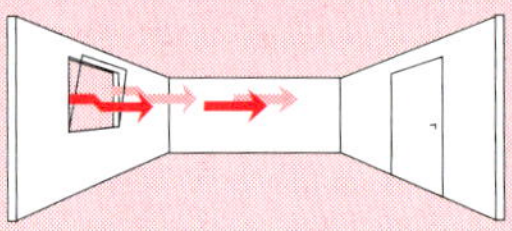	Fenster gekippt	30 – 60 Minuten

der loszuwerden. Für Kinder, immungeschwächte Menschen und Allergiker stellen Pilzsporen und Schimmelpilze als Inhalationsallergene eine große Gesundheitsgefahr dar. Deshalb ist es für Wohnungen und Gebäude sehr wichtig, daß kein pilzfreundliches Raumklima geschaffen wird.

Pilze in der Wohnung unerwünscht

Pilze kommen überall vor. Pilze wachsen in der Regel versteckt und werden wegen der geringen Größe meist nicht besonders beachtet. Pilze sind in vielen Lebensbereichen sehr nützlich – sie sorgen unter anderem für die Wiedereingliederung und Verarbeitung organischer Stoffe in den ökologischen Kreislauf. Schimmelpilze sind überall in der Natur weit verbreitet.

Manche Menschen reagieren jedoch allergisch auf Pilzsporen, die von Pilzen zur Vermehrung gebildet werden. Alle organischen Stoffe können Nahrungsquellen für Pilze darstellen. Sie versuchen solche Stoffe möglichst schnell zu besiedeln und zu wachsen. Es entstehen dabei so viele Sporen, daß sie auch in die Innenräume von Wohnungen und Häusern gelangen. Sie sind zunächst in der Atemluft nachweisbar, setzen sich dann aber allmählich auf Oberflächen ab.

Im Hausstaub, auf menschlichen Hautschuppen und in Nahrungsresten bei möglichst warmem und feuchtem Raumklima fühlen sich Pilze besonders wohl. Im Freien wachsen Pilze bevorzugt bei

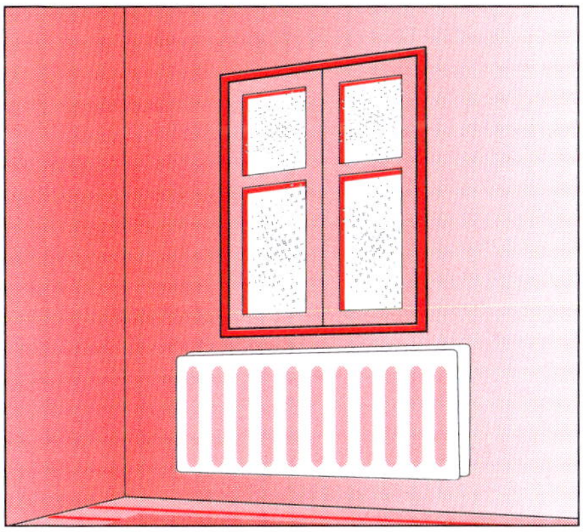

Tauwasser auf den Fensterscheiben steigert die Feuchtigkeit im Raum.

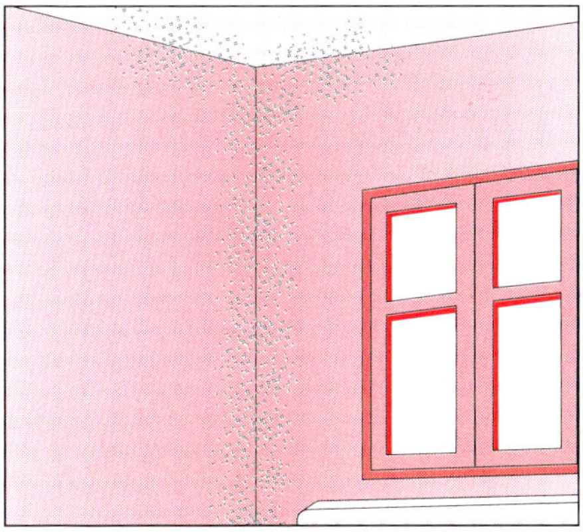

Eindringendes Tauwasser in Außenwandecken bietet Schimmelpilzen die ideale Lebensgrundlage.

Wachstumsbedingungen der wichtigsten im Hausstaub vorkommenden Pilzgattungen

Pilzgattung	Temperatur	Optimal	Luftfeuchtigkeit	Optimal
Alternaria	–5 bis 32 °C	22 °C	85–99%	98%
Aspergillus	–8 bis 55 °C	30–40 °C	65–98%	90–98%
Cladosporium	–7 bis 32 °C	25 °C	85–99%	96%
Penicillium	–4 bis 34 °C	25–26 °C	82–99%	95–98%
Wallemia	–5 bis 30 °C	25 °C	75–90%	75%

feuchter Witterung, einer Luftfeuchte von mindestens 70, am besten bei 90 bis 100 Prozent. Auch in muffigen Kellern, schlecht belüfteten Wohnräumen oder Klimaanlagen können solche das Pilzwachstum begünstigende Verhältnisse vorherrschen.

Schimmelpilzallergie

Typische Anzeichen für eine Schimmelpilzallergie sind asthmatische Atembeschwerden, Durchfall und Nesselfieber. Aber auch charakteristische Heuschnupfensymptome können vorkommen: aufgeschwollene Augen, laufende Nase und juckende Schleimhäute. Für Ärzte ist es mitunter schwierig, eine Schimmelpilzallergie zu erkennen. Insbesondere wenn Sie bei feuchtkaltem Wetter im Freien oder im Wald heuschnupfenartige Symptome haben, kann dies auf eine Schimmelpilzallergie hindeuten. Schimmelpilze in Wohnbereichen sind mittlerweile zu einer der häufigsten Allergenquellen geworden.

Dichtere, moderne Fenster, die lärm- und wärmedämmend sind, verringern die Luftzirkulation in unseren Wohnräumen zunehmend. Die Innenraumluft ist feuchter. Darüber hinaus fördern Kältebrücken und schlechte Außenisolierungen sowie die Kondenswasserbildung das Schimmelpilzwachstum. Auch Konstruktionsmängel bei Neubauten oder schlicht und einfach Topfpflanzen in den Wohnräumen begünstigen die Pilzsporenbildung. Blumenerde kann sehr stark von allergenen Schimmelpilzen befallen sein. Als mögliche Allergieauslöser bei Menschen sind mehr als 3000 Schimmelpilzarten bekannt. Für Menschen, die sensibel auf Pilzsporen reagieren, wird die schimmelbelastete Wohnumgebung zum Gesundheitsproblem.

Der erste Schritt zur Beherrschung dieses Risikos ist die Vermeidung der Pilzallergene. Man sollte jedoch vorher die Pilzart kennen bzw. die Allergene genau identifizieren. Anschließend können Sanierungsmaßnahmen eingeleitet werden – die spezielle Empfindlichkeit des Allergikers und der zu sanierende Wohnbereich müssen aber unbedingt berücksichtigt werden.

Schimmelpilze vermeiden und bekämpfen

Die einzige und wirklich dauerhaft erfolgreiche Möglichkeit, die Bildung von Schimmelpilzkulturen zu verhindern, ist die Beseitigung der pilzfreundlichen Feuchtigkeit im Haus. Das Pilzwachstum begünstigende Faktoren müssen bekämpft werden: Nährstoffentzug, niedrigere Raumtemperaturen und ausreichende Ventilation.

Links: Lüften Sie mehrmals am Tag für einige Minuten. Rechts: Verzichten Sie auf Wasserverdunster an den Heizkörpern.

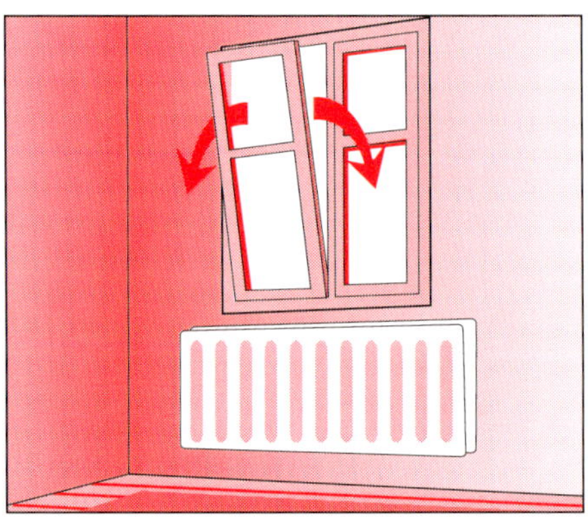

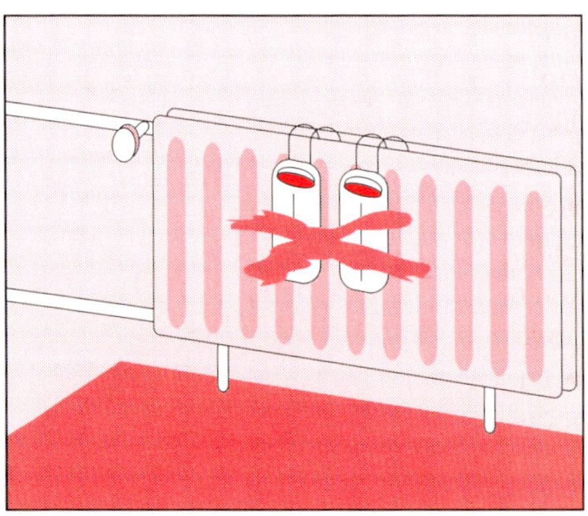

Verhindern Sie ein Schimmelpilzklima!

▶ Sie sollten aus Ihrer Umgebung alle Dinge und Materialien, die möglicherweise von Schimmelpilz befallen sein könnten, entfernen – beispielsweise alte Bücher, alte Möbel oder altes Bettzeug.

▶ Behindern Sie die Wärmeabgabe von Heizungen nicht durch Möbel oder Vorhänge.

▶ Feuchte Keller sollten durch Trockenlegungsmaßnahmen saniert werden.

▶ Bauliche Maßnahmen gegen Kondenswasser, Kältebrücken (z.B. an Fenstern und Balkonen) oder Stockflecken beseitigen oder verhindern den Pilzbefall.

▶ Verzichten Sie prinzipiell auf Holzverschalungen und zellulosehaltige Tapeten in Naßräumen.

▶ Statt Tapeten können Sie schimmelabweisende Farbe auf die Wände auftragen. Schimmelpilzabweisende Produkte können auf Wände oder im Keller versprüht oder als Farbe aufgetragen werden – diese Behandlung muß man jedoch regelmäßig wiederholen.

▶ In Gegenden mit hoher Feuchtigkeit sollte man besonders darauf achten, daß Schuhe, Handschuhe, Koffer und Kleider nicht von Schimmelpilz befallen werden. Achten Sie darauf, Ihren Kleiderschrank warm und trocken zu halten. Souterrain und Keller sollten möglichst nicht als Wohnung genutzt werden.

▶ Bei der Inneneinrichtung sollten Möbel und Einrichtungsgegenstände so aufgestellt werden, daß sie ausreichend hinterlüftet sind – gleiches gilt für Wandverkleidungen und Vorhänge.

▶ Sorgen Sie für ausreichende, regelmäßige Belüftung von Zimmern und Lagerräumen – drei- bis viermal täglich jeweils 5 bis 15 Minuten.

▶ Die relative Luftfeuchtigkeit in Innenräumen sollte nicht mehr als 60 Prozent betragen. Sie können zur Kontrolle einen Hygrometer verwenden.

▶ Setzen Sie Staubsauger mit Feinstaubfiltern ein. Unter Umständen hilft auch ein Luftreinigungsgerät mit geprüftem hohen Wirkungsgrad auch bei kleinsten Teilchen und Keimen.

▶ Reinigen Sie häufig Orte, wo sich Pilze gerne niederlassen, beispielsweise die Umgebung von Eisschränken. Benutzen Sie, wenn sonst nichts hilft, pilztötende Mittel. Auch in Klimaanlagen – in der Wohnung oder auch im Auto – kann sich Schimmelpilz bilden.

▶ Benutzen Sie Glastüren für Ihre Dusche. Wenn Sie einen Duschvorhang haben, säubern Sie ihn häufiger.

▶ Benutzen Sie zur Reinigung der Kacheln im Bad Antischimmelpilzmittel. Entweder kaufen Sie fertige Präparate

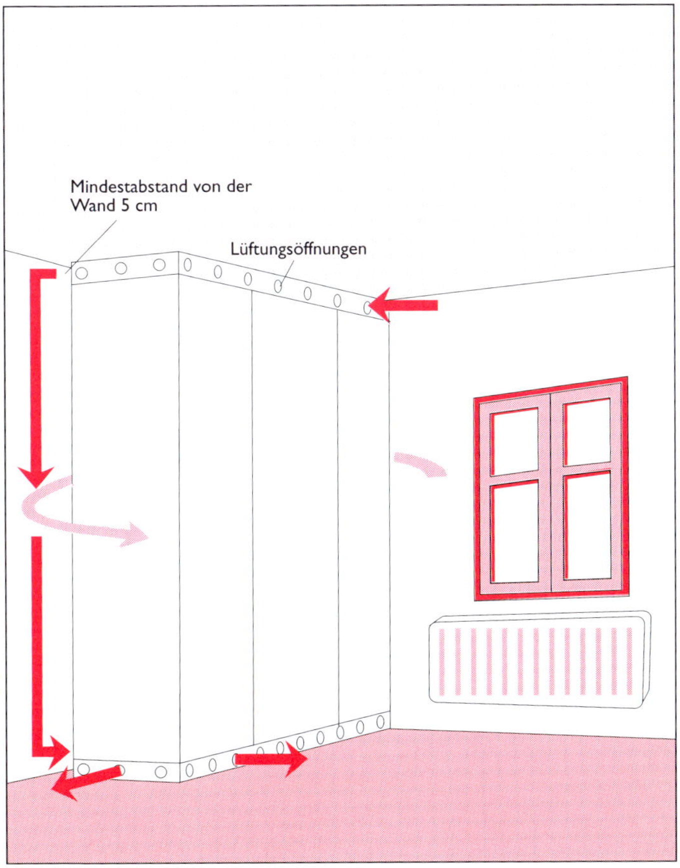

So stellen Sie idealerweise einen Schrank auf.

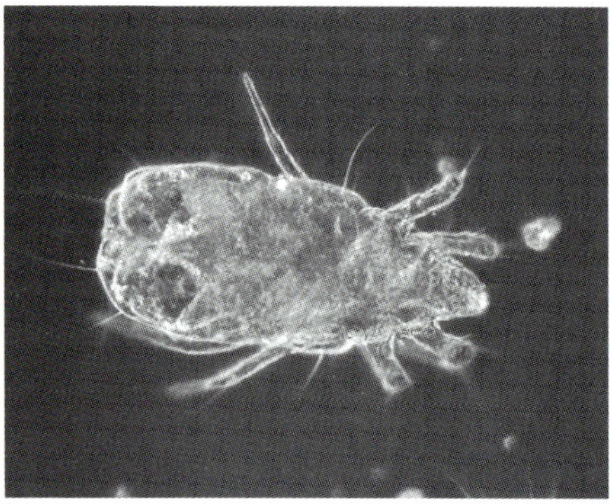

Eine Hausstaubmilbe in 40facher Vergrößerung.

oder stellen eine Lösung aus Haushaltsbleiche und Wasser her.

- Gießen Sie Ihre Pflanzen nicht zuviel, da feuchte Erde die Schimmelbildung fördert. Entfernen Sie ggf. Blumentöpfe und Hydrokulturen ganz.
- Sanierungsmaßnahmen sollten in einem vertretbaren finanziellen und machbaren Verhältnis zu dem gewünschten allergenmindernden Erfolg stehen.
- Durch Sanierungsmaßnahmen dürfen keine neuen Schadstoff- oder Allergenquellen geschaffen werden – beispielweise mit Pestiziden oder formaldehydenthaltenden Mitteln.
- Sanierungsmaßnahmen sollten die Allergenquelle für einen möglichst langen Zeitraum beseitigen.
- Bei hartnäckigem, länger bestehendem Pilzbefall sollte man Fachleute mit der Sanierung beauftragen.

Hausmittel gegen den Schimmelpilz

Statt mit der chemischen Keule vorzugehen, kann man pilzbefallene Stellen im Haus auch mit Hausmitteln bekämpfen. Die Einwirkungszeit solcher Mittel ist jedoch verlängert.

- Hochprozentiger Essig (Essigessenz)
- Hochprozentiger vergällter Alkohol (Spiritus)
- Medizinischer Alkohol

Die Räume sollten gut belüftet und die Fenster geöffnet sein. Nehmen Sie eine Bürste oder ein Stück Leinentuch, und reiben Sie die befallenen Stellen ab. Lose Bestandteile werden vorher entfernt. Schützen Sie Ihre Augen und Schleimhäute! Diese Hausmittel sind vollkommen unbedenklich. Rückstände verbleiben nicht. Die Maßnahme hat meistens nur vorübergehend Erfolg, wenn die Ursachen der Schimmelbildung nicht gründlich beseitigt werden.

Hausstaub – Milben als Mitbewohner

Hausstaub ist eine Mischung unterschiedlicher Teilchen, die sich aus der Luft im Haus ablagern. Faserförmiger Staub aus Kleidern, Gardinen und Polstermöbeln, Holzstaub, Staub von Mauerwerk, Isolierschäumen, Tapeten, Anstrichen, Küchenabfällen und Teilchen von Tieren (Katzenhaare, Hautschuppen)

Fenster auf – Milben raus

Die Hausstaubmilbe ist weltweit der häufigste Auslöser von Allergien, beispielsweise von Asthma. Schwedische Wissenschaftler untersuchten den Hausstaub in 130 Haushalten mit Kindern in drei verschiedenen Klimazonen. In mehr als zwei Dritteln der Häuser wurden Milbenallergene gefunden. Vor allem in Haushalten mit hoher spezifischer und relativer Feuchtigkeit (mehr als 45 Prozent) und schlechter Belüftung waren mehr Milben nachweisbar als in trockenen, gut belüfteten Wohnungen. Auch in Raucherhaushalten fanden sich überdurchschnittlich viele Milbenallergene. Fazit: Immer gut lüften!

(Allergy 1995)

oder Menschen (Haare, Hautschuppen) können sich im Hausstaub befinden. Für Allergiker drohen jedoch besondere Gefahren vor allem von Haustieren und Ungeziefer wie Hausstaubmilben und Kakerlaken oder Schimmelpilzen. Noch dickere Luft herrscht für den Allergiker, wenn in den Wohnräumen geraucht wird. Bakterien und Viren sind überall in der Raumluft vorhanden – fast alle Infektionen durch Erreger, die sich in der Luft befinden können, entstehen in geschlossenen Räumen.

Asthma durch Hausstaubmilben

Die wichtigste Innenraumallergie und das weltweit gefährlichste Asthmaallergen wird durch Hausstaubmilben erzeugt. Milben sind winzige Spinnentiere, die sich mit Vorliebe von menschlichen Hautschuppen ernähren. Sie gedeihen am besten bei Temperaturen von 15 bis 35 Grad Celsius und einer Luftfeuchtigkeit von 45 bis 50 Prozent. Milben bevorzugen Polstermöbel, Kissen, Deckbetten und Matratzen. Auch unter dem Bett ist für sie ein bevorzugter Platz. Teppichböden werden dagegen seltener von Milben befallen.

Das eigentliche Milbenallergen wird mit dem Milbenkot ausgeschieden, zerfällt zu Staub und gelangt dann in die Raumluft. Allergische Atemwegserkrankungen können entstehen.
Hausstaubmilben machen keine sozialen Unterschiede – sie können in gut gepflegten und in verwahrlosten Häusern vorkommen, wenn das Raumklima stimmt. Allergiker sollten deshalb nur in trockenen und kühlen Schlafzimmern schlafen. Darüber hinaus sollte man die Staubentwicklung im ganzen Haus so weit wie möglich verringern. Die ausreichende Lüftung der Innenräume steht hier wiederum an erster Stelle.

Feldzug gegen Milben

Mit folgenden Maßnahmen kann man im Haus für eine geringer staubhaltige Atemluft sorgen und einer Ansiedelung von Hausstaubmilben und damit der Entstehung von Allergien vorbeugen.

- Verwenden Sie allergengeprüfte Matratzen.
- Meiden Sie Teppichböden, Polstermöbel und Federbetten.
- Bevorzugen Sie Parkettböden, oder wählen Sie Kork-, Linoleum- und geflieste Fußbodenbeläge, die man leicht und häufig reinigen kann.
- Wann immer möglich, putzen und reinigen Sie feucht.
- Benutzen Sie nur Staubsauger mit Mikrofilterung und einer hohen Filterleistung.
- Halten Sie die Luftfeuchtigkeit unter 50 Prozent.

Vorsichtsmaßnahmen gegen Hausstaubmilben

- **Entfernen Sie Staubfänger wie Stofftiere oder Zierkissen. Bewahren Sie selten benutzte Dinge in Plastikbehältern auf.**
- **Reinigen Sie Heizungs- oder Klimaanlagenfilter häufig.**
- **Um Milben zu entfernen, waschen Sie alle sieben bis zehn Tage Ihr Bettzeug mit mindestens 60 Grad Celsius.**

Vorsichtsmaßnahmen gegen Kakerlaken

- **Belüften Sie Ihren Speicher ausreichend: Kakerlaken mögen keine frische Luft.**
- **Benutzen Sie Antikakerlakenmittel.**
- **Bewahren Sie Ihre Nahrungsmittel immer sicher verschlossen auf.**
- **Bringen Sie Ihre Küchenabfälle möglichst jeden Abend zur Mülltonne.**
- **Benutzen Sie Kakerlaken abwehrende Isolationsmaterialien.**

- Sorgen Sie für ausreichende Lüftung der Innenräume.
- Wählen Sie Heizkörper, die wenig Staub aufwirbeln.
- Richten Sie Ihre Wohnung oder Ihr Haus mit Tapeten und Möbeln mit glatter Oberfläche ein.
- Verzichten Sie auf Haustiere und Zimmerpflanzen.
- Bewahren Sie Ihre Kleidung in geschlossenen Schränken am besten außerhalb des Schlafzimmers auf.
- Meiden Sie Stofftiere, oder waschen Sie sie mindestens einmal im Monat.
- Reinigen Sie täglich die Umgebung des Bettes.

Haustiere – Allergiestreicheleinheit

Für Allergiker gibt es nur eine Möglichkeit, sich zu schützen: Verzicht auf Haustiere.

Nach Schätzungen leben allein in Deutschland mehrere Millionen Menschen, die allergisch auf Tierhaare reagieren. Haustiere, für viele eine lebensnotwendige Quelle der Freude, können für Allergiker zur lebensbedrohlichen Gefahr werden. Schuppen, Haare oder Federn von Tieren können Allergene enthalten. Mehr als die Hälfte der Menschen, die zur Allergie neigen, werden krank, wenn Meerschweinchen oder Katzen im Haus sind. Die Gefahr für eine allergische Erkrankung durch Kontakt mit Pferden, Hasen, Kaninchen, Hunden und Vögeln ist etwas geringer. Gerade für allergievorbelastete Familien mit kleinen Kindern stellen Haustiere eine ernstzunehmende Gefahr dar.
Verzichten Sie lieber auf Haustiere, die Sie vielleicht später Ihren Kindern wieder wegnehmen müßten, weil sie sonst an Asthma erkranken könnten! Es steht absolut außer Zweifel, daß Haustiere die Allergieneigung fördern. Auch in der Schwangerschaft sollte man den Kontakt mit Tieren meiden.

Arzneimittelallergie

Arzneimittel selbst oder Zusatzstoffe von Arzneimitteln können allergisierend wirken. Allergiker sollten möglichst über die eigene Empfindlichkeit gegenüber bestimmten Arzneistoffen Bescheid wissen. Informieren Sie Ihren Arzt immer über Ihre spezielle Allergieneigung, bevor er Ihnen ein Medikament verschreibt.

- Wenn Sie ein Arzneimittel verschrieben bekommen, fragen Sie immer nach den Nebenwirkungen und was man dagegen unternehmen kann, wenn sie auftreten. Informieren Sie Ihren Arzt immer über die Medikamente, die Sie einnehmen – auch rezeptfreie Mittel, Hormone, Vitamine und pflanzliche Präparate. Manchmal entwickeln Arzneimittel, die nebeneinander eingenommen werden, zusammen ungünstige Wirkungen.
- Wenn Sie Arzneimittel einnehmen und Nebenwirkungen aufgetreten sind, sprechen Sie unverzüglich mit Ihrem Arzt darüber. Das Medikament kann dann ausgetauscht oder durch andere Mittel ersetzt werden. Setzen Sie keinesfalls Ihre Medikamente selbst ab.
- Falls Sie Allergiker sind, sollten Sie Ihren Arzt darüber informieren, bevor er Ihnen ein Arzneimittel verordnet.
- Informieren Sie sich selbst mit Hilfe des Beipackzettels über die Inhaltsstoffe eines Arzneimittels, bevor Sie sie einnehmen. Beispielsweise könnten Sie gegen Azetylsalizylsäure (ASS) allergisch sein – ASS ist nicht nur in Medikamenten, sondern auch in Geschmacksstoffen, Süßwaren, Kaugummi, Softdrinks, Gelatine und grüner Seife enthalten.

Hautallergie durch Kontakt

Wenn bei direkter Berührung bestimmter Stoffe und Materialien Hautreaktionen wie Hautrötung, Schwellungen, Blasen und Jucken auftreten, kann es sich um eine sogenannte Kontaktdermatitis handeln. Für Allergologen und Hautärzte ist es mitunter sehr schwierig, die wahre Ursache für solche Hauterkrankungen herauszufinden. Kontakt mit folgenden Stoffen kann häufig allergische Hauterscheinungen hervorrufen:

- **Nickel** löst bei Menschen, die eine Nickelallergie haben, Hautausschläge aus. Der Kontakt mit Münzen, Schmuck oder Armbanduhren, die Nickellegierungen enthalten, kann zu unangenehmen Reaktionen führen. Hautausschläge werden häufig unter dem Bauchnabel (Nickelgürtelschnalle oder Jeansknopf) oder an Körperstellen sichtbar, die mit nickelhaltigem Body-Piercing-Schmuck in Berührung stehen, z. B. am Ohr oder an der Nase.
- **Gummiprodukte** verursachen nicht selten eine Kontaktdermatitis. Meistens wirkt nicht der Gummi selbst, sondern ein anderer chemischer Stoff, der bei der Gummiherstellung benutzt wurde, allergen. Man findet Gummi fast überall, z. B. in Handschuhen oder Stiefeln.
- **Chromate,** ein Nebenprodukt der Chromsäure, kommen in Leder, Streichhölzern, Farben, Desinfektionsmitteln, Bleichen und Klebstoffen vor. Häufig verursacht gefärbtes Leder eine Dermatitis an den Füßen. Manche Streichholzköpfe enthalten Chromate – wenn feuchte Finger die Streichhölzer berühren und dann Kontakt mit anderen Körperstellen bekommen, können Ausschläge auftreten.
- **Synthetische Harze** finden sich manchmal in chemisch gereinigten oder fabrikneuen Kleidern. Diese Harze werden auch zur Herstellung von Plastikschmuck, Uhrarmbändern, Fungiziden, Gerbstoffen, Gummi, glänzendem Papier, Zigarettenschachteln und fotografischem Material verwendet.

Auch in Dunst, Dampf und Staub können solche allergenen Stoffe transportiert werden, auf die Haut gelangen und eine Kontaktdermatitis oder ein Kontaktekzem auslösen.

Wie kann man sich vor Hautausschlägen schützen?

- Wenn Sie eine Neigung zum »Hausfrauenekzem« an den Händen haben, schützen Sie Ihre Hände während der Arbeit mit baumwollgefütterten Plastik- oder Gummihandschuhen. Ungefütterte Handschuhe können die Haut an den Händen noch mehr reizen. Dünne Baumwollhandschuhe sind für Arbeiten ohne Feuchtigkeitskontakt geeignet.
- Benutzen Sie nur soviel Seife und waschaktive Substanzen, wie Sie wirklich brauchen. Greifen Sie eher auf leichte als starke Reinigungsmittel zurück. Spülen Sie immer sorgfältig aus.
- Wenn Sie auf Wolle allergisch reagieren, meiden Sie Kleidung und Decken aus Wolle. Wenn Sie trotzdem manchmal Wollsachen tragen, sorgen Sie wenigstens dafür, daß die Handgelenke, Arm- und Kniebeugen und der Nackenbereich vor dem Kontakt mit Wolle geschützt sind. Auch den Hautkontakt mit wollenen Bodenbelägen oder Teppichen sollten Sie vermeiden.
- Halten Sie das Raumklima und Ihren Körper so kühl wie möglich – zuviel Schweiß begünstigt ein Aufflammen von Hautausschlägen und führt zu Hautreizungen.
- Vermeiden Sie zu großen Druck durch Kleidungsstücke auf gefährdete Hautbezirke. Tragen Sie deshalb keine zu engen Halskragen und keine Ringe oder Armbänder.
- Zeigt sich bereits ein Hautausschlag, so helfen manchmal Eiskompressen oder kühles Wasser auf den betroffenen Stellen.

Nicht nur Hautausschläge, Heuschnupfen und Asthma können auf Allergie beruhen. Auch Magen-Darm-Störungen können allergischen Ursprungs sein.

Waschküchen produzieren viel Feuchtigkeit und sollten deshalb nicht im Wohnbereich untergebracht sein. Sehen Sie dafür am besten einen gut belüfteten Platz im Keller vor.

Bauen, Wohnen und Einrichten ohne Allergene

Am besten wird jede Allergie dadurch bekämpft, daß die allergieauslösenden Stoffe vermieden werden. Verbannen Sie alle verdächtigen Gegenstände aus Ihrem Umkreis.
Häufig führt schon die teilweise Entfernung allergener Stoffe zu einem deutlich besseren Lebensgefühl. Die Beachtung folgender Empfehlungen kann allergische Beschwerden bei Betroffenen deutlich verringern.

Mit Licht und Luft bauen

Nerven und Schleimhäute schonen

Lassen Sie sich Zeit bei der Planung und Durchführung eines Neubaus. Legen Sie die geeignete Bauweise fest, und wählen Sie die richtigen Materialien aus. Rat bei Umweltmedizinern, Baubiologen und Allergologen einzuholen sowie Kostenvergleiche sind sicher sinnvoll.
Fehler bei der Planung und Durchführung eines Hausbaus können teuer zu stehen kommen. Ziehen Sie erst in Ihr neues Haus ein, wenn es vollständig ausgetrocknet ist.

Platz an der Sonne

Ein Bauplatz mit viel Sonne für das künftige Haus stellt sicher, daß der Baukörper und die Innenraumluft trocken bleiben. Auch regt es zusätzlich zum sinnvollen Lüften an, wenn man gleichzeitig ein paar Sonnenstrahlen in die Zimmer lassen kann.

Baukonstruktion und Baumaterialien

Hinterlüftete Fassadenkonstruktionen lassen das Mauerwerk schneller austrocknen. Balkone sollten als eigenständige Konstruktionen vor dem Baukörper stehen, um Kriechnässe und Kältebrücken zu vermeiden.
Denken Sie schon bei der Planung an eine Innenraumbe- und -entlüftung. Baumaterialien sollten kurze Trockenzeiten aufweisen. Kalksandstein und Beton brauchen zwei Jahre, Ziegelsteine nur etwa 160 Tage, bis sie für den Allergiker trocken genug sind.

Dämmung ohne Schadstoffe und Allergene

Benutzen Sie nur einwandfrei ausgezeichnete Dämmstoffe. Biologische Dämmstoffe sind gerade für Allergiker unter Umständen problematisch, da sie Brutstätten für Schimmelpilze und andere Allergenproduzenten sein können.

Heiße Luft bei Luftreinigern?

Das Stern-Magazin ließ im Jahr 1995 sechs Luftreiniger von Experten auf ihren Wirkungsgrad prüfen – die Geräte kosteten zwischen 159 und 1295 DM. Für Allergiker und Asthmatiker sind nur Luftreiniger geeignet, die möglichst mehr als 99 Prozent aller Teilchen und Keime aus der Innenraumluft entfernen. Schon bei der Filterung des allgemeinen Hausstaubes versagte ein Reiniger. Bei Staubteilchen, die kleiner als 0,01 Millimeter waren, und Keimen blieben gleich fünf Geräte auf der Strecke. Staubpartikel einer Größe von 0,002 bis 0,004 Millimeter schafften nur noch zwei der »Staubsauger«. Als Ergebnis der Vergleichstests konnte der Allergologe nur ein einziges Gerät als für Allergiker geeignet empfehlen – das teuerste.

Innenausbau, Heizung und Raumklima für Allergiker

Vieles ist ein bißchen anders, wenn man auf eine Allergie Rücksicht nehmen muß. Doch speziell beim Innenausbau gilt: Eine allergenarme Wohnung ist generell eine gesunde Wohnung, für Allergiker und auch für Menschen, die sich um Allergien nicht zu kümmern brauchen.

▸ **Bad und Dusche** sollten einfach zu reinigen sein. Im Kampf gegen die Feuchtigkeit ist ein Fenster, das nach der Badbenutzung geöffnet werden kann, die beste Lösung. Mit Handtuchradiatoren trocknen Ihre Handtücher schneller.

▸ **Einbaumöbel** sollten erst dann fest eingebaut werden, wenn die Wände vollständig ausgetrocknet sind. Schimmelpilze lieben Feuchtigkeit.

▸ **Glatte Oberflächen** sollten Sie bei Wänden und Fußböden bevorzugen. Verzichten Sie auf Türschwellen – beliebte Schlupfwinkel für Milben und Schimmelpilze. Glatte Flächen können besser gereinigt werden, sind hygienischer und lagern weniger Feuchtigkeit an. Die Wände sollten trocken sein, bevor Sie tapezieren. Fußböden sollten sich nicht statisch aufladen können. Am besten sind fugenlose Parkett-, Stein- oder Linoleumfußböden.

▸ **Niedertemperaturheizsysteme** (Fußboden-, Deckenheizung) oder Radiatorheizungen verringern die Belastung der Innenraumluft mit Schwebstaub. Die Heizkörper sollten gut zu reinigen sein.

▸ **Feuchtigkeitsentzug** durch Feuchtigkeitsentzugsgeräte sollten Sie durchführen, wenn normale Lüftungsmaßnahmen nicht ausreichen, um zuviel Feuchtigkeit in der Wohnung zu verhindern – vor allem, um Milben aus dem Schlafzimmer zu vertreiben. Mit einem Hygrometer haben Sie die aktuelle Luftfeuchtigkeit unter Kontrolle.

▸ **Keine Waschküche** sollte in der Wohnung untergebracht sein. Waschmaschinen und Wäschetrockner produzieren viel Feuchtigkeit. Im ausreichend gelüfteten Keller sind diese Geräte besser aufgehoben.

▸ **Kontaktallergien** sollten Sie auch beim Innenausbau mitbedenken. Wissen Sie bereits, daß Ihre Haut auf bestimme Substanzen, beispielsweise Metalle wie Nickel, reagiert, vermeiden Sie diese Substanzen. Bevorzugen Sie Holz und Kunststoffe für Türklinken, Fenstergriffe, Handläufe und Schalter.

▸ **Spanplatten** sollten, wenn Sie sie verwenden wollen oder müssen, nur Platten der Emissionsklasse E1 mit beschichteter Oberfläche sein.

▸ **Wasserlösliche Farben,** Klebstoffe und Lacke ohne organische Lösemittel sind gesundheitsverträglicher. Ihre Nasenschleimhaut freut sich auch.

Allergenarme Wohnungseinrichtung

▸ **Die Bettbezüge** für Kissen und Matratzen sollten aus pflegeleichtem, gut zu waschendem Material sein.

▸ **Das Bettzeug** eines Allergikers (Betttuch, Bezüge) sollte waschfest sein und häufig gewaschen werden. Ein einfaches Bettgestell, möglichst aus Holz, sowie synthetische Matratzen, Deckbetten und kunststoffüberzogene Kopfkissen sind zu empfehlen.

▸ **Dekorationsstoffe** wie Plüsch, Seide, Chenille, auch Polster mit Tierhaaren und Daunenkissen sollten Sie in Ihrer Wohnung vermeiden.

▸ **Fußbodenbeläge** sollten keine Staubfänger sein. Deshalb sind Teppichböden nicht ratsam. Außerdem geben sie durch ihre Rückenbeschichtung unter Umständen schädliche Chemikalien ab. Verzichten Sie auf Teppiche, und freuen Sie sich

Rüschen, Plüsch und Kissen mögen anderswo Gemütlichkeit ausstrahlen. Allergikern bereiten sie meist eher Unbehagen.

Die allergenarme Wohnung ist in vielerlei Hinsicht ein Vorbild. Sie ist giftfrei, trocken, und Sauberkeit ist ganz großgeschrieben.

über die Schönheit Ihres Parkettfußbodens, wenn Sie einen haben.

▸ **Kinderspielzeug** sollte grundsätzlich abwaschbar sein.

▸ **Polstermöbel** verursachen häufig Allergieprobleme. Richten Sie Ihre Wohnung mit sowenig stoffbezogenen Möbeln wie möglich ein. Häufig wirken ältere Möbelstücke besonders allergen. Lederpolstermöbel mit glatter Oberfläche sind am hygienischsten.

▸ **Staubfänger** wie Bücher, Jalousien, Vorhänge oder Gardinen sollten Sie aus dem Wohnbereich verbannen. Halten Sie Ihre Möblierung so einfach wie möglich. Sorgen Sie dafür, daß notwendige Einrichtungsgegenstände möglichst staubfrei sind.

▸ **Staubfilterung** können sie schon mit einfachen Mitteln erreichen: Feuchte Tücher unter und über Heizkörpern entziehen der Luft Staub. Auch geeignete Luftreiniger, beispielweise im Schlafzimmer, können nützlich sein.

▸ **Zimmerpflanzen** erhöhen die Luftfeuchtigkeit im Raum. Schimmelpilze gedeihen gut auf solchen Nährböden. Einige Pflanzenarten wirken allergisierend, beispielsweise die Birkenfeige. Verzichten Sie daher am besten ganz auf Topfpflanzen.

Sichere Innenräume für Allergiker

▸ **Antiallergene Heizung:** Eine laufende Zentralheizung verringert während der Pollenflugzeit den Allergenanteil in der Luft.

Wechseln Sie die Heizungsfilter häufig. Manche Patienten wissen, daß die Filter ausgewechselt werden müssen, wenn sie morgens niesend aufwachen! Möglicherweise sollten Sie eine Fachfirma damit beauftragen, Ihr Belüftungssystem von Pollen, Milben und Schimmelpilz zu reinigen – dies gilt besonders für ältere Häuser.

▸ **Autofahren:** Wenn Sie im Auto sitzen, ist es für Allergiker in der Regel sinnvoll, die Belüftung auf »Rezirkulation« zu stellen, anstatt das Innere mit Außenluft zu belüften.

▸ **Pollenflug:** Halten Sie Ihre Räume während der Heuschnupfenperiode so häufig wie möglich geschlossen – zumindest die Schlafzimmertür sollte stets geschlossen sein, um Staub und Pollen abzuhalten.

▸ **Rauchverbot:** Sorgen Sie dafür, daß in Ihrem Haushalt nicht geraucht wird und daß kein Rauch von Ölbrennern entstehen kann. Allergiker sollten sich auch von Insektensprays fernhalten.

▸ **Staubabwehr:** Versuchen Sie eine Behandlung mit Produkten, die staubabweisend wirken. Möbel, Bodenbeläge und Autopolster können damit besprüht oder mit einem feuchten Lappen abgewischt werden.

Vorsicht: Solche Produkte können selbst auch allergen wirken.

▸ **Staubsaugen:** Empfehlenswert ist es, zweimal wöchentlich Staub zu saugen – und zwar einschließlich Mobiliar, Bodenbelägen, Vorhängen, Kissen und Polstern.

▸ **Wohnungsputz:** Wenn Sie Ihre Wohnung putzen, sollten Sie besonders sorgfältig vorgehen: Putzen Sie vor und hinter Möbeln, die oberen Türkanten, Fensterrahmen, Türschwellen und Stufen, Formteile, Beleuchtungskörper und Schrankbretter. Benutzen Sie vorzugsweise ein feuchtes Tuch und keinen Trockenstaubwedel – für den Boden einen feuchten Mop, damit Sie möglichst viel Staub aufnehmen können und möglichst wenig Staub aufwirbeln.

Falls möglich, lassen Sie Ihre Räume von Fachleuten reinigen – Sie sollten dann nicht zu Hause sein.

Allergenarme Renovierung

Wenn Sie die Gelegenheit haben, Ihr Haus oder Ihre Wohnung zu renovieren, nehmen Sie das Heft selbst in die Hand! Lassen Sie sich nicht die nächstbesten Produkte andrehen, sondern planen Sie kritisch, mit welchen Komponenten und Materialien Sie eine optimale Wohnumgebung für sich gestalten können. Es geht schließlich um das Wohlbefinden aller Bewohner für viele Jahre.

▶ **Heizsystem:** Wenn Sie die Wahl haben – entscheiden Sie sich für elektrische oder Heißwasserheizsysteme und nicht für Heißluftheizungen. Feuerungsanlagen sollten in einem separaten Raum ohne Verbindung zum Wohnbereich untergebracht sein.

▶ **Luftreinigung:** Installieren Sie eine Zentralheizung, die möglichst mit hochwirksamen Filtern ausgerüstet ist – oder Filtersystemen, die Pollen, Staub und Pilzsporen abhalten können. Besprechen Sie mit Ihrem Arzt die Anschaffung einer Luftreinigungsanlage, insbesondere, wenn Sie vermuten, daß Sie auf andere Substanzen als Staub, Pollen und Milben allergisch reagieren könnten.

▶ **Badezimmer:** Überlegen Sie, ob Sie im Badezimmer nicht Bodenmatten verwenden wollen, die feucht gereinigt werden können und keinen Staub oder Pilzsporen halten können. Die Fugen zwischen Badewanne oder Waschbecken und Wänden werden am besten mit Silikon abgedichtet. Achten Sie darauf, daß möglichst nur glatte Flächen entstehen und kcine Ritzen bleiben, in denen sich die Feuchtigkeit halten kann.

▶ **Waschküche:** Wäschetrockner sollten nach außen belüftet sein. Am besten sind Waschgeräte im Keller aufgehoben.

▶ **Insektenabwehr:** Prüfen Sie, ob Sie nicht Kakerlaken bzw. Insekten abweisende Isolationen verwenden können.

Vier goldene Regeln zur Allergenabwehr

TROCKENHEIT
Schimmelpilze und Hausstaubmilben lieben feuchte Klimabedingungen. Zur Vermehrung brauchen sie eine Luftfeuchtigkeit von 70 bis 80 Prozent. Die Luftfeuchte im Haus sollte deshalb nicht über 70 Prozent liegen.

LÜFTUNG
Regelmäßiges Lüften vertreibt die ständig entstehende Feuchtigkeit aus Innenräumen.
Machen Sie mehrmals täglich für kurze Zeit Ihre Fenster weit auf. Dies spart mehr Energie als die Dauerlüftung und verringert die Atemluftbelastung mit Staub, Schadstoffen und allergenen Substanzen.

TEMPERATUR
Milben und Pilze vermehren sich in warmer Umgebung. Im Schlafzimmer sollten Temperaturen von 18 Grad Celsius nicht überschritten werden.

MATERIAL
Benutzen Sie schadstoff- und allergenarme Materialien im Haus. Verschiedene Substanzen in Baustoffen, Farben, Lacken, Fußbodenbelägen und Möbeln können schleimhautschädigend wirken, Allergien fördern oder bestehende allergische Erkrankungen verschlechtern.

Eine gesunde Wohnumgebung beachtet meistens beides: die bewährten goldenen Regeln und die aktuellen Entwicklungen der Baubiologie und der Technik.

Unsichtbare Störfelder – Elektrosmog

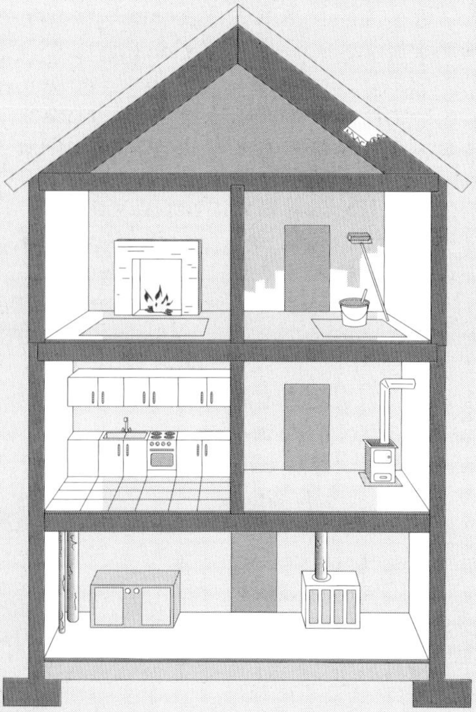

Viele unerklärliche Gesundheitsstörungen können durch elektromagnetische Strahlung verursacht werden. Die elektrischen und elektromagnetischen Felder bleiben von uns ganz unbemerkt, denn kein Sinnesorgan zeigt sie uns an. Dennoch haben sie Auswirkungen auf unseren Körper. Mit der zunehmenden Elektrifizierung unserer Haushalte steigt auch die Gefahr des Elektrosmogs an.

Umweltgift Elektrosmog

Eine 32jährige verheiratete und berufstätige Lehrerin wohnte mit ihrem Mann und ihren zwei Kindern in einem Einfamilienhaus am Rande einer bayerischen Kleinstadt. Das Wohnhaus befand sich nicht in der Umgebung irgendwelcher offensichtlichen äußeren elektromagnetischen Strahlenquellen. Innerhalb eines halben Jahres traten ungewohnte Schlafstörungen auf: Die Frau brauchte lange zum Einschlafen und wachte mehrmals nachts auf. Später kamen Nervosität und unerklärliche Kopfschmerzen hinzu. Ärzte und Fachärzte fanden keine Erklärungen für diese Gesundheitsstörungen. Die Beschwerden verschlimmerten sich immer mehr – Depressionen und Nervenzusammenbrüche verhinderten schließlich, daß die Frau weiter ihrem Beruf nachgehen konnte. Mittlerweile nahm sie starke Psychopharmaka ein, und eine Einweisung in eine psychiatrische Anstalt stand bevor. Obwohl ihr Mann nicht an solchen Störungen litt, wurde eine baubiologische Untersuchung des Hauses durchgeführt. Messungen magnetischer Wechselfelder im Schlafzimmer ergaben, daß im Kopfbereich ein elektromagnetisches Feld mit einer Stärke von zehn NanoTesla herrschte. Im Kopfbereich seiner Frau wurde jedoch ein Wechselfeld von 850 NanoTesla gemessen – ein Magnetfeld solcher Stärke herrscht normalerweise direkt unter einer 110000-Volt-Hochspannungsleitung! Die Ursache war schnell gefunden: Genau hinter der Wand am Kopfende des Bettes, worin die Frau schlief, war vor einem halben Jahr das Ladegerät einer elektrischen Zahnbürste montiert worden. Dieses Ladegerät verursachte durch die Nähe zum Kopf durch die Wand hindurch ein gesundheitsschädliches Magnetfeld. Nachdem das Gerät entfernt war, konnte die Lehrerin nach 14 Tagen wieder unterrichten, die Medikamente wurden abgesetzt, und zwei Jahre später war sie völlig beschwerdefrei.

Unbemerkte Energiefelder

Elektromagnetische Strahlung ist überall. Wenn Sie ein Buch lesen, dann können Sie das nur deshalb tun, weil auch Licht auf einem elektromagnetischen Effekt beruht. Licht ist nur eine Form vieler verschiedener Arten von elektromagnetischer Strahlung. Radiowellen und Röntgenstrahlung sind elektromagnetische Wellen, die der menschlichen Sinneswahrnehmung nicht zugänglich sind.

Der Mensch hat keine Sinne, die ihm das Vorhandensein eines elektrischen oder elektromagnetischen Feldes anzeigen würden. Nur Meßgeräte können uns zeigen, wie es mit dem Elektrosmog um uns steht.

Überall, wo elektrischer Strom fließt, können elektrische und magnetische Felder entstehen. Das bedeutet, daß überall, wo kleine und große stromführende Leitungen sind, elektromagnetische Felder produziert werden: beispielsweise bei Hochspannungsüberlandleitungen, elektrischen Installationen im Haus und bei allen Arten von Elektrogeräten. Eine relativ hohe Strahlungsbelastung geht vor allem von Geräten aus, die sehr nahe am menschlichen Körper verwendet werden – hierzu gehören unter anderem Heizdecken, Wasserbettheizungen, Mikrowellenherde, tragbare Telefone (Handys), Computer-Video-Monitore und Fernsehgeräte.

Zunehmende Belastung

Die Umweltbelastung mit elektromagnetischer Strahlung hat in den letzten Jahrzehnten sehr stark zugenommen. Militärische Satelliten senden Radarstrahlen aus, überall entstehen Relaisstationen

Die physikalische Einheit Tesla (T) hat ihren Namen von dem Physiker Nikola Tesla (1856–1943). Sie gibt die magnetische Flußdichte an, also die Stärke und Richtung eines Magnetfeldes.

für Mobilfunksender, Hochvoltstromleitungen überziehen das Land, und in unseren Haushalten werden immer mehr elektrische Geräte eingesetzt. In vielen Lebensbereichen scheinen wir von Elektrizität abhängig zu sein. Die Wissenschaft hat inzwischen festgestellt, daß jedes Elektrogerät und jede elektrotechnische Anlage elektromagnetische Strahlung abgibt. Man weiß auch, daß bei der Erzeugung und beim Transport von Strom elektromagnetische Strahlung freigesetzt wird. Alle Lebewesen und Pflanzen reagieren empfindlich auf die meisten elektromagnetischen Felder. Die biologischen Körperfunktionen werden von sehr niedriger elektromagnetischer Energie gesteuert und sind für höhere Energien äußerst störanfällig.

Elektromagnetische Felder sind aus zwei miteinander in Wechselwirkung stehenden Komponenten zusammengesetzt: einer elektrischen und einer magnetischen Komponente.

- Die Stärke des elektrischen Feldes wird in Volt pro Meter (V/m) gemessen.
- Für die Stärke des magnetischen Feldes benutzt man die Einheit Tesla (T).

Darüber hinaus kann das elektromagnetische Feld statisch sein oder dauernd umgepolt werden wie beim Wechselstrom – es handelt sich dann um ein Wechselfeld.

Gefährliche Frequenzen

Man nimmt derzeit an, daß eine längere Exposition von elektromagnetischen Feldern mit Frequenzen von 50 oder 60 Hertz (Hz) die Entstehung von Krebserkrankungen begünstigen kann. Diese Erkenntnisse stammen hauptsächlich aus epidemiologischen Studien, die in den USA mit Kindern durchgeführt wurden.

Die elektromagnetischen Felder können konstant sein. Manche sind aber auch gepulst, das bedeutet, sie werden dauernd an- und ausgeschaltet. Von großer Bedeutung bei der Wirkung elektromagnetischer Strahlung auf lebende Organismen ist der Abstand.

Die Energiedichte und somit die Schädlichkeit der Strahlung nimmt mit dem Quadrat der Entfernung ab. Dies bedeutet, daß auch schon ein geringer Sicherheitsabstand zu einer deutlichen Abschwächung der elektromagnetischen Strahlenbelastung führt. Durch hochfrequente elektromagnetische Wechselfelder können Wärmeeffekte auftreten – wie bei der Mikrowelle. Andere Wirkungen dieser Strahlung sind noch weitgehend unerforscht.

Elektrische Felder

Ein elektrisches Feld entsteht immer dann, wenn irgendein elektrisches Gerät in die Netzsteckdose eingesteckt, aber nicht angeschaltet ist. Man kann dann natürlich auch einen Stromschlag bei ausgeschaltetem Gerät bekommen. Elektrische Felder wirken nur auf die Körperoberfläche, beispielsweise die Haut, und gelten als relativ harmlos. Die Stärke solcher Felder reicht in der häuslichen Umgebung nicht aus, um irgendwelche Wirkungen auf den Organismus hervorzurufen.

Elektromagnetische Felder

Wird das Gerät eingeschaltet, entsteht ein elektromagnetisches Feld. Bei höheren Voltzahlen (in Europa 220 Volt, in den USA nur 110 Volt) ist auch die elektromagnetische Strahlung höher. Magnetische Felder können fast ungehindert in den Körper eindringen. Abschirmungen gegen diese Strahlung erfordern einen hohen Aufwand, der bei Computermonitoren schon teilweise verwirklicht wurde. Das natürliche Magnetfeld der Erde hat eine Stärke von 0,5 Mikro Tesla. Wissenschaftler, die schon vor Jahrzehnten auf mögliche Gesundheitsgefahren durch elektromagnetische Strahlung hingewiesen haben, wurden lange Zeit nicht ernstgenommen oder boykottiert. Eine berühmte Studie aus den USA (1976–1983), bei der Krebsfälle bei 356 Kindern (Leukämie, Lymphome u.a.) untersucht worden waren, zeigte, daß das Krebsrisiko bei Kindern, die in der Nähe von Hochvoltleitungen leben, eineinhalbfach höher ist als bei Kindern ohne diese Bedingung. Die Verursacherrolle von elektromagnetischer Strahlung für Krebserkrankungen ist jedoch noch lange nicht ausreichend geklärt.

Elektromagnetische Strahlenwirkung

Je nach Art der Strahlung können durch elektromagnetische Strahlung unterschiedliche Wirkungen im Körpergewebe auftreten.

- Körpergewebe kann sich erwärmen.
- Muskelzellen und Nerven werden erregt – es kann zu Krämpfen kommen.
- Gehirnfunktionen können beeinflußt werden – dies ist vor allem bei längeren Gesprächen mit Mobiltelefonen von Bedeutung.
- Niederfrequente gepulste Hochfrequenzfelder können das Leukämierisiko um den Faktor acht erhöhen (Polnische Studie 1995).
- Bei Menschen mit Herzschrittmachern können durch starke magnetische Strahlung Fehlfunktionen vorkommen – vor allem neuere Geräte reagieren empfindlicher. Informieren Sie sich über den Gerätetyp und seine Störanfälligkeit.

Gefahr für die Gesundheit?

Bislang gibt es jedoch keine Einigkeit in der Wissenschaft über die krankmachende Wirkung von elektromagnetischer Strahlung. Dennoch können Gesundheitsgefahren nicht ausgeschlossen werden. In der medizinisch-wissenschaftlichen Literatur wurden zahlreiche nicht-

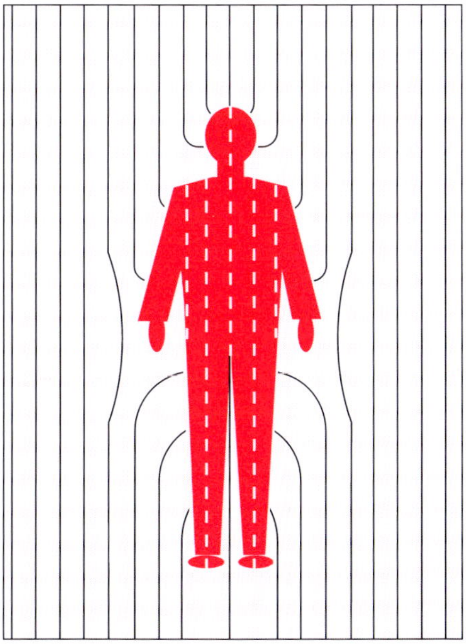

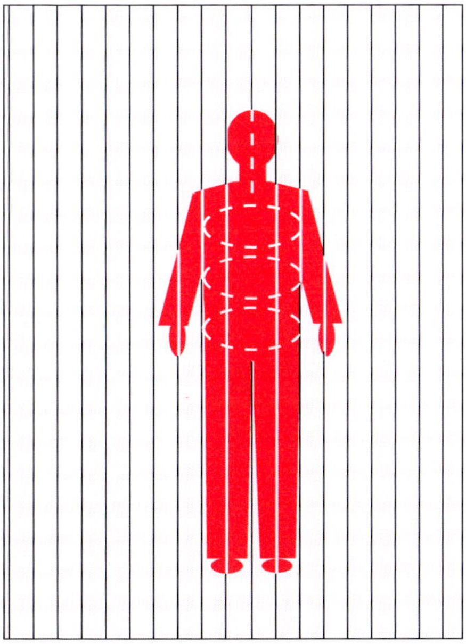

Links: Elektrisches Strahlenfeld.
Rechts: Magnetisches Strahlenfeld.

Mit Präzisionsmeßgeräten kann die elektromagnetische Feldstärke genau bestimmt werden. Je näher man an die Energiequelle herankommt, desto stärker wird das Feld.

Elektromagnetische Strahlungsstärke elektrischer Anlagen und Geräte im Haushalt

Rasierapparat in zehn Zentimeter Entfernung (30 Volt)	100 MikroTesla
Elektrische Zahnbürste in zehn Zentimeter Entfernung (50 Volt)	90 MikroTesla
Elektromixer (80 Volt)	70 MikroTesla
Staubsauger in zehn Zentimeter Entfernung (50 Volt)	60 MikroTesla
Elektrokochplatte in ein Zentimeter Entfernung (100 MilliVolt)	50 MikroTesla
Haarfön in Betrieb (20 Volt)	20 MikroTesla
Haarfön außer Betrieb (80 Volt)	20 MikroTesla
Elektrische Schreibmaschine auf den Tasten (3 Volt)	10 MikroTesla
Radiogerät in zehn Zentimeter Entfernung (100 Volt)	8 MikroTesla
Leuchtstoffröhre (60 Watt)	8 MikroTesla
Waschmaschine am Schalter (100 MilliVolt)	5 MikroTesla
Bügeleisen (60 Volt)	4 MikroTesla
Glühbirne in zehn Zentimeter Entfernung (100 Watt)	3 MikroTesla
Kühlschrank am Motor (60 Volt)	2 MikroTesla
Fotokopierer in Betrieb (80 MilliVolt)	2 MikroTesla
Fotokopierer außer Betrieb (1 Volt)	1 MikroTesla
Tonbandgerät in zehn Zentimeter Entfernung (90 Volt)	1,5 MikroTesla
Aufzug in Betrieb (0,5 Volt)	1,5 MikroTesla
Aufzug stehend (1 MilliVolt)	10 NanoTesla
Fernseher an den Bedienungsknöpfen (120 Volt)	1,1 MikroTesla
Plattenspieler in zehn Zentimeter Entfernung (100 Volt)	1 MikroTesla
Kaffeemaschine (1 Volt)	0,25 MikroTesla
Elektrolockenwickler in zehn Zentimeter Entfernung (20 Volt)	100 NanoTesla
Telefon am Gehäuse (8 Volt)	50 NanoTesla
Lichtschalter in zehn Zentimeter Entfernung (50 Volt)	30 NanoTesla
Unbelastete Steckdose (60 Volt)	—
Hochspannungsleitung im Freien (110 000 Volt)	22 MikroTesla
Hochspannungsleitung in 55 Meter Entfernung (100 Volt)	0,1 MikroTesla

thermische Wirkungen auf die Körperfunktionen beschrieben: Biorhythmusveränderungen, Veränderungen bei der Hormonproduktion der Zirbeldrüse (Glandula pinealis oder auch Epiphyse genannt), vor allem bei dem Schlafhormon Melatonin, Elektroenzephalogramm- (EEG) und Elektrokardiogramm- (EKG) Veränderungen. Darüber hinaus kann auch die Signalübertragung an den Zellmembranen erheblich gestört werden. Es kommt hinzu, daß nicht jeder Mensch gleich stark auf elektromagnetische Strahlenbelastungen reagiert.

Elektrosmog im Hausbereich

Manche besonders in Körpernähe befindliche oder betriebene Elektrogeräte können bei längerem Gebrauch zu gesundheitsschädigenden Wirkungen beitragen. Vor allem im Schlafbereich sollten Sie dafür sorgen, daß keine unnötigen oder störenden elektromagnetischen Felder entstehen. Durch elektrotechnische Anlagen und Geräte werden typische Störungen des Wohlbefindens hervorgerufen. – Sie können sich erfolgreich davor schützen.

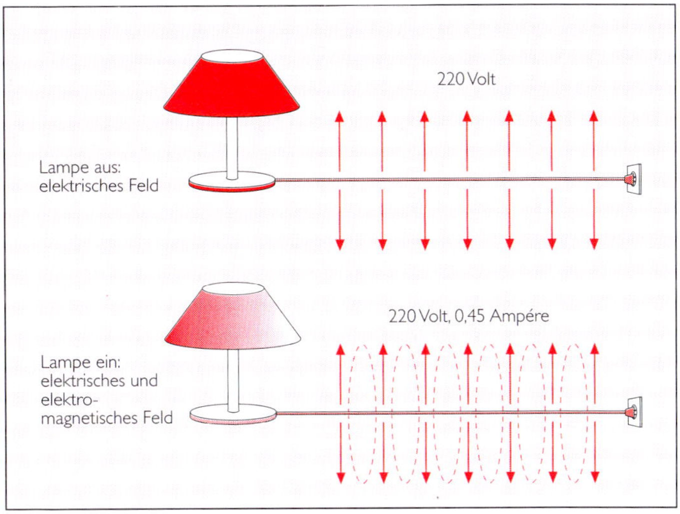

Elektrisches (oben) und elektromagnetisches (unten) Strahlenfeld.

- **Babyphon:** Nervosität, Krebs-, Leukämie- und Hirntumorrisiko, Schlafstörungen, Immunschwächung, Sehstörungen. – Halten Sie mindestens einen Abstand von zwei Metern zum Baby ein, oder verzichten Sie ganz auf ein solches Gerät.
- **Heizdecken:** Schlafstörungen, Kopfschmerzen, Herzrhythmusstörungen, Angst, Depressionen, Nervosität, Schwangere und ungeborene Kinder sind

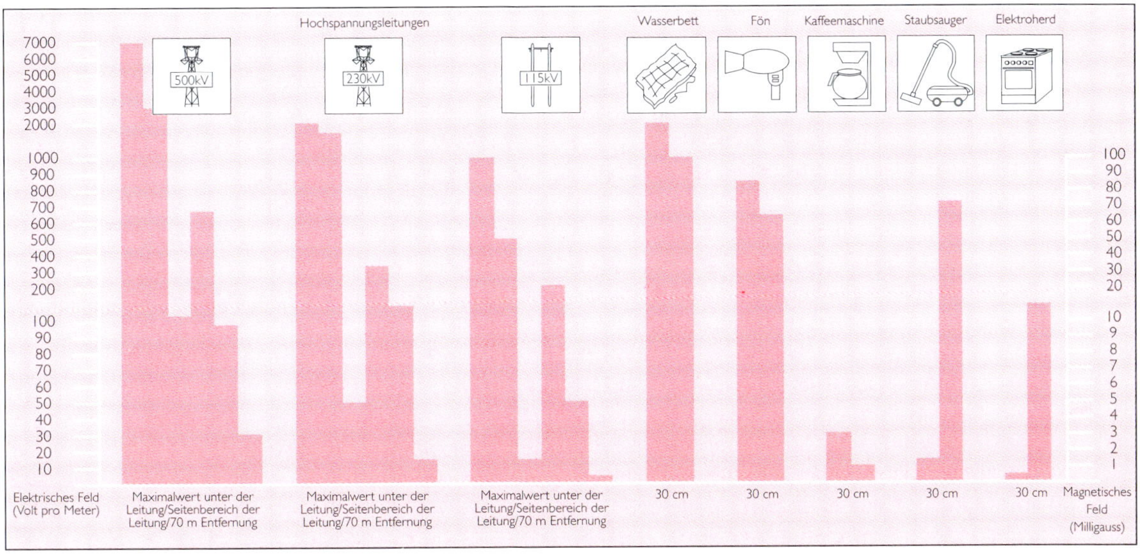

Typische elektrische und magnetische Strahlenquellen.

Immer mehr elektrische Geräte werden im Haushalt eingesetzt. Jedes Gerät baut ein elektromagnetisches Feld auf, sobald es eingeschaltet wird.

besonders gefährdet. – Benutzen Sie die Heizdecke nur zum Bettanwärmen, und ziehen Sie dann den Netzstecker.

▸ **Verstellbares Elektrobett:** Schlafstörungen, Muskelzittern, morgendliche Kopfschmerzen, Herzrhythmusstörungen, Müdigkeit, Angst, Depression, Nervosität, rheumatische Beschwerden, Epilepsie. – Lassen Sie eine Netzfreischaltung im Sicherungskasten einbauen. Der Stromkreis wird nur bei Bedarf ein- und danach ausgeschaltet.

▸ **Wasserbett mit Heizung:** Schlafstörungen, Muskelzittern, morgendliche Kopfschmerzen, Herzrhythmusstörungen, Müdigkeit, Angst, Depression, Nervosität. – Heizen Sie das Bett tagsüber auf, und ziehen Sie nachts den Netzstecker.

▸ **Netzradiowecker:** Schlafstörungen, Nervosität, Herzrhythmusstörungen, Hirntumorrisiko, morgendliche Kopfschmerzen. – Halten Sie einen Mindestabstand von einem Meter ein, oder verwenden Sie Batteriewecker.

▸ **Computer und Elektroschreibmaschinen:** Kopfschmerzen, Magenbeschwerden, Unterleibskrebsgefahr, Depression, Allergie, Hormon-, Konzentrations- und Sehstörungen, Risiko für Schwangere und Ungeborene. – Halten Sie den größtmöglichen Abstand ein, machen Sie mindestens stündlich Pausen, und schaffen Sie strahlungsarme Bürotechnik an.

▸ **Fernsehgerät:** Nervosität, Kopfschmerzen, Sehstörungen. – Halten Sie einen Mindestabstand von zwei Metern zum Gerät ein.

▸ **Küchenmaschinen, Bügeleisen, Bügelmaschine und Nähmaschine:** Nervosität, Rückenschmerzen, Herzfunktionsstörungen, Schwindel, Angst, Depression, Panikanfälle, Magenbeschwerden. – Benutzen Sie nur geerdete Geräte, machen Sie Pausen während der Arbeit, und ziehen Sie den Netzstecker, wenn Sie die Geräte nicht benützen.

▸ **Mikrowellenherd:** Risiko für Schwangere und Ungeborene, Nervosität, Immun- und Sehstörungen. – Halten Sie einen Mindestabstand von zwei Metern bei eingeschalteter Mikrowelle ein.

▸ **Mobil- und Drahtlostelefone, Sprechfunkgeräte:** Hirnfunktionsstörungen, grauer Star, Kopfschmerzen, Sehstörun-

Elektrosmog bei D-Netz-Handys

Das Magazin Öko-Test verglich im Herbst 1994 neun D-Netz-Mobiltelefone in bezug auf mögliche Gesundheitsgefahren. Man legte die Erkenntnis zugrunde, daß bei elektromagnetischen Feldstärken ab einer Feldstärke von 0,1 Mikrowatt (µW) pro Quadratzentimeter die Hirnstromkurven im EEG des Menschen verändert werden.
Besonders problematisch ist zusätzlich die gepulste Sprachübertragung durch Digitaltechnik.
Die deutsche DIN-Norm erlaubt darüber hinaus relativ hohe Leistungswerte von 450 µW/cm² (dagegen beispielsweise die russische Norm: 1 µW/cm²).
Die Mobiltelefone produzierten in 30 Zentimeter Entfernung bis zu 10000mal höhere Werte als der Wert, der zu Hirnstromveränderungen führt!
Nur vier Geräte befanden sich bei 30 Zentimeter Abstand im deutschen Grenzwertbereich – die anderen Handys lagen 3- bis 20fach darüber.
Unterschätzen Sie nicht die möglichen Gefahren des mobilen Telefonverkehrs!

gen, Nervosität, Sprach- und Verhaltensstörungen. – Führen Sie nur kurze Gespräche bei größtmöglichem Abstand zur Antenne.

▶ **Energiesparlampen:** Hirnfunktionsstörungen, grauer Star, Sehstörungen, Kopfschmerzen, Verhaltens- und Stoffwechselstörungen, Nervosität, Sprachstörungen. – Halten Sie einen Abstand von mindestens zwei Metern zur Sparlampe ein.

▶ **Halogenlampen:** Nervosität, Hirntumor-, Leukämierisiko, Immunschwächung, Sehstörungen. – Halten Sie einen Abstand von mindestens einem Meter zur Lampe ein.

▶ **Leuchtstofflampen:** Kopfschmerzen, Nervosität, Seh- und Konzentrationsstörungen, Müdigkeit, Gereiztheit, Impotenz. – Halten Sie einen Mindestabstand von einem Meter ein, oder verzichten Sie ganz auf Leuchtstofflampen.

▶ **Schreibtisch- oder Nachttischglühlampe:** Kopfschmerzen, Nervosität, Konzentrationsstörungen. – Verwenden Sie nur geerdete Lampen.

▶ **Nachtstromboiler, Nachtstromheizung:** Schlafstörungen, Herzrhythmusstörungen, Angst, Depression, Nervosität, morgendliche Kopfschmerzen. – Halten Sie mindestens einen Abstand von eineinhalb Metern – auch zur Stromleitung – ein.

▶ **Trafostation, Erdstromkabel, Stromleitungen und Sicherungskasten im Schlafbereich:** Schlafstörungen, Herzfunktionsstörungen, Nervosität, Gliedmaßenkribbeln, Müdigkeit, Verhaltens-, Konzentrations- und Stoffwechselstörungen. – Durch Messung der magnetischen Flußdichte kann ein Gesundheitsrisiko festgestellt werden.

▶ **Hoch-, Mittel- und Niederspannungsleitungen:** Schlafstörungen, Nervosität, Kopfschmerzen, Herzrhythmusstörungen, Immunstörungen, Depressionen, Epilepsie, Krebs- und Leukämiegefahr, Risiko für Schwangere und Ungeborene. – Ein Gesundheitsrisiko kann durch Messung der magnetischen Flußdichte bestimmt werden.

Baubiologische Beratungsstellen und Untersuchungslabors können über die vielfältigen Probleme mit elektromagnetischer Strahlung berichten. Metallbettgestelle führen beispielsweise zu Schulproblemen bei Kindern durch Elektrostreß. Alte Elektroinstallationen können die Häufigkeit von Fehlgeburten drastisch erhöhen. Häuser in der Nähe stromführender Bahnanlagen können unter Umständen die Gefahr für Herzinfarkte vergrößern. Schlafzimmer, die über mit Leuchtstoffröhren ausgestatteten Tiefgaragen liegen, können bei den Bewohnern massive Schlafstörungen auslösen.

Elektrosmog ist ein relativ neu entstandenes Problem, denn der Ausbau elektrischer Versorgungsnetze ist in den letzten Jahrzehnten sprunghaft vorangekommen.

Grenzwerte für elektromagnetische Strahlung?

Die Festlegung von Grenzwerten für elektromagnetische Strahlung ist schwierig. Von allgemeinen Empfehlungen, außer bei beruflich Exponierten oder Computerbildschirmen, sind wir noch weit entfernt. Bisherige Grenzwertempfehlungen sind sehr unterschiedlich und weisen auf die große Unsicherheit der Experten hin.

Die Weltgesundheitsbehörde (WHO) und zahlreiche Länder versuchten Grenzwerte für eine ungefährliche elektromagnetische Strahlung festzulegen. Diese Empfehlungen sind sehr unterschiedlich für elektrische Felder (Volt pro Meter, V/m) und magnetische Felder (NanoTesla, nT) – am weitesten gehen die Vorschläge aus den USA, Schweden und Deutschland.

Die wichtigste Empfehlung zum Schutz vor schädlicher elektromagnetischer Strahlung heißt: Bleiben Sie möglichst weit entfernt von stromdurchflossenen Leitungen. Das Kinderbett sollte nicht in der Nähe der Hauptstromleitung des Hauses oder am Sicherungskasten stehen. Hohe Stromstärken, die über längere Zeit am Körper wirken können, sollten Sie vermeiden – schränken Sie die Benutzung elektrischer Heizdecken oder von Fußbodenheizungen drastisch ein. Kaufen Sie strahlungsarme Bildschirme für die Computerarbeit oder zumindest schützende Bildschirmfilter. Für elektrosensible Menschen kann eine strahlungsarme Elektroinstallation mit Netzfreischaltung, wenn kein Gerät in Betrieb ist, sinnvoll sein. Die Gefahren, die von Funk- und Mobiltelefonen ausgehen, sind noch kaum erforscht – hier heißt die Devise: Fassen Sie sich kurz!

Internationale Vorschläge für Grenzwerte bei elektromagnetischen Feldern

	Vorschrift Geltungsbereich	Elektrische Felder (Volt pro Meter)	Magnetische Felder (NanoTesla)
Weltweit (WHO)	Bevölkerung	5000 V/m	100000 nT
Deutschland	DIN/VDE 0848 Arbeitsplätze	20000 V/m	5000000 nT
	DIN/VDE 0848 Bevölkerung	7000 V/m	400000 nT
	Wohngebäude und Kindergärten (Hamburg)	Kein Vorschlag	50 nT
Schweden	Norm MPR-2, 5–2000 Hz	25 V/m	250 nT
	Norm MPR-2, 2–400 kHz	2,5 V/m	25 nT
	Norm TCO, 5–2000 Hz	10 V/m	200 nT
	Norm TCO, 2–400 kHz	1 V/m	25 nT
	Neubaugebiete an Hochspannungsanlagen	Kein Vorschlag	200 nT
USA (Kalifornien)	Neubaugebiete an Hochspannungsanlagen	Kein Vorschlag	400–200 nT

Bis jetzt gibt es noch kaum rechtliche Regelungen für den Schutz vor elektromagnetischer Strahlung. Immerhin gibt es in einigen Ländern schon Vorschläge zur Normierung von Grenzwerten.

Angriff der Mikrowellen

Seit langem ist bekannt, daß zuviel ionisierende Strahlung, beispielsweise durch Röntgenstrahlung oder radioaktiven Fallout (Tschernobyl-Katastrophe), krebsauslösend wirkt. Elektromagnetische Strahlung ist zwar nicht ionisierend, dennoch können manche nichtionisierenden Strahlungsformen wie UV- oder Mikrowellenstrahlung unter bestimmten Umständen gesundheitsschädigend sein.
Mikrowellen erwärmen Nahrungsmittel und passieren Glas, Geschirr, Papier und Plastik ohne Heizeffekt. Elektromagnetische Mikrowellenenergie kann also auch unseren Körper durchdringen. Wie gefährlich sind Mikrowellenherde für uns? Wenn Sie sich nicht selbst hineinlegen und schmoren lassen, sind moderne, mit Schutzvorrichtungen ausgestattete Geräte ungefährlich. Auch wenn Ihr Gerät defekt sein sollte und Energie austritt, sind Sie mit einem Abstand von mindestens einer Armlänge vor Schäden sicher. Was man jedoch nicht vergessen sollte, ist der »kumulierende Effekt«: Tag für Tag sind wir einem ungeheuren Bombardement von Mikrowellen ausgesetzt – durch militärische und zivile Radarstationen, Fernseh-, Radiosende- und Telefonübertragungsanlagen, Überwachungssatelliten, Taxi-, Schiffs- und Flugzeugsender, Videoterminals und eben auch Hunderttausende von Mikrowellenherden.

Mikrowellenkrebs bei Ratten

Indischen Forschern gelang eine mögliche Erklärung der krebserregenden Wirkung von Mikrowellen. Nach zweimonatiger Mikrowellenbestrahlung von Ratten war die Aktivität von Zellenzymen in der Leber und den Hoden deutlich erhöht sowie im Gehirn stark erniedrigt. Die Ergebnisse weisen auf einen Schlüsselmechanismus krebserzeugender Genveränderung hin. (Indian Journal of Physiology and Pharmacology 1994)

Wie Sie sich und Ihre Familie schützen können

Wie hoch die Gefahren durch Mikrowellenherde tatsächlich einzuschätzen sind, darüber streiten sich bis heute die Gelehrten.

▸ Halten Sie Ausschau nach kleinen Elektrogeräten, die häufig in Ihrer Nähe im Netzbetrieb sind, wie z. B. eine elektrische Heizdecke, ein Radiowecker oder ein Computermonitor. Batteriebetriebene Wecker sind hier eine ungefährlichere Alternative. Selbst kleine Trafos können gefährlichere Magnetfelder verursachen als große.

▸ Gewöhnen Sie sich an, nicht benutzte Elektrogeräte oder elektrische Installationen, z. B. Beleuchtung, auszuschalten, wenn Sie sie nicht brauchen. Am Netz hängende ausgeschaltete Geräte erzeugen nur die harmlosen elektrischen und nicht die gefährlicheren elektromagnetischen Felder.

▸ Kommen Sie elektromagnetischen Strahlenquellen nicht näher, als Sie wirklich müssen. Beispielsweise nimmt die Strahlenintensität in der Umgebung eines Mikrowellenherdes um das 10- bis 20-fache ab, wenn Sie einen Sicherheitsabstand von 30 Zentimetern einhalten – bei Armlängenabstand ist das Strahlenfeld schon 100mal schwächer. Vor allem vor elektrischen Heizdecken wird dringend gewarnt! Studien haben nachgewiesen, daß Schwangere, die während der ersten drei Schwangerschaftsmonate Heizdecken benutzten, Kinder zur Welt brachten, die um 30 Prozent mehr krebsgefährdet waren.

Wie man die Strahlengefahr verringern kann

Abschirmung gegen elektrische Felder ist häufig mit einem Abschirmanstrich oder einer Abschirmfolie preiswert und einfach möglich. Fragen Sie im Fachhandel oder bei Ihrem Elektroinstallateur nach.

▸ **Klimaanlagen und Ventilatoren** sollten so angebracht sein, daß sich niemand längere Zeit in einem Abstand von weniger als einem Meter in der Nähe solcher Geräte aufhalten muß.

▸ **Nachttischgeräte** wie elektrische Uhren und Ventilatoren, die ununterbrochen laufen, sollten mindestens in einem Abstand von 40 Zentimetern vom Kopf aufgestellt sein. Installieren Sie Leselampen nicht über dem Kopfende des Bettes. Benutzen Sie batteriebetriebene oder mechanische Wecker.

▸ **Mobiltelefone und CB-Funkgeräte** werden sehr nahe am Kopf benutzt und könnten ein Gesundheitsrisiko darstellen. Die Gefahr ist gering, wenn Sie sich kurz fassen. Es ist zu empfehlen, keine langen Gespräche zu führen.

▸ **Elektrische Raumheizungen und Heizlüfter** sind meist längere Zeit in Betrieb. Daher sollte man sie nicht in die Nähe von Betten, vor allem bei Kindern, stellen. Ein Mindestabstand von einem Meter ist zu empfehlen. Achten Sie darauf, daß die Geräte nicht mit der Rückseite an Wänden stehen, auf deren anderer Seite ein Bett steht.

▸ **Elektrorasierer und Haartrockner (Fön)** produzieren eine starke elektromagnetische Strahlung. Bei Kurzzeitanwendung besteht keine Gefahr.

▸ **Fluoreszenzleuchtkörper** haben am Schreibtisch nichts verloren. Hier sind Glüh- und Halogenlampen bei Beachtung eines Mindestabstands besser.

▸ **Mikrowellenherde** sollte man nach der Empfehlung von Experten regelmäßig auf Dichtigkeit überprüfen lassen. In jedem Fall sollten Sie während des Betriebs einen Sicherheitsabstand einhalten.

▸ **Eisschränke, Waschmaschinen und Wäschetrockner** produzieren während des Betriebs starke elektromagnetische Felder – vor allem auf der Rückseite. Achten Sie darauf, daß sich hinter solchen Maschinen keine Schlafstellen befinden – auch wenn Wände dazwischen sind! Kühlschränke und Gefriertruhen sollten mindestens zwei Meter von Schlafplätzen entfernt aufgestellt sein.

▸ **Stereoanlagen, Laserdrucker und Kopiergeräte** sollten einen Mindestabstand von einem Meter zum Körper haben.

▸ **Computermonitore** sollten einen Sicherheitsabstand von einer Armlänge haben. Achten Sie darauf, daß auch hinter dem Monitor ein Sicherheitsabstand eingehalten werden kann. Monitore sind wie Strahlenkanonen, die gleichzeitig nach vorne und hinten schießen. Machen Sie häufiger kleine Pausen. Stehen Sie auf, und bewegen Sie sich.

▸ **Fernsehgeräte** sollten den Menschen nicht näher als zwei Meter sein, auch sein Bett sollte man mit Sicherheitsabstand aufstellen. Achten Sie darauf, nicht in der Mittelachse des Geräts, sondern etwas seitlich zu sitzen. Ziehen Sie den Netzstecker der Geräte ab, wenn sie nicht benutzt werden. Schlafstellen und Kinderbetten haben in der Nähe solcher Geräte nichts zu suchen. Auch Wände schützen nicht vor elektromagnetischer Strahlung! Wer an einer Wand, hinter der ein Fernsehgerät steht, seine Schlafstelle hat, muß mit Gesundheitsstörungen rechnen. Für Fische in Aquarien und Vögel in Käfigen kann elektromagnetische Strahlung eines TV-Gerätes innerhalb von Wochen tödlich sein!

▸ **Netzfreischalter** bieten in vielen Fällen eine Möglichkeit, hausgemachten

Elektrosmog vor allem für den Schlafbereich zu bekämpfen. Möglichst viele Stromkreise werden durch solche Schalter im Sicherungskasten automatisch je nach dem Strombedarf ein- und ausgeschaltet. Elektrogeräte stehen dann nur noch unter Spannung, wenn sie gebraucht werden. Man kann dadurch ohne Komfortverzicht die elektromagnetische Strahlenbelastung am Tag verringern und nachts fast auf Null senken. Der Einbau sollte vom Fachmann durchgeführt und auf Funktionsfähigkeit geprüft werden. Dauerstromverbraucher (Eisschrank, Heizung, Tiefkühltruhe) werden über Extrastromkreise versorgt. Für Schlaf- und Kinderzimmer ist eine Netzfreischaltung in jedem Fall empfehlenswert. Nur Elektroinstallateure dürfen jedoch Änderungen an der Hauselektroinstallation vornehmen – und zwar entsprechend den Auflagen der Stromversorgungsunternehmen.

Elektromagnetische Belastungen an einem bestimmten Ort beruhen in der Regel nicht nur auf einer Ursache, sondern können sich inner- und außerhalb des Hausbereichs durch die Summe vieler Strahlenquellen bilden. Im Zweifel ist immer eine baubiologische Untersuchung oder auch eine elektromagnetische Feldstärkenmessung durch Fachleute zu empfehlen.

Strahlensicher umziehen

Bevor Sie ein neues Heim beziehen, sollten Sie sich darüber informieren, ob und wo Hochspannungsleitungen in der Nähe verlaufen. Ein Haus in der Nähe einer Hochvoltleitung oder eines Umspannwerkes sollte nicht in Frage kommen. Achten Sie darauf, daß die Hausstrom-Hauptversorgungsleitung nicht in der Nähe von Schlafzimmern oder Räumen, wo Sie sich längere Zeit aufhalten, verlegt ist. Wenn Sie ein älteres Haus, ein Landhaus oder eine Wohnung neu beziehen oder erwerben wollen, sollten Sie sich über den Zustand und das Alter der Elektroinstallationen des Objekts informieren – alte, nicht oder schlecht isolierte Stromleitungen im Haus können zu Gesundheitsstörungen führen.

Erdstrahlen – Gefahr oder Aberglaube?

Da die Wissenschaft noch keine Klarheit über die Wirkungszusammenhänge elektromagnetischer Strahlung gewonnen hat, verwundert es nicht, daß über die Bedeutung und Existenz von Erdstrahlen und »geopathischen Reizzonen« noch wenig Einigkeit herrscht.

Offensichtlich handelt es sich hier um Umweltreize, auf die manche Menschen besonders empfindlich reagieren. Obwohl bisher nicht geklärt wurde, was bei Rutengängern zur Reaktion führt, galten Rutengänger jahrhundertelang als Experten bei der Suche nach Brunnen oder Bodenschätzen. Niemand kann beweisen, daß eine von einem Rutengänger aufgespürte »Reizzone« für jeden Menschen zu schädlichen Auswirkungen führt. Wenn man sich in seinem alten Haus wohlfühlt, besteht bestimmt kein Anlaß, sich bei einer Renovierung wegen Erdstrahlen Sorgen zu machen. Dennoch spricht nichts dagegen, einen Rutengänger zu konsultieren, wenn man ganz sichergehen will. Baubiologisch orientierte Architekten können Ihnen möglicherweise einen zuverlässigen Rutengänger vermitteln.

Alle empfohlenen Sicherheitsabstände zu verschiedenen elektromagnetischen Strahlungsquellen beruhen auf Erfahrungswerten. Gesundheitsgefahren können dadurch meistens, aber nicht immer sicher abgewehrt werden.

Lärm – ein Fall für die Ohren

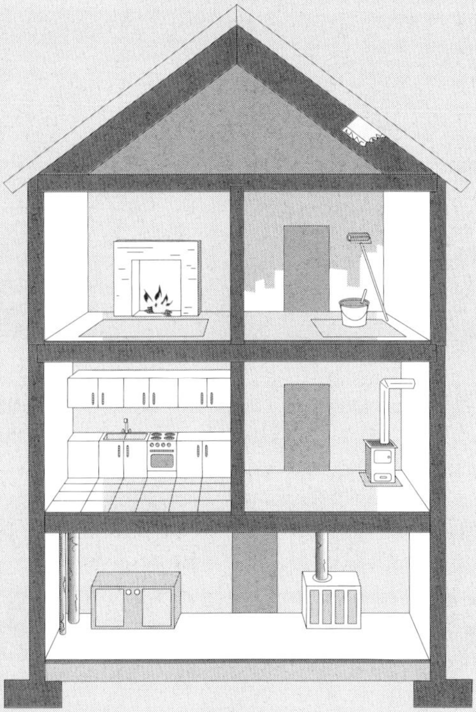

Nach Umfrageergebnissen fühlen sich fast 70 Prozent der Deutschen durch zuviel Lärm gestört. Wir haben schließlich keine Klappen an den Ohren, die bei übermäßiger Lautstärke unser Hörorgan schützen. Zu laute Geräusche, aber auch ständige leise Lärmbelastungen führen zu einem ernstzunehmenden Gesundheitsrisiko. Schlaf, Konzentration und Kommunikation werden gestört – darüber hinaus können Probleme mit der Hormonregulation, der Verdauung und vor allem eine starke Beeinträchtigung von Herz, Blutdruck und Gefäßsystem auftreten.

Lärm macht krank

Wer würde sich nicht durch ständige Laufgeräusche, Getrippel und Getrappel oder Möbelrücken über seinem Kopf belästigt fühlen, wenn er eine neue Wohnung bezogen hat? Kommen Sie häufiger unfreiwillig in den Genuß des nachbarlichen Fernsehprogramms oder Musikgeschmacks? Tanzen die Teetassen auf Ihrem Tisch, wenn ein Stockwerk tiefer Heavy-Metal-Bässe wummern? Falls dies zutrifft, sind Sie ein Opfer ungenügenden Schallschutzes im Haus.

Menschen können bis zu 1000 verschiedene Tonhöhen unterscheiden, in einem Schallwellenbereich von 16 bis 16000 Hertz.

Ein angenehmes Wohnklima ist auch durch ausreichenden Schutz vor unerwünschten Geräuschen gekennzeichnet. Altbauten, Fertighäuser in Leichtbauweise, Fachwerkhäuser und große Einfamilienhäuser sind häufig nicht richtig gegen krankmachenden Lärm geschützt. Jeder empfindet jedoch etwas anderes als störenden Lärm. Klassik- und Rockmusikliebhaber streiten sich hier genauso wie die Freunde des Landlebens, die unter Umständen gerichtlich klären wollen, ob die Kirchturmuhr im Dorf und der krähende Hahn auf dem Misthaufen bleiben dürfen.

Der Bund Naturschutz und der Arbeitsring für Lärmbekämpfung teilten 1995 mit, daß das Herzinfarktrisiko bei Menschen, die in Häusern an Hauptverkehrsstraßen wohnen, um 20 Prozent höher ist als bei Bewohnern ruhigerer Gegenden.

Hauptstörfaktor Lärm

Bei einer schriftlichen Befragung von 3865 Westberliner Männern gaben 40 Prozent den Wohngebietslärm als Hauptstörfaktor an. Die Unzufriedenheit mit der lärmgeplagten Wohngegend war deutlich größer als mit der Wohnung selbst. Allein durch Straßenverkehrslärm in ihrer Wohngegend fühlten sich 18,5 Prozent der Berliner am meisten gestört – der Straßenverkehr allein störte 11 Prozent der Befragten. (Forum Städte-Hygiene 1994)

Streß durch Lärm

Kurzdauernde Schallbelastungen rufen typische Streßreaktionen des Körpers hervor. Die Blutgefäße ziehen sich zusammen. Das Streßhormon Noradrenalin wird freigesetzt, und der obere, sogenannte systolische Blutdruckwert steigt an. Wenn zuwenig Magnesium im Blut des Lärmgeplagten ist, verstärken sich die Streßhormonbelastung und die Blutdruckerhöhung noch weiter. Ist man verärgert oder ängstlich, werden schon niedrige Geräuschpegel die Streßreaktionen auslösen. Chronischer Lärm schädigt das Herz und die Gefäße.

Man schätzt, daß 2000 bis 3000 tödliche Infarkte vermieden werden könnten, wenn der Verkehrslärm deutlich niedriger wäre. Laute Wohngebiete sind für streßgeplagte Männer um 40 Jahre besonders gefährlich.

Arbeitslärm erhöht die Gefahr für einen Herzinfarkt. Wenn hohe Arbeitslärmpegel und Straßenverkehrslärm in Ihrer Wohnung oder Ihrem Haus zusammenkommen, können Sie davon ausgehen, daß die Gefahr für Herz-Kreislauf-Erkrankungen ansteigt.

Neue Untersuchungen haben auch gezeigt, daß permanent Lärmgestreßte leichter an allergischen Hauterkrankungen, Zwölffingerdarmgeschwüren und Gastritis erkranken können. Lärm schwächt zusätzlich das Immunsystem und unsere Abwehrkräfte.

Auch die Psyche reagiert empfindlich auf zuviel Lärm. Es kann zu Einschlaf- und

Durchschlafstörungen kommen. Ständige Geräuschpegel wie Verkehrslärm lassen den Schläfer zwar nicht aufwachen, stören jedoch die Schlafqualität erheblich – der Erholungseffekt des Schlafs verringert sich, man fühlt sich am nächsten Morgen wie »gerädert«. In ihrer Verzweiflung greifen viele Menschen dann zu Beruhigungsmitteln – ein Teufelskreis entsteht. Lärmbedingte Schlafstörungen erhöhen indirekt wiederum die Herzinfarktgefahr. Lärm kann darüber hinaus den Familienfrieden und die zwischenmenschlichen Beziehungen beeinträchtigen. Wer mit Lärmbelastung arbeiten muß, ist leicht unkonzentriert und macht mehr Fehler.

Warnzeichen einer Lärmschädigung

Die Lärmgefahren für den Menschen werden noch viel zuwenig wahrgenommen – solange es keine Lärmtoten gibt, wird sich leider vermutlich wenig ändern.

Wenn Sie die folgenden Erfahrungen mit Ihrer akustischen Wahrnehmung gemacht haben, sollten Sie besonders »hellhörig« reagieren:

- Sie hören keine hohen oder leisen Geräusche mehr.
- Sie haben Hörprobleme beim Telefonieren.
- Sie haben Verständigungsprobleme, wenn Sie Gespräche bei starkem Hintergrundlärm führen. Bei Hörverlusten blockiert der Hintergrundlärm das normale Gesprächsverständnis – Hörgesunde haben diese Schwierigkeit nicht.
- Lärm macht Sie benommen, unsicher und schwindelig.
- Sie empfinden große innere Anspannung und Erregbarkeit, wenn Sie längere Zeit Lärm ausgesetzt sind.
- Ohrrauschen und Ohrklingeln hält noch stundenlang an, nachdem Sie großem Lärm ausgesetzt waren.

Suchen Sie einen Ohrenarzt auf, und lassen Sie Ihre Hörfähigkeit prüfen.

Hörverluste können jedoch auch einfach durch zuviel Ohrenschmalz (vor allem bei Männern) im äußeren Gehörgang auftreten. Gehen Sie bei Hörproblemen zum Ohrenarzt. Er kann mit einem kurzen Hörtest schnell herausfinden, um welche Störungen es sich handelt und ob Sie tatsächlich einen bleibenden Hörschaden oder Frequenzverluste haben.

Lärm im Haus

Lärm ist unerwünschter Schall, der stört, belästigt und gesundheitsgefährdend ist. Die Maßeinheit, mit der die Stärke von Geräuschen und Tönen gemessen wird, heißt Dezibel (dB). Je stärker ein Geräusch ist, desto höher ist der dB-Wert. Bleibende Hörschäden treten in der Regel bei Lärmpegeln von mehr als 85 Dezibel auf. Viele Geräte und Maschinen im Haus und außerhalb produzieren Geräuschpegel, die störend, irritierend oder sogar gesundheitsschädlich wirken können. Die feinen Härchen im Innenohr, die die verschiedenen Geräusche zum Gehirn übertragen, sind schon bei Lautstärken ab 70 Dezibel hochgradig gefährdet – sie können absterben oder abbrechen. Sind die Hörhärchen abgestorben, werden bestimmte Tonfrequenzen nicht mehr wahrgenommen. Es kommt zu einer begrenzten Schwerhörigkeit, die immer weiter fortschreiten kann.

Immer wieder wird man bemerken, daß man bestimmte Geräusche oder Lärm als sehr störend wahrnimmt. Daß viele dieser nervtötenden Geräusche tatsächlich Hörnerven »töten« können und zu bleibenden Schäden führen, ist uns jedoch kaum bewußt. Die meisten Menschen nehmen es schon als selbstverständlich hin, wenn sie nach längerem Aufenthalt in lärmender Umgebung halb taub sind oder sich Ohrgeräusche einstellen (»Klingeln« im Ohr). Diese Störungen dauern zwar meist nur wenige Sekunden an, Untersuchungen haben aber gezeigt, daß auch laute Alltagsgeräusche über längere Zeit zu permanenten Hörverlusten führen können. Da Hörverlust schmerzlos ist, merkt man nicht, daß eine Verletzung des Hörorgans stattgefunden hat – dann ist es häufig schon zu spät. Lärmpegel von mehr als 85 Dezibel wirken in der Regel hörschädigend. Für besonders empfindliche Menschen sind bereits Geräusche von 70 Dezibel gesundheitsschädlich.

Lärmverschmutzung

Viele Haushaltsgeräte wie Geschirrspüler, Staubsauger, Mixer, Espressomaschinen, Rasenmäher und Elektrosägen erzeugen Lärm, der Unterhaltungen im eigenen Haus, aber auch die Nachbarn stören kann. Werden Lärmquellen nur gelegentlich eingesetzt, stört das vielleicht nur kurzfristig. Kommen aber mehrere Lärmquellen zusammen, wenn auch noch Radio oder Fernsehgerät laufen, entsteht eine beträchtliche Lärmverschmutzung im Haus.
Das Lärmmaß Dezibel ist eine logarithmische Einheit. Das bedeutet, daß durch zehn Dezibel mehr die Lärmintensität verzehnfacht wird. Ein Rockkonzert ist demnach mit 110 Dezibel zehnmal lauter als eine U-Bahn mit 100 Dezibel. Vollaufgedrehte Autostereoanlagen sind mit 120 oder 130 Dezibel 100mal bzw. 1000mal lauter als die U-Bahn.

Arten des Schalls

Beim Hausbau unterscheidet man verschiedene Formen des Schalls – je nach Ursache und Art der Schallausbreitung.

- **Körperschall** breitet sich in Wasser und festen Körpern aus. Die Richtung des Schalls wird von der Geometrie oder Beschaffenheit des betreffenden Körpers bestimmt. Direkte mechanische Geräusche und Luftschallwellen können beispielsweise zur Entstehung von Wasserfließgeräuschen in Rohren beitragen.
- **Trittschall** ist ein Spezialfall des Körperschalls. Er wird nur mechanisch erzeugt. Er entsteht in Häusern vorwiegend durch Gehen oder Möbelrücken.
- **Luftschall** sind die Schallwellen von Verkehrslärm von draußen oder der Stereoanlage des Nachbarn. Doch die können sich in Körperschall verwandeln, wenn sie auf Bauteile des Hauses treffen. Die Wände strahlen dann die Schallwellen auch in andere Zimmer. Reicht die Schallenergie aus, so schwingt das Material mit. Je solider ein Bauteil ist, desto geringer ist die Gefahr, daß Luftschall sich in Körperschall umformt.

Geräuschpegel im Hausbereich

Kühlschrank	40	Dezibel
Ventilator	38–70	Dezibel
Wäschetrockner	55	Dezibel
Waschmaschine	47–78	Dezibel
Geschirrspüler	54–85	Dezibel
Fön	59–80	Dezibel
Staubsauger	62–85	Dezibel
Nähmaschine	64–74	Dezibel
Elektrorasierer	75	Dezibel
Wecker	80	Dezibel
Heimwerkermaschinen	85	Dezibel
Benzinrasenmäher	87–92	Dezibel
Benzinrasentraktor	90–95	Dezibel
Benzinlaubgebläse	100	Dezibel
Kettensäge	100	Dezibel
Stereoanlage	bis zu 120	Dezibel

Baulicher Schallschutz soll die Hausbewohner vor störendem und gesundheitsschädlichem Lärm schützen. Das menschliche Ohr reagiert besonders auf Frequenzen von 100 bis 3200 Hertz empfindlich.

Schall dämmen und schlucken

Schutzmaßnahmen beim Hausbau haben die Aufgabe, die Schallausbreitung durch Fußböden, Decken und Wände zu angrenzenden Wohnräumen zu verhindern.
Architekten müssen bei Neubauten gültige Schallschutzvorschriften einhalten: Schallschutz im Hochbau (DIN 4109) und Schallschutz im Städtebau (DIN 18005).

Häuser mit Betondecken gewährleisten meistens einen guten Schutz vor Trittschall.

Bei Einfamilienhäusern oder Eigentumswohnungen werden gesetzlich nur begrenzte Schallschutzmaßnahmen verlangt. Bauherren entscheiden in der Regel selbst, ob und welche schallschützenden Maßnahmen getroffen werden. Nachträgliche Schalldämmung kann jedoch unter Umständen sehr teuer werden

Wie wir auf unterschiedliche Lärmpegel reagieren

• Düsenjetstart	150 Dezibel	Gefahrenzone für Hörverlust
• Luftschutzsirene	140 Dezibel	Gefahrenzone für Hörverlust
• Düsenjet	130 Dezibel	Gefahrenzone für Hörverlust
Schmerzgrenze		
• Diskothek, Signalhorn	120 Dezibel	Gefahrenzone für Hörverlust
• Preßlufthammer	110 Dezibel	Gefahrenzone für Hörverlust
• Müllabfuhr, Motorrad	100 Dezibel	Gefahrenzone für Hörverlust
• Verkehrslärm	90 Dezibel	Sehr störend, Hörverlust
Schwerhörigkeit bei Dauerbelastung		
• Rasenmäher, Kfz mit 100 km/h	80 Dezibel	Störend
• Autobahnlärm, Kfz mit 50 km/h	70 Dezibel	Hörstörungen (z. B. beim Telefonieren)
• Klimaanlage, Radiomusik	60 Dezibel	Irritierend
• Wasserrauschen, Schreibmaschine	50 Dezibel	Irritierend
• Wohnzimmer, Blätterrauschen	40 Dezibel	Beruhigend
Schlafstörungen möglich		
• Bibliothek, Flüstern	30 Dezibel	Sehr beruhigend
• Taschenuhr, Atemgeräusch	20 Dezibel	Sehr beruhigend
• Flüstern, raschelndes Blatt	10 Dezibel	Kaum wahrnehmbar
• Stille	0 Dezibel	

– oder Schallschutz ist ganz unmöglich oder leider nur unzulänglich zu realisieren.

Luftschalldämmung

Je mehr schallabsorbierende Flächen im Zimmer sind, desto größer ist die luftschallschluckende Wirkung. Möbel, Wandteppiche, Teppiche, Gardinen und Vorhänge dämpfen den Lärm gut. Schwere Wände und Decken dämmen Luftschall grundsätzlich besser als leichte. Zusätzlich lärmdämmend wirken weiche und unelastische, biegeweiche Materialien. Fugen und Risse an Fenstern und Türen oder Rohrleitungen sollten abgedichtet oder verschlossen werden, um Luftschall zu blockieren. Schalldichte Fenster bieten einen wirksamen Schutz vor Außenlärm, vor allem von der Straße.

Trittschalldämmung

Gehen, Stühle- und Möbelrücken erzeugt den äußerst störenden Trittschall in darunterliegenden Räumen. Häufig kann die Decke nachträglich nicht mehr schwerer, d. h. schallfester gemacht werden.
Weichfedernde Gehbeläge oder ein schwimmender Estrich sind hier die beste Lösung.

▸ **Trittschalldämmplatten** sind meist aus Styropor oder Mineralwolle hergestellt. Fragen Sie bei Zweifeln über das in Frage kommende Dämmaterial einen kompetenten Architekten oder Bausachverständigen, welches Material für ihr Vorhaben am besten geeignet ist. Styroporplatten kosten zwischen 4 und 7 DM pro Quadratmeter. Mineralwolle ist mit 10 bis 25 DM etwas teurer. Preisvergleiche lohnen sich. Laien können allein meist die Dämmaßnahmen nicht fachgerecht ausführen. Auch hier sind fachlicher Rat und Hilfe gefragt. Beachten Sie, daß Trittschalldämmplatten zur Erhöhung des Bodens führen – Möbel oder Türen könnten nicht mehr richtig passen.

▸ **Der schwimmende Estrich** ist ein auf einer Dämmschicht aufgebrachter Zement- oder Anhydridanstrich (Naßestrich), der auf der Unterseite beweglich ist. Eine weitere Möglichkeit vor allem bei der Altbausanierung ist ein schwimmend verlegter Trockenestrich aus Holzspan-, Gipskarton- oder Gipsfaserplatten. Wichtig ist in jedem Fall, daß keine Schallbrücken mit angrenzenden Bauteilen entstehen – der Estrich darf auf keinen Fall mit angrenzenden Wänden in Berührung kommen.

Schallminderung zwischen Zimmern

Sollten Sie einen Hausbau planen, können Sie diese Prinzipien für Ihre Entscheidung, ein geräuscharmes Haus zu bauen, benutzen. Da, wo Sie jetzt wohnen, wird es kaum möglich sein, dickere Wände, Fußböden oder Decken einzuziehen. Sie können aber den Lärmpegel in den Räumen dadurch verringern, daß Sie beispielsweise Wandteppiche anbringen, die die Schallübertragung unterbrechen – oder schließen Sie einfach die Türen von Räumen mit lärmenden Maschinen (Küche, Waschküche). Wenn das nichts hilft, sollten Sie überlegen, ob Sie nicht die alten, schlecht isolierten Türen durch neue, lärmdichte Türen ersetzen wollen. Wird die Schallübertragung erfolgreich gehemmt, vermindert sich der Geräuschpegel um sechs bis zehn Dezibel. Zur Schalldämmung oder Schallisolation werden gewöhnlich Mineralfaserstoffe verwendet. Bei einer Renovierung kann man überlegen, ob besonders lärmintensive Bereiche oder Hohlräume schallisoliert werden sollten. Sie erreichen damit eine Schallschutzwirkung von 5 bis 15 Dezibel.

Prinzipiell gibt es drei Möglichkeiten, die Geräuschübertragung im Haus zu verringern:
- **Dickere Mauern, Böden und Decken**
- **Unterbrechung der Schallwellenübertragung im Raum**
- **Schalldämmung**

Vergewissern Sie sich, daß die Baumaterialien, die Sie zur Schallisolierung verwenden, unbedenklich sind!

Licht – Sonne im Haus

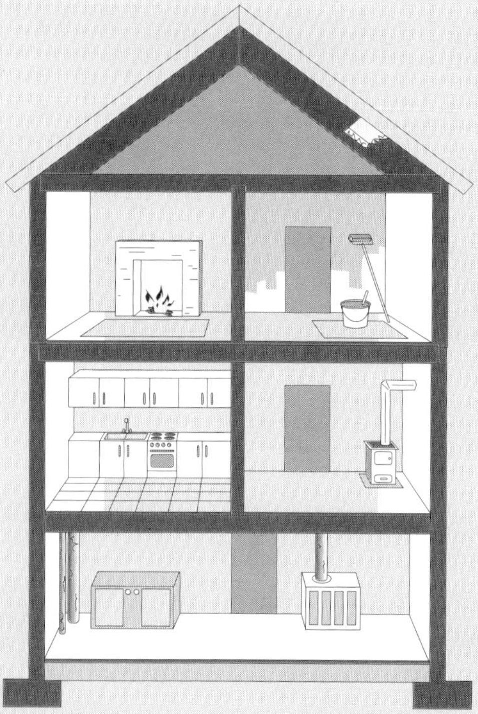

Ohne Licht gibt es kein Leben. Licht ist lebenswichtig. Der Mensch ist ein Licht- und Tagwesen. Viele biologischen Rhythmen und Lebensfunktionen werden durch Licht gesteuert. Da wir immer mehr Zeit in geschlossenen Räumen verbringen – man schätzt 80 bis 90 Prozent unserer Zeit –, bekommen wir immer weniger Sonnenlicht ab. Künstliches Licht ersetzt in Häusern und Gebäuden zum Großteil natürliche Beleuchtung. Das moderne Arbeits- und Alltagsleben des Menschen ist daher mit einem ständigen Defizit an natürlichem Licht verbunden.

Natürliches Licht

Ohne Licht hätte sich auf unserem Planeten kein Leben entwickeln können. Licht ist der schmale Bereich elektromagnetischer Wellen, den unsere Augen wahrnehmen können. Mit einer Geschwindigkeit von etwa 300000 Kilometer pro Sekunde breitet sich für uns sichtbares Licht einer Wellenlänge von 400 bis 750 Millionstel Millimeter aus. Ultraviolettes Licht hat kürzere und Infrarotlicht größere Wellenlängen. Natürliches Tageslicht kann eine Beleuchtungsstärke von 5000 bis 100000 Lux aufweisen. Künstliche Beleuchtungsquellen besitzen dagegen nur Leuchtstärken von 100 bis 1000 Lux.

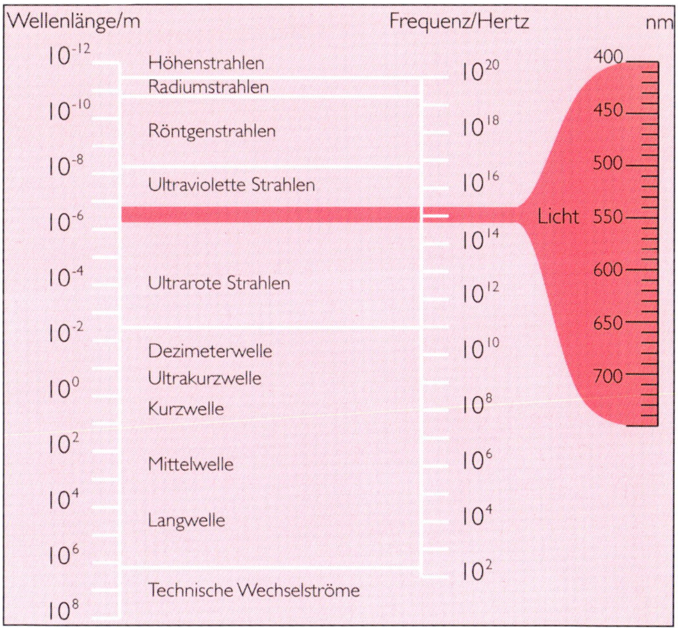

Wellenlängen und Frequenz von Licht.

Künstliches Licht

Mit künstlichen Lichtquellen ist es uns unter anderem gelungen, die Nacht zum Tage zu machen. Wo elektrische Energie zur Verfügung steht, können wir zu jeder Zeit in fast unbegrenztem Umfang künstliches Licht benutzen. An die künstliche Beleuchtung im Wohnbereich werden folgende Anforderungen gestellt:

- Gutes Sehen bei unterschiedlichen Anforderungen sollte im Raum möglich sein.
- Beleuchtung sollte den Raum gestalten.
- Licht sollte Atmosphäre im Raum schaffen.
- Künstliche Beleuchtung sollte nicht gesundheitsschädlich sein.
- Künstliche Beleuchtung sollte nicht umweltschädlich sein.
- Beleuchtung sollte keine Energie verschwenden und wirtschaftlich sein.

Beleuchtungsstärken

- **Sonniger Sommertag 100000 Lux**
- **Bedeckter Himmel im Sommer 20000 Lux**
- **Sonniger Wintertag im Freien 10000 Lux**
- **Trüber Wintertag 3000 Lux**
- **Gute Arbeitsplatzbeleuchtung 1000 Lux**
- **Gute Straßenbeleuchtung 40 Lux**
- **Vollmondnacht 0,25 Lux**
- **Sternenlicht 0,01 Lux**

Faktoren für gutes Licht

Die optimale Lichtgestaltung bzw. eine gute Beleuchtungsanlage sollte folgende wichtige Faktoren berücksichtigen: Beleuchtungsniveau, harmonische Helligkeitsverteilung, Blendungsbegrenzung, Lichtrichtung, Schattigkeit, Lichtfarbe und Farbwiedergabe, Konditionierung und Raumklima. Gutes Licht ist nur dann anzunehmen, wenn alle genannten Bedingungen erfüllt sind.

Licht und Mensch

Ungefähr 80 Prozent aller Sinneseindrücke werden über die Augen zum Gehirn übertragen. Darüber hinaus haben Forschungsergebnisse gezeigt, daß ein Viertel der vom Menschen benötigten Energie nur für Sehprozesse verwendet wird. Beleuchtung beeinflußt den ganzen Menschen – und zwar körperlich, geistig und seelisch.

- Licht wirkt direkt auf die Haut.
- Licht ermöglicht die Wahrnehmung unserer Umgebung mit den Augen.
- Lichtimpulse, die an das Zwischenhirn weitergeleitet werden, beeinflussen die Freisetzung des Streßhormons Kortisol und des Hormons Melatonin, das unter anderem den Tag-Nacht-Rhythmus regelt.
- Licht beeinflußt die Kreislauffunktion, das Immunsystem und auch die Stimmung und die Psyche.
- Vom Auge aufgenommenes Licht hat eine verjüngende Wirkung auf den Gesamtorganismus.
- Licht beeinflußt die Lebenserwartung. Die Sterblichkeitsrate von Blinden ist zweieinhalbmal höher als bei der übrigen Bevölkerung.

Im natürlichen Tageslicht ist das gesamte Farbspektrum kontinuierlich und gleich stark verteilt. Auch die Helligkeit während des Tages ändert sich häufig – dies ist sehr angenehm für unsere Augen. Künstliche Lichtquellen erreichten bislang nicht die Qualität des natürlichen Lichts. Kunstlicht bleibt immer nur ein schwacher Ersatz und eine höchst unvollkommene Nachahmung des natürlichen Sonnenlichts.

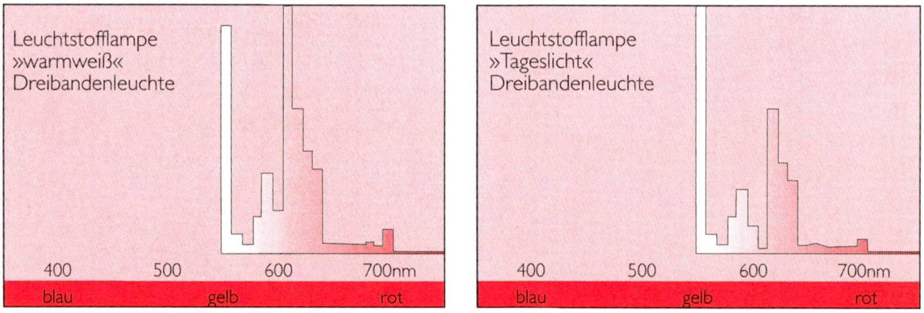

Spektrum von Leuchtstofflampenlicht.

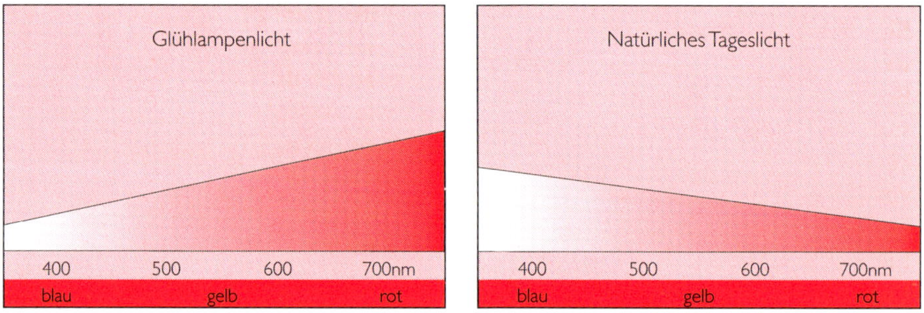

Spektrum von Glühlampen- und natürlichem Tageslicht.

Die weitverbreiteten Glühlampen haben zwar ähnlich wie Tageslicht ein kontinuierliches Farbspektrum, jedoch mit einem starken Gelb-Rot-Anteil – wie bei tiefstehender Sonne am Spätnachmittag. Entsprechend kann unser Körper auf diese künstliche Abendstimmung mit weniger Leistungsfähigkeit und Ruhebedürfnis reagieren.

Gefahren des Kunstlichts

Eine deutsche Untersuchung aus dem Jahr 1990 ergab, daß fast zwei Drittel der befragten Schreibtischarbeiter unter Gesundheitsstörungen durch künstliche Beleuchtung litten: Kopfschmerzen, Augenbrennen, Bindehautentzündung, Gereiztheit, schnelle Ermüdung, Aggressionen und Depressionen waren auf ungünstiges Licht zurückzuführen. Die Beleuchtungsstärke hat auch Einfluß auf die Sehschärfe der Augen. Mangelnde und zu schwache Beleuchtungsverhältnisse können die Sehkraft schwächen und zu Unfällen führen. Bei älteren Menschen ist die Sehschärfe meistens geringer, sie brauchen sehr viel mehr Licht als jüngere. Gute Lichtverhältnisse erhöhen auch die geistige Leistungsfähigkeit. Lichtfarben beeinflussen darüber hinaus die Sehschärfe: Bei Licht mit überwiegendem Rotanteil kommt es zur leichten Weitsichtigkeit – ist mehr Blau im Licht, kann das normalsichtige Auge um bis zu 1,5 Dioptrien kurzsichtig werden!

Ein gesundes Wohnklima wird also wesentlich auch von der verwendeten Beleuchtung abhängen. Vielfach haben sich Kombinationen aus verschiedenen künstlichen Lichtquellen, beispielsweise von Glüh-, Halogen- und Leuchtstofflampen, zur Nachahmung natürlicher Lichtverhältnisse bewährt. Künstliches Licht sollte jedoch nicht gesundheitsschädlich wirken. Zuviel ultraviolette Strahlung, elektrische und elektromagnetische Felder, radioaktive Strahlung sowie Stoffe, die die Umwelt belasten, sind zu vermeiden.

Licht und Lampe

Im allgemeinen werden im Wohnbereich zwei Lampenarten eingesetzt: die Glühlampe und die Leuchtstofflampe (Entladungslampe). Zusätzlich bestimmen Art, Größe und Form der Leuchte die Lichtgestaltung im Haus entsprechend dem Verwendungszweck. So ist für Hausarbeit eine andere Beleuchtung günstig als für die Arbeit am Schreibtisch oder für eine Familie am Eßtisch.
Als Leuchtenmaterialien werden weißes Opalglas, klares und farbiges Glas, Kunststoffe, Metalle, Textilien, Folien

Lampe, Leuchter, Lüster – die Wohnraumbeleuchtung erfüllt immer auch einen dekorativen Zweck.

Tips für den Leuchtenkauf

- **Sind Steh- und Tischleuchten genügend stand- und rutschfest?**
- **Geben die Leuchten genügend Licht ab? Ist die Wattleistung ausreichend?**
- **Ist die Leuchte für den bestimmten Zweck verstellbar und justierbar?**
- **Müssen Sie zum Verstellen heiße Leuchtenteile anfassen?**
- **Sind Schalter und Bauelemente funktionstüchtig?**
- **Kann man sich an Leuchtenteilen verletzen?**
- **Blendet die Leuchte?**
- **Wie einfach oder schwierig ist es, Lampen auszuwechseln? Gibt es Ersatzteile?**
- **Kann man die Leuchte leicht reinigen?**

Die gute alte Glühbirne, 1854 von Heinrich Goebel als Kohlefadenlampe erfunden und von Thomas A. Edison 1879 zur Produktionsreife entwickelt, hat trotz modernerer Lampentypen noch lange nicht ausgedient.

und Kartons, Holz sowie Porzellan und Keramik verwendet. Entsprechend der gewünschten Lichtverteilung und Beleuchtungsaufgabe kann man unterschiedliche Leuchtkörper benutzen:

- Direkte Beleuchtung mit Lichtabstrahlung in eine Richtung
- Beleuchtung bestimmter Zonen wie Arbeitsplatz, Nachttisch oder Wände
- Gute Allgemeinbeleuchtung von Räumen mit Glüh- oder Leuchtstofflampen
- Kombination von direktem und indirektem Raumlicht.

Fachgerechte Installation

Auf die fachgerechte Befestigung und Absicherung der Leuchten sollte Wert gelegt werden. Sichere Leuchten erkennt man am Prüfzeichen (GS, VDE, TÜV). Alle Strom- und Lichtleitungen in Wohnungen müssen nach DIN 18015 verlegt sein. Auch zum Anschluß von Leuchten kann man abgeschirmte Leitungen benutzen, die durch ein zusätzliches Metallgeflecht das elektrische Feld größtenteils abschirmen. Eine weitere Maßnahme gegen elektrische Felder von Lichtleitungen ist die Netzfreischaltung.

Stromsparen mit Glühlampen

- **Schalten Sie alle nicht benötigten Lampen aus.**
- **Eine Lichtquelle in der Mitte des Raumes ist bei gleicher Lichtleistung heller als in Randbereichen oder Ecken des Zimmers.**
- **Helle Raumflächen reflektieren Licht besser als dunkle. Sie brauchen dann nicht so viele Beleuchtungskörper – ein Deckenstrahler beleuchtet das ganze Zimmer.**
- **Bei hellen Leuchtenmaterialien ist die Lichtausbeute höher.**

Standardglühlampen

Glühlampen werden am häufigsten im Haushalt eingesetzt. In einem mit Edelgas gefüllten Glaskolben bringt elektrischer Strom einen Wolframdraht zum Glühen. Aber nur etwa sechs Prozent der Energie werden in Licht, der Rest in Wärme umgewandelt. Glühlampen sind billig, haben aber eine kürzere Lebensdauer als andere Lampen. Glühlampenlicht entspricht in etwa dem Licht der Abendsonne. Das Farbspektrum ist kontinuierlich und betont die Gelb- und Rotlichtanteile. Glühlampen vertragen häufiges An- und Ausschalten gut und können im Hausmüll entsorgt werden. Experten empfehlen Glühlampen am Schreibtisch als besonders günstige Beleuchtung.

Halogenglühlampen

Auch Halogenlampen sind Glühlampen. Sie sind mit Halogengasen gefüllt und halten wesentlich länger als Standardglühlampen – zwölf Prozent der Energie wird in Licht umgesetzt. Im Wohnbereich werden in der Regel nur Niedervoltlampen von 6, 12 und 24 Volt eingesetzt. Man braucht jedoch zum Betrieb einen Transformator oder ein elektrisches Vorschaltgerät. Halogenlampen haben ähnliche Lichteigenschaften wie normale Glühlampen. Ungeschützte Halogenglühlampen geben ultraviolettes Licht (UV-B) ab. Halogenlampen ohne Schutzglas sind daher nicht als Schreibtisch- oder Nachttischlampen geeignet! Wird die Haut längere Zeit von ultravioletter Strahlung getroffen, kann man einen Sonnenbrand bekommen – die Hautkrebsgefahr steigt dann an. Glasabdeckungen absorbieren die ultraviolette Strahlung zum Großteil und verhindern Gesundheitsschäden. Niedervoltlicht-Seilsysteme, quer durch den Raum an

Seilen befestigte Halogenlampen, bergen noch weitere Risiken:

- Bei quer im Raum gespannten Seilsystemen können sich elektromagnetische Felder bilden.
- Bei nicht genügendem Abstand der nicht isolierten Seile können Kurzschlüsse entstehen. Die Seile fangen dann an zu glühen. Es besteht Brandgefahr!
- Halogenlampen werden sehr heiß (mehr als 600 Grad Celsius), sie sollten nicht mit brennbaren Materialien in Berührung kommen. Auch bei Kaltlichtspiegeln ist der Lampenreflektor immer noch etwa 100 Grad Celsius heiß.
- Hängen zu viele Lampen am Seil, kann der Trafo überlastet werden. Sind es zu wenig, brennen die Lampen vorzeitig durch. Die Trafos können im Betrieb sehr heiß werden und müssen ungehindert Wärme abgeben können, sonst besteht Brandgefahr.

Standardleuchtstofflampen

Leuchtstofflampen, früher auch als Neonröhren bezeichnet, enthalten im Glaskörper Edelgase, Quecksilberdampf und Leuchtstoffe – aber kein Neon! Durch elektrische Entladung entsteht zunächst wenig Licht, aber viel ultraviolette Strahlung, die durch Leuchtstoffe in Licht umgewandelt wird. Das Farbspektrum und die Farbwiedergabe von Leuchtstofflampen ist sehr ungleichmäßig.

Diese Lampen werden in unterschiedlicher Helligkeit und Lichtfarbe angeboten. Bläuliche Leuchtstofflampen sind am ungünstigsten und können Gesundheit und Wohlbefinden stören. Dieser Nachteil wurde in den letzten Jahren wesentlich verbessert.

Leuchtstofflampen setzen etwa 28 Prozent der Energie in Licht um und halten sechs- bis zehnmal so lange wie Glühlampen – wenn sie nicht so oft aus- und angeschaltet werden. Standardleuchtstofflampen enthalten etwa 15 Milligramm giftiges Quecksilber und müssen als Sondermüll entsorgt werden. Bei Leuchtstofflampen sollte ein Abstand von zwei bis drei Metern eingehalten werden.

Verbrauchte Kondensatoren

Bis zum Jahr 1982 waren in Deutschland Kondensatoren für Leuchtstofflampen erlaubt, die polychlorierte Biphenyle (PCB) enthielten – PCB ist ein sehr starkes Umweltgift.

Halogenglühlampen waren zunächst als Scheinwerferlampen für Autos und Diaprojektoren im Einsatz. Später kamen sie auch für die Wohnungsbeleuchtung in Mode.

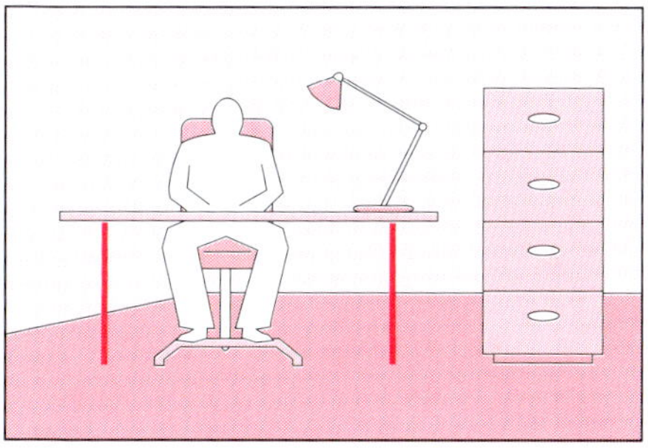

Bestrahlung der Haut aus weniger als einem Meter Entfernung ist bedenklich.

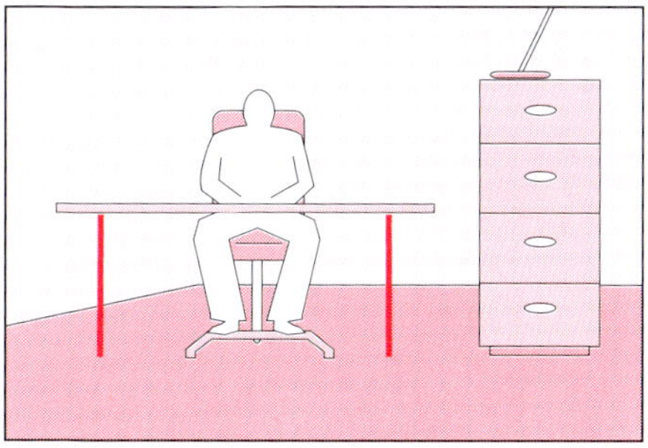

Vergrößern Sie den Abstand zwischen Leuchte und Haut/Augen auf mindestens einen Meter.

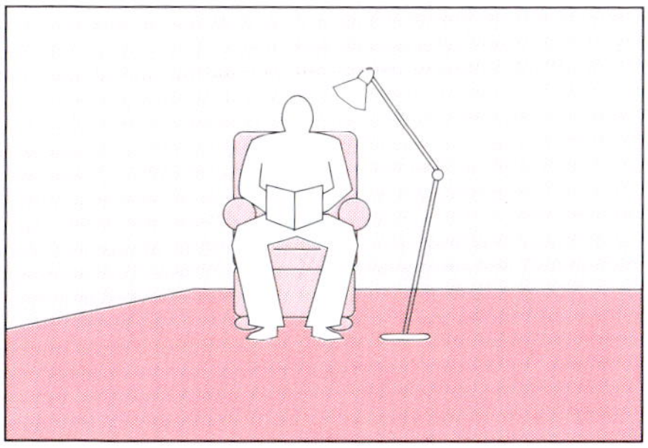

Setzen Sie sich nicht direkt in den Lichtstrahl. Richten Sie das Licht auf Wände oder Decke.

PCB-haltige Kondensatoren sind gleichfalls als Sondermüll zu betrachten – alle Kondensatoren mit den Bezeichnungen CD, DC, Cp, A 30 und A 40 enthalten das hochgiftige PCB!

Flimmernde Leuchtstofflampen

Alle Leuchtstofflampen flimmern mit einer Frequenz von 100 Hertz. Meistens sieht man das Flimmern nicht. Aber auch dieses unbewußt wahrgenommene Flimmern soll nach wissenschaftlichen Ergebnissen die Immunabwehr des Organismus schwächen und den Streß vergrößern. Mit Hilfe von Hochfrequenzvorschaltgeräten kann die Flimmerfrequenz stark erhöht werden – es gibt aber auch Zweifel am Sinn dieser Maßnahme. Gleichstromvorschaltgeräte blockieren Flimmern, verkürzen aber die Lebensdauer der Lampen. Fangen die Lampen sichtbar an zu flackern, sollten sie ausgetauscht werden.

Auch Wackelkontakte in der Fassung und Leitung kommen vor. Wenn Sie Leuchtstofflampen als belastend empfinden, sollten Sie diese gegen Glühlampen austauschen.

Lampenarten im Vergleich

Leistungsmerkmal	Glühlampen (Standard)	Halogenlampen (Niedervolt-system)	Leuchtstofflampen (Standard)	Energiesparlampen (Kompaktleuchtstoff)
Lebensdauer	1000 Std.	3500 Std.	11 000 Std.	6000–8000 Std.
Lichtausbeute	8–20 L/W	10–30 L/W	30–70 L/W	30–70 L/W
Preis	Niedrig	Mittel	Hoch	Hoch
Energieverbrauch	Sehr hoch	Hoch	Niedrig	Niedrig
Lichtfarbe	Warm	Warm bis kälter	Warm-, neutral-, tageslichtweiß	Warmweiß
Farbspektrum	Kontinuierlich	Kontinuierlich	Kontinuierlich	Nicht kontinuierlich; Lücken und Maxima
Farbwiedergabe	Mehr Rot, weniger Blau	Mehr Rot, weniger Blau	Drei Farbstufen: sehr gut, mittel, schlecht	Unterschiedlich
Lichtverteilung	Gleichmäßig	Gerichtet	Diffus	Gleichmäßig
Schadstoffe	Fast keine	Gering (Halogen)	Quecksilber, radioaktives Krypton-85	Quecksilber, radioaktives Krypton-85
Sicherheit	Unproblematisch	Starke Hitze, UV-Strahlung	Unproblematisch	Unproblematisch

Radioaktivität von Leuchtstofflampen

Einige Starter oder Glimmzünder von Leuchtstofflampen enthalten radioaktive Stoffe, meistens Krypton-85-Gas. Nur 0,4 Prozent der Strahlung gelangen während des normalen Betriebs der Lampe ins Freie. Die zusätzliche Strahlenbelastung für den Menschen ist äußerst gering.

Wenn allerdings die Starter oder die Lampen während der Entsorgung zerstört werden, gelangt die volle Strahlenmenge in unsere Umwelt.

Vollspektral-leuchtstofflampen

Vollspektral- oder True-lite-Lampen sind besondere Leuchtstofflampen, die das natürliche im Sonnenlicht vorkommende Wellenspektrum zu 95 Prozent nachahmen – auch ultraviolette und infrarote Wellenanteile werden produziert. Diese Lampen enthalten in Glaskolben vier verschiedene Phosphate und drei verschiedene Edelgase.

Vollspektrallampen leben dreimal länger als Standardleuchtstofflampen und besitzen gesundheitliche Vorteile. Sie werden in der Lichttherapie gegen Winterdepression und bei Neugeborenen eingesetzt. Untersuchungen haben gezeigt, daß bei True-lite-Beleuchtung weniger Streßhormon (Kortisol) ausgeschüttet wird. Diese Leuchtstofflampen sind besonders gut für Büroräume geeignet. Wechselstromflimmern tritt nicht auf, da die Lampen mit einem Gleichrichtervorschaltgerät geliefert werden.

Energiesparende Leuchtstofflampen

Kompaktleuchtstofflampen sind die größten Energiesparer unter den Beleuchtungskörpern. Sie halten achtmal so lange wie die herkömmlichen Glühlampen und verbrauchen bei gleicher Helligkeit nur ein Fünftel an Energie. Elektronische Energiesparlampen arbeiten flimmerfrei und schaltfest. Vorschaltgeräte können jedoch elektrische und elektromagnetische Felder erzeugen – ein Mindestabstand von 30 Zentimeter von der Lampe ist aus diesem Grund zu empfehlen.

Das Licht der Lampen ist Glühlampen nachempfunden, wobei kein kontinuierliches Farbspektrum entsteht. Energiesparlampen enthalten sechs bis acht Milli-

Die Unfallhäufigkeit ist von der Menge des Tageslichts abhängig.

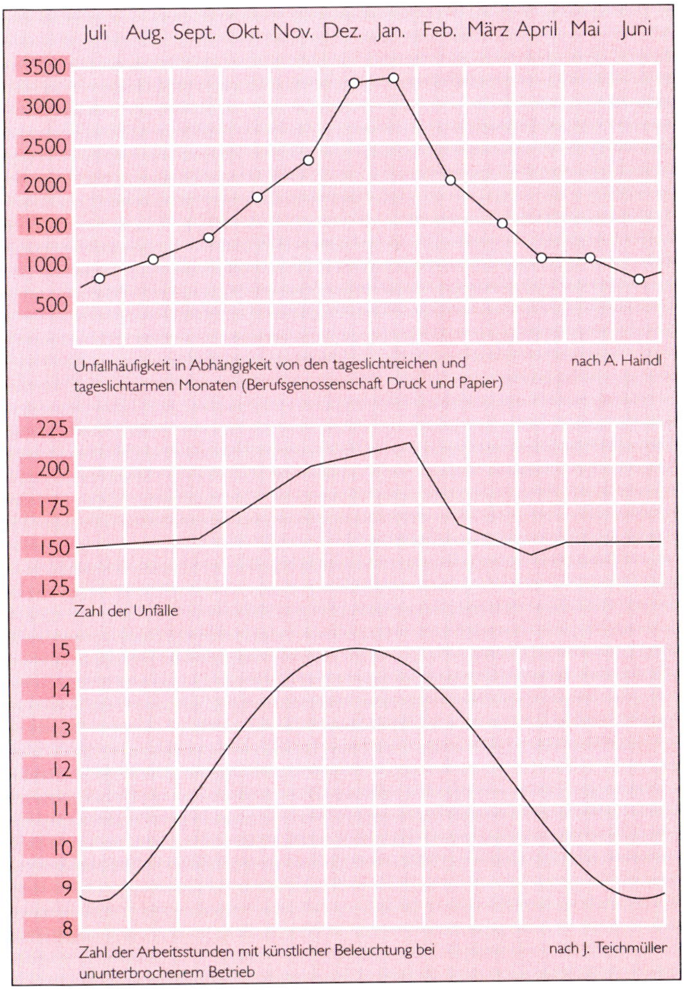

gramm hochgiftiges Quecksilber und müssen als Sondermüll entsorgt werden.
Folgende besondere Eigenschaften sind zu beachten:

- Nicht jede Energiesparlampe paßt in jeden Lampensockel. Probieren Sie vorher aus, ob die Lampe paßt.
- Energiesparlampen brauchen ein bis drei Minuten, bis sie volle Helligkeit abgeben.
- Die Farbwiedergabe im Rotbereich ist besser und im Blaubereich schlechter als bei Glühlampen.
- Energiesparlampen geben bei Kälte weniger Licht ab – geschlossene Leuchten sind zu empfehlen.
- Energiesparlampen können nicht mit normalen Dimmern geregelt werden.

Wohlbefinden bei gutem Licht

Gute Beleuchtung hilft Unfällen vorzubeugen. Im Straßenverkehr ist dies allgemein einleuchtend. Doch es gilt ebenso im häuslichen Bereich.

Kein künstliches Beleuchtungssystem kann natürliches Tageslicht ersetzen. Wo immer möglich, sollten Haus und Wohnung durch Tageslicht ausreichend beleuchtet werden.
Für Arbeiten in Innenräumen sollten möglichst Plätze ausgewählt werden, die bei Tageslicht ohne zusätzliche künstliche Beleuchtung ausreichend hell sind. Die modernen Bauformen mit großen Fenstern und weit offenen Glasflächen tragen dem wichtigen Bedürfnis nach natürlichem Tageslicht Rechnung.
Wenn kein Tageslicht verfügbar ist, dann sollte wenigstens die Gestaltung des Kunstlichts hohen Anforderungen genügen. Für die Beleuchtung von Arbeitsplätzen gibt es bindende Vorschriften. Für die Beleuchtung von Wohnungen hingegen ist dies nicht der Fall. Hier müssen Sie selbst nach Ihren Bedürfnissen für gutes Licht sorgen.

Lichtgestaltung in der Wohnung

Verschiedene Tageszeiten und Tätigkeiten stellen ganz unterschiedliche Anforderungen an die Lichtverhältnisse in Wohnräumen. Empfehlenswert sind in jedem Fall Kombinationen verschiedener Lichtquellen (Glüh-, Halogen-, Leuchtstofflampen) in den Zimmern. Es sollte weder zu hell noch zu dunkel sein, Blendwirkungen und Spiegeleffekte sind zu vermeiden. Probieren Sie einfach aus, bei welcher Beleuchtung und Lichtstärke Sie sich am wohlsten fühlen.

Eine objektiv richtige Farbwiedergabe bei Kunstlichtquellen gibt es nicht. Achten Sie auf eine gesundheits- und umweltverträgliche Beleuchtung, beispielsweise mit Vollspektralleuchtstofflampen. Gute Lichtverhältnisse in Innenräumen tragen wesentlich zum körperlich-seelischen Wohlbefinden der Bewohner bei, vermeiden die Ermüdung der Augen, steigern die Konzentrationsfähigkeit und schützen vor Unfällen.

Welche Beleuchtung für welchen Raum?

- **Haustüre:** Blendfreie Grundbeleuchtung mit Leuchtstofflampen oder mit Strahlern.
- **Flur:** Pendel-, Decken-, Einbau- oder Wandleuchten.
- **Treppen:** Die einzelnen Stufen müssen von unten und oben gut erkennbar sein. Verwenden Sie am besten lichtstreuende Leuchten.
- **Wohnzimmer:** Pendel-, Steh- und Tischleuchten oder indirekte Beleuchtung; Glühlampen sind zu bevorzugen.
- **Eßzimmer:** Zusätzlich zur Allgemeinbeleuchtung ist eine Leuchte über dem Tisch im Abstand von 60 bis 70 Zentimetern sinnvoll.

- **Kinderzimmer:** Gleichmäßig lichtstreuende Deckenleuchte mit Glühlampen.
- **Küche:** Allgemeinbeleuchtung mit flächigen Lichtquellen (Leuchtstofflampen, Glühlampenreihe), zusätzliche flächige Beleuchtung von Arbeitsbereichen (auch indirekt).
- **Bad:** Gute Allgemeinbeleuchtung plus beidseitige Beleuchtung des Spiegels, am besten mit Leuchtstofflampen.
- **Schlafzimmer:** Gute Allgemeinbeleuchtung plus blendfreie Nachttischleuchten, am besten mit Glühlampen.
- **Hobbyraum:** Allgemeinbeleuchtung plus Beleuchtung spezieller Arbeitsbereiche.

Funktionsgerechte Beleuchtung für jeden Zweck

- **Außenbereich:** Zur Beleuchtung von Balkon, Terrasse und Garten kann man rundum geschlossene, thermisch optimierte Energiesparleuchten verwenden. Sparen Sie Energie, indem Sie dekorative Außenleuchten nicht die ganze Nacht brennen lassen.
- **Fernsehen:** Weiche, gedämpfte Allgemeinbeleuchtung, indirekte Lichtquelle hinter dem Gerät. Vermeiden Sie Spiegelungen.
- **Computer:** Helle Allgemeinbeleuchtung plus blendfreies, abgeschirmtes Licht von Glühlampen oder Halogenlampen am Arbeitsplatz.
- **Bilder und Kunstobjekte:** Probieren Sie aus, wie die passende Beleuchtung sein soll. Glühlampenstrahler und Halogenlampen eignen sich gut für diesen Zweck.
- **Zimmerpflanzen:** Für Pflanzen gibt es spezielle Leuchtstofflampen – Glüh- und Halogenlampen sind weniger gut geeignet. Die Farbwiedergabe sollte besonders im Grünbereich gut sein.

Pflanzen brauchen mindestens zehn Stunden Licht pro Tag.

Lassen Sie kein Licht unnötig brennen! Jeder Stromverbraucher in Betrieb hat ein schädliches elektromagnetisches Feld. Stellen Sie deshalb Geräte ab, wenn Sie sie nicht benützen.

Wieviel Kunstlicht in den Zimmern?

Von der Arbeitsgemeinschaft Wohnberatung e. V. werden folgende allgemeine Beleuchtungsstärken für unterschiedliche Räume empfohlen:

Räume	Glühlampen	Leuchtstofflampen
Flure, Treppen, Keller, Kammern	5–10 Watt/m³	2–3 Watt/m³
Wohn-, Kinder-, Schlaf-, Eßzimmer	10 Watt/m³	3 Watt/m³
Küche, Bad, Arbeits-, Hobbyraum	10–20 Watt/m³	3–6 Watt/m³
Zusatzbeleuchtung	60–120 Watt	18–36 Watt
Arbeit, Lesen, Schreiben	Pro Arbeitsplatz Halogen: 35–75 Watt	
Eßplatz für vier Personen	60–120 Watt	30–45 Watt
Anstrahlung von Bildern und Objekten	100–150 Watt Halogen: 50–100 Watt	30–45 Watt

Tips für das gesunde Haus

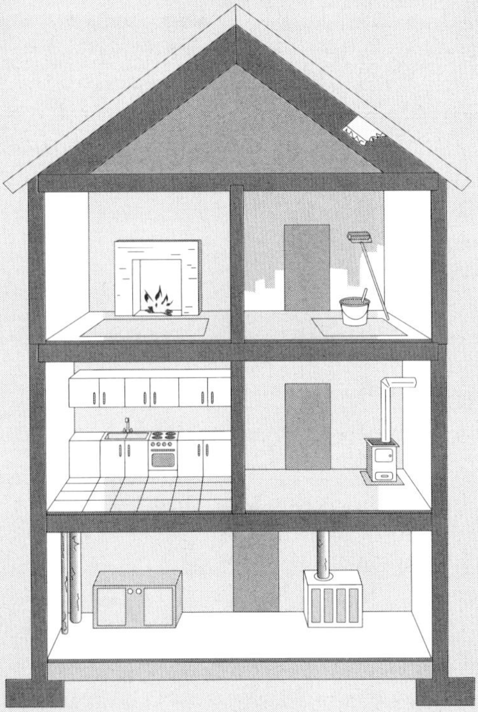

In Gebäuden halten wir uns den überwiegenden Teil unseres Lebens auf. Entsprechend vielfältig sind ihre Funktionen und Einrichtungen, entsprechend vielfältig auch die Gefahrenquellen, denen wir im Haus begegnen. An vieles, was eigentlich auf der Hand liegt, denkt man im entscheidenden Augenblick nicht. Die folgenden Listen sollen Ihnen helfen, in den Situationen, in denen es um die Gesundheit in Haus und Wohnung geht, die entscheidenden Informationen abzurufen.

Gesundheit und Sicherheit im gesunden Haus

Betrieb von Feuerstellen, Herden und Heizungen

▶ Lassen Sie Ihre Gasheizung und Ihren Boiler regelmäßig von einer Fachfirma überprüfen.

▶ Offene Kamine und Holzöfen sollten fachgerecht nach außen belüftet sein. Lassen Sie Ihren Kamin jährlich reinigen. Benutzen Sie kein grünes, feuchtes, bemaltes oder anders behandeltes Holz, und verbrennen Sie keine Abfälle, kein Plastik, farbiges Papier oder Geschenkpapier. Beim Verbrennungsprozeß können aus solchen Stoffen gefährliche Chemikalien austreten und die Innenraumluft vergiften.

▶ Belüften Sie Ihren Gasherd nach draußen. Benutzen Sie niemals Ihren Gasherd als Raumheizung.

Reparaturen im Haus

▶ Prüfen Sie regelmäßig die elektrischen Leitungen. Ersetzen Sie alle verrotteten oder gebrochenen elektrischen Leitungen in den Räumen.

▶ Entfernen Sie abblätternde Farbe. Sie sollten jedoch zuerst prüfen lassen, ob die Farbe blei- oder quecksilberhaltig ist. Lassen Sie solche Farben durch Fachleute entfernen.

▶ Wenn Deckenteile brüchig sind, könnte es sich um asbesthaltiges Material handeln. Beauftragen Sie Fachleute mit der Sanierung. Offenliegender Asbest wird mit Plastikklebeband luftdicht versiegelt. Versuchen Sie niemals, Asbest selbst zu entfernen oder zu bearbeiten – es vergrößert sich dann nur das Gesundheitsrisiko durch Asbestfasern in der Atemluft.

Reinigungsarbeiten

▶ Halten Sie Ihr ganzes Haus sauber, um Staub, Milben, Pollen, Tierprodukte und andere allergenen Stoffe zu beseitigen. Allergiker sollten während des Staubsaugens das Haus verlassen, weil der Milbenanteil in der Raumluft zunimmt. Glatte Oberflächen sollten mit einem feuchten Tuch gereinigt werden.

▶ Bei Luftbefeuchtern oder -entfeuchtern sollten sich keine Beläge bilden. Benutzen Sie destilliertes oder demineralisiertes Wasser, damit keine Mineralbeläge entstehen können. Reinigen Sie solche Geräte regelmäßig. Der Wassertank sollte mit einer kleinen Bürste gesäubert werden. Spülen Sie eventuell giftige Reinigungsmittel sorgfältig aus.

▶ Reinigen und desinfizieren Sie Ihren Wasserablauf im Keller regelmäßig. Der Wasserablauf kann zu einer biologischen Verschmutzungsquelle für das ganze Haus werden.

▶ Wenn Ihre Wasserversorgungsanlage im Keller undicht ist, reparieren Sie sie. Sorgen Sie für ausreichende Belüftung im Keller. Achten Sie besonders auf Teppiche, die auf Zementböden liegen. Teppiche absorbieren Feuchtigkeit besonders gut.

▶ Tropfenfänger in Kühlschränken sollten regelmäßig entleert und gesäubert werden.

Gegen Feuchtigkeit

▶ Wenn Ihr Haus oder Ihre Wohnung zu feucht ist, können Sie Entfeuchter im Keller oder anderen Hausbereichen einsetzen.

▶ Wenn Teppiche oder andere Stoffe feucht geworden sind, versuchen Sie, sie gründlich zu reinigen und mindestens innerhalb von 24 Stunden trocknen zu lassen – das beugt Schimmelbildung und Bakterienbefall vor. Treten trotzdem länger andauernde Gesundheitsprobleme

Wenn Kinder, Allergiker oder alte Menschen in Ihrem Haushalt leben, ist perfekte Organisation besonders gefragt.

Zur Erinnerung – Regel Nummer eins lautet: Innenraumluftverschmutzung bekämpfen Sie am besten durch Vermeidung oder Entfernung von Verschmutzungsquellen.

auf, ist es besser, diese Gegenstände ganz aus dem Haus zu entfernen. Manchmal ist es unmöglich, mit biologischen Schadstoffen belastetes Material sauber und trocken zu bekommen.

Gegen Motten, Milben und andere Plagegeister

▶ Mottenabwehrende Produkte und Frischluftsprays können krebserregende Substanzen enthalten. Benutzen Sie natürliche Insektenvertilgungsmittel wie Zedernholz oder Lavendel.

▶ Wenn Sie Wandbehänge verwenden, sollten Sie diese gelegentlich mit mindestens 60 Grad Celsius waschen, um die Hausstaubmilben zu verringern.

Schutz vor Luftschadstoffen

▶ Wird durch Holzverschalungen immer noch Formaldehyd freigesetzt, sollten Sie öfter lüften.

▶ Lassen Sie niemals Ihren Wagen oder den Rasenmäher in der Garage oder geschlossenen Räumen laufen – es bildet sich sonst tödliches farb- und geruchloses Kohlenmonoxidgas.

Sicherheit im Umgang mit gefährlichen Substanzen

▶ Wenn Sie in Ihrer Freizeitbeschäftigung mit giftigen Substanzen (Farbverdünnung, Terpentin, Töpferglasuren) umgehen, sollten Sie Ihren Hobbyraum regelmäßig und häufig staubsaugen und feucht aufwischen. Sie verhindern dann, daß giftige Staubteilchen in die Raumluft gelangen und eingeatmet werden.

▶ Wenn Sie einmal in Ihrem Fachgeschäft nachfragen, wird Ihnen jeder Verkäufer sofort erzählen, wie häufig Kinder Terpentin, Pestizide und andere giftige Substanzen schlucken. Es ist von größter Bedeutung, daß solche Stoffe nicht für

Goldene Regeln für das gesunde Haus

- **Wenn Sie rauchen, geben Sie dieses Laster auf! Sorgen Sie dafür, daß auch andere in Ihrem Haus nicht rauchen. Viele wissenschaftliche Studien haben das große Gesundheitsrisiko von Passivrauchen nachgewiesen. In Verbindung mit anderen Hausgiften oder Strahlung ist Zigarettenrauch extrem gefährlich.**
- **Öffnen Sie beim Baden und Duschen immer das Fenster ein wenig, oder schalten Sie den Ventilator ein. Diese Maßnahme verringert die Gefahr, daß Chloroform durch heißen Wasserdampfniederschlag auf Oberflächen entsteht.**
- **Benutzen Sie keine Raumluftsprays, Haarsprays oder andere Aerosole. Haarsprays sind die Nummer eins unter den Kohlenwasserstoffluftverschmutzern in Innenräumen.**
- **Wenn immer möglich, benutzen Sie ungiftige Pestizide und Haushaltsreinigungsmittel.**
- **Hängen Sie Ihre Wäsche zum Trocknen oder Kleidung zum Auslüften auf den Balkon oder ins Freie. Vermeiden Sie chemische Reinigung so weit wie möglich. Substanzen aus chemisch gereinigter Kleidung können krebserregend wirken.**

Kinder erreichbar sind. Unbenutzte Werkstätten, Hobbyräume und Garagen sollten immer verschlossen sein, wenn sie nicht benutzt werden.

- Lesen Sie alle Angaben auf Behältern mit Haushaltsreinigungsmitteln, Hobbymaterial und Pestiziden. Befolgen Sie die Anwendungsvorschriften.
- Benutzen Sie – wann immer möglich – Pumpaerosole statt Spraydosen.
- Sind kleine Kinder im Haus, sorgen Sie dafür, daß giftige Reinigungsmittel außer Reichweite sind oder abgeschlossen aufbewahrt werden. Lesen Sie das Kleingedruckte bei allen Behältern, die Sie im Haus verwenden. Befolgen Sie die Anwendungsvorschriften.
- Entfernen und entsorgen Sie nicht mehr benötigte chemische Substanzen aus der Werkstatt, Garage oder dem Hobbyraum.

Rücksicht auf Allergiker

- Wenn Sie oder Familienangehörige Allergiker sind, sollten Sie Synthetik- oder Schaumstoffmatratzen und entsprechende Kissen verwenden. Waschen Sie das Bettzeug häufiger. Vermeiden Sie fusselnde Decken, Wolle und Daunenkissen.

Vorsicht bei keramischen Glasuren

- Achten Sie auf altes oder importiertes Geschirr oder Steingutzeug. Solche Gegenstände können bleihaltige Farben oder Glasuren aufweisen. Wenn Sie antike Bleigläser benutzen, waschen Sie diese nicht mit heißem Wasser aus, da sich Bleiteilchen ablösen können.

Achtung bei Elektrosmog

- Halten Sie Sicherheitsabstand zu elektrischen Geräten. Vergewissern Sie sich, daß keine Schlafstellen in der Nähe von Kühlschränken, Boilern oder Fernsehgeräten stehen.
- Schalten Sie Geräte aus – oder noch besser: ziehen Sie den Stecker, wenn Sie sie nicht benützen.
- Vergewissern Sie sich, daß der Mikrowellenherd dicht schließt. Halten Sie sich während des Betriebs so wenig wie möglich in seiner Nähe auf.

Tips für den gesunden Neubau

Auf die folgenden Merkmale sollten Sie bei einem Hausneubau auf jeden Fall dringend Wert legen:

- Trockener Keller ohne Feuchtigkeits- oder Schimmelpilzprobleme
- Keine erhöhte Radonstrahlung
- Keine Asbestmaterialien
- Keine Bleirohre
- Pestizide mit dem niedrigstmöglichen Gesundheitsrisiko
- Küchen- und Badventilation

Möglicherweise wollen Sie aber einen noch weitergehenden Schutz für sich und Ihre Familie. Es ist dann zu überlegen, ob nicht die folgenden Punkte beachtet werden können:

- Belüftungssystem für das ganze Haus, mit oder ohne Wärmerückgewinnungssystem
- Filtersysteme für Luft und Wasser
- Zentrale Staubabsaugung ins Freie
- Baumaterialien ohne Formaldehyde (Holz, Teppichböden, Kleber, Farben, Lacke).

Obwohl viele Baumaterialien giftige Stoffe enthalten, besteht doch meist kaum eine Gefahr, da das Material in relativ kurzer Zeit ausgast – mit Ausnahme von Formaldehyd, das noch nach Jahren freigesetzt wird. Vermeiden Sie also Baustoffe mit Formaldehyd, bei-

Viele Schäden entstehen nicht durch mangelndes Wissen, sondern durch Gedankenlosigkeit und Bequemlichkeit. Dagegen ist allerdings nicht so leicht ein Mittel zu finden!

spielsweise Isolationsschaum oder Preßspanbretter. Bevorzugen Sie Vollholzprodukte oder hochwertige Spanplatten mit sehr geringem Formaldehydgehalt. Wenn Sie unbedingt Formaldehydspanplatten verwenden müssen, versiegeln Sie diese luftdicht.
Sorgen Sie dafür, daß die Bauarbeiter alle Farben und Lacke außerhalb des Hauses mischen.
Genauso wichtig ist die gute Belüftung der Räume während der Bau- und Malerarbeiten.

Probleme, Gefahren und Lösungen beim Hausbau

Wer nach dem heutigen Stand des Wissens baubiologisch sinnvoll baut, kann mit Sicherheit viele Fehler vermeiden, die früher aus Unkenntnis begangen wurden.

Feuchtigkeit

▶ Überschüssiges Wasser kann sich im Keller ansammeln, wobei die Fundamente feucht werden. Dies kann zu Schimmelpilzbildung führen, die allergische Reaktionen verursacht. Bauen Sie Ihr Haus auf gut entwässertem Grund mit tiefem Grundwasserspiegel, möglichst etwas erhöht.

▶ Wenn Badezimmer, Duschen, Küchen und Waschküchen durch Feuchtigkeit belastet sind, bereitet dies den Nährboden für Pilze und biologische Kontamination. Installieren Sie falls nötig Ventilatoren oder ein Belüftungssystem.

Verschmutztes Wasser

▶ Das Grundwasser, die zentrale Wasserversorgung oder Quellen können verschmutzt sein. Im Wasser befinden sich dann organische und anorganische Chemikalien, Mikroorganismen sowie Blei. Testen Sie die Wasserqualität, und filtrieren Sie Ihr Trinkwasser wenn nötig.

Radioaktive Strahlung

▶ Radongas kann aus dem Boden freigesetzt werden. Strahlende Radonzerfallsprodukte erhöhen das Risiko für Lungenkrebs. Informieren Sie sich über die Radonstrahlungsintensität in Ihrem Baugebiet. Durch entsprechende Baumaßnahmen und eine sichere Abdichtung oder Ventilation der Fundamente bzw. des Kellers kann man sich vor Strahlenschäden schützen.

Pestizide

▶ Ist der Boden durch Schädlingsbekämpfungsmittel, Herbizide oder Holzschutzmittel belastet, kann die Gesundheit der Hausbewohner gefährdet sein. Lassen Sie den Baugrund untersuchen, und meiden Sie mit Pestiziden verseuchte Böden.

Lärm

▶ In einer Lage an Autobahnen oder Schnellstraßen müssen Sie mit hohem Geräuschpegel, Blei, Staub sowie Kohlenmonoxiden und -dioxiden aus Autoabgasen rechnen. Vermeiden Sie verkehrsreiche Lagen, oder schützen Sie Ihr Haus durch Pufferzonen aus Bäumen und Sträuchern.

Verseuchte Gegend

▶ In der Umgebung von Mülldeponien, Müllverbrennungsanlagen, Atomkraftwerken, Chemiefabriken und anderen Industriebetrieben müssen Sie mit zahlreichen giftigen Stoffen und Gesundheitsproblemen rechnen. Informieren Sie sich über Ihre Wohnumgebung, und bevorzugen Sie ungefährlichere Lagen.

Formaldehyd

▶ Wenn Formaldehyd in Baumaterialien verwendet wurde, können Gesundheitsprobleme mit den Atemwegen auftreten. Vermeiden Sie formaldehydhaltige Stoffe ganz, nehmen Sie Naturhölzer, oder versiegeln Sie Formaldehydspanplatten luftdicht.

Asbesthaltiges Baumaterial

▶ Asbest verursacht Lungenkrebs und sollte nicht verwendet werden. Versuchen Sie niemals, hochgefährlichen Asbest zu bearbeiten!

Abgase

▶ In die Innenräume eindringende Verbrennungsprodukte können viele Erkrankungen verursachen. Sorgen Sie für fachgerechte Abzugssysteme und eine ausreichende Belüftung.

Luftverschmutzung

▶ Übermäßige Staubentwicklung, Pollen, Zigarettenrauch und andere Luftpartikel können Allergien hervorrufen. Ein wirksames Luftfiltersystem oder eine zentrale Staubabsauganlage schafft Abhilfe.

Schwermetalle

▶ Blei in Wasserrohren oder Installationen kann zu Nervenschäden führen. Lassen Sie Plastikrohre oder bleifreie Installationen einbauen.

Elektromagnetische Strahlung

▶ Hochspannungsleitungen in der Umgebung des Gebäudes, Erdstromkabel oder Trafostationen könnten mit ihren elektromagnetischen Feldern auf das Gebäude ausstrahlen.

Problematische Altbauten

Wenn Sie ein neues Haus bauen, können viele Vorsichtsmaßnahmen für ein sicheres und gesundes Haus getroffen werden. Entscheiden Sie sich jedoch für ein älteres Haus oder eine Altbauwohnung, müssen Sie sich in vielem nach den bestehenden Verhältnissen richten. Dies kann eine sehr reizvolle Aufgabe sein. Doch sie verlangt eine genaue Analyse.

Bei Altbauten heißt es genau kalkulieren

Wenn ein Objekt, für das Sie sich interessieren, bei Ihrer gründlichen Begutachtung einige Nachteile aufweist, sollten Sie kühl und sachlich rechnen. Sicherlich läßt sich vieles durch Sanierungsmaßnahmen auch verändern und verbessern. Doch ist mancher Nachteil oder mancher Schaden so gravierend, daß es besser sein könnte, sich nicht auf ein solches Objekt einzulassen.

Nehmen Sie außer der Lage des Hauses oder der Wohnung auch den Bauzustand, die Baumaterialien und die Anstriche unter die Lupe, und gehen Sie einem Verdacht anhand der Fragebögen in diesem Buch nach.

Insbesondere auf die folgenden Fragen sollten Sie großes Gewicht legen:

▶ Ist der Keller feucht?

▶ Sind Badezimmer und Waschküchen zu feucht?

▶ Sind bleihaltige Wasserrohre verwendet worden?

▶ Ist das Haus asbest- und formaldehydfrei?

▶ Ist das Haus durch Radonstrahlung belastet?

Nur Sie selbst können bestimmen, ob Sie mögliche Probleme in Kauf nehmen wollen – ob die Nachteile und möglichen Gefahren durch einen günstigen Preis aufgewogen werden.

Sie sollten jedoch immer bedenken, daß eine gesundheitsverträgliche Sanierung eines belasteten Hauses eventuell sehr teuer sein kann.

An Altbauten haben meist viele Generationen ihre Spuren hinterlassen. Dazu gehören leider oft auch bedenkliche Baustoffe und Bausünden.

Recht oder Gesundheit?

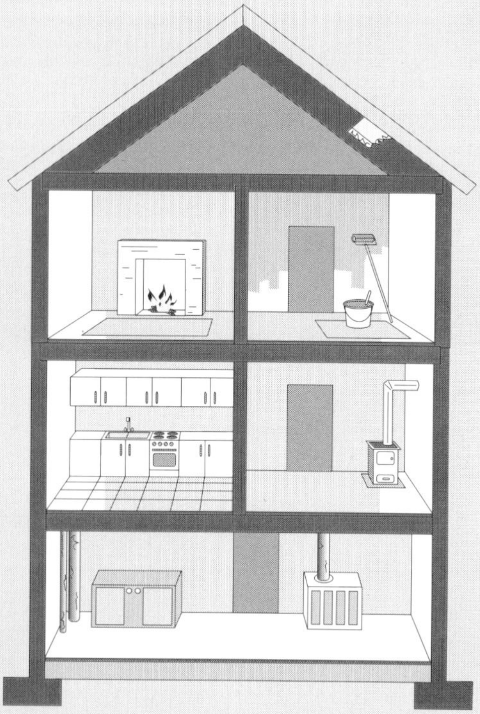

Viele Fragen der Zusammenhänge zwischen Wohnung und Gesundheit bzw. der krankmachenden Wirkungen von Innenraumschadstoffen sind noch nicht wissenschaftlich geklärt. Deshalb ist es nicht weiter verwunderlich, daß auch viele juristische Fragen bei möglichen Schadenswirkungen durch Wohngifte noch ungeklärt sind. Man hat den Eindruck, sich in einem undurchdringlichen Dschungel von rechtlichen Vorschriften, unklaren Definitionen und widersprüchlichen Gutachten zu befinden.

Neuer Bedarf an rechtlichen Regelungen

Es existiert zur Zeit in der ganzen Welt kein Gesetz, das sich ausschließlich mit der Frage der Luftqualität in Innenräumen beschäftigt. In Deutschland gibt es jedoch zahlreiche Regelungen in direktem oder indirektem Zusammenhang mit der Innenraumluftqualität, die sich auf geltende Rechtsvorschriften stützen. Einige EU-Richtlinien befassen sich gleichfalls mit möglichen Schadstoffwirkungen in Innenräumen – beispielsweise die Bauprodukterichtlinie vom Dezember 1988.

Beweislast bei Geschädigten

Eine Tatsache scheint derzeit in Deutschland unumstößlich festzustehen:
Der Geschädigte hat bei Umweltschäden durch Wohngifte in der Regel sämtliche Anspruchsvoraussetzungen eines Schadenersatzes zu beweisen – und zwar als Vollbeweis nach dem Ursache-Wirkung-Prinzip.
In einem Prozeß muß der Kläger bzw. der durch Wohngift Geschädigte folgende Tatsachen unter Beweis stellen:

- Die Verletzungshandlung
- Die Verursachung einer Verletzung durch den Beklagten – und zwar nach dem Prinzip Ursache und Schadenswirkung (Kausalität)
- Das Verschulden des Beklagten.

Es ist vermutlich nicht schwer nachzuvollziehen, daß es den meisten Geschädigten bei der derzeitig herrschenden Unsicherheit über das Wohngiftproblem schwer fallen dürfte, einen solchen juristischen Vollbeweis von gesundheitsschädlichen Schadstoffwirkungen mit Erfolg beizubringen. Doch wurde in Deutschland versucht, durch neue Gesetze zu Umweltschäden die Rechtsstellung des Geschädigten zu verbessern.

Neue Umweltgesetze

In Deutschland soll zukünftig der Geschädigte im Umweltrecht besser gestellt sein – und zwar durch zwei neue Gesetze:

- Das Produkthaftungsgesetz vom 15.12.1989, seit 1.1.1990 in Kraft
- Das Umwelthaftungsgesetz vom 10.12.1990, seit 1.1.1991 in Kraft.

Nach dem Produkthaftungsgesetz müssen Hersteller Ersatz für Schäden leisten, die durch einen Fehler des Produktes entstanden sind. Nach dem Umwelthaftungsgesetz haften Betreiber einer Anlage, wenn durch eine »Umwelteinwirkung«, die durch die Anlage verursacht wird, jemand getötet wird, sein Körper oder seine Gesundheit verletzt oder eine Sache beschädigt wird.

Vertragshaftung

Der Kunde hat Anspruch auf einwandfreie Ware. Bei defekten Waren kann innerhalb von sechs Monaten der Vertrag rückgängig gemacht werden. Der Kunde kann dann sein Geld zurückfordern oder die Minderung des Kaufpreises verlangen. Es sind jedoch nur Schäden an der Ware selbst abgedeckt. Wenn ein defektes Küchengerät die Küche in Brand setzt und Brandverletzungen bei Personen verursacht werden, bekommt man nur das Geld für das Küchengerät ersetzt.

Die Beweislast trägt der Geschädigte. Oft muß sich ein geschädigter Laie gegen ein Heer von Spezialisten behaupten.

Produkthaftung

Hersteller müssen für fehlerhafte Produkte und daraus entstehende Schäden haften. Wenn durch solche Produkte Personen getötet oder verletzt oder Sachen beschädigt werden, können Hersteller haftbar gemacht werden. Dies gilt auch für Importeure von Waren oder Firmen, die Produkte nicht selbst herstellen, sondern nur unter ihrem Namen verkaufen. Die Produkthaftung bezieht sich auf die Konstruktion, die Herstellung und auch auf Gebrauchsanweisungen für Produkte, die falsch oder mangelhaft sind bzw. wo Hinweise auf Gesundheitsrisiken fehlen. Der Verbraucher sollte deshalb auch auf Warnhinweise bei Baustoffen achten.

Produktsicherheit

Gegen Sicherheitsmängel bei Produkten soll man in Zukunft wirkungsvoller vorgehen können.

Manche Produkte sind zwar nicht fehlerhaft, weisen aber Sicherheitsmängel auf. Ab 1996 sollen auch in Deutschland Gesetze geschaffen werden, die Hersteller und Händler verpflichten, nur sichere Konsumgüter zu verkaufen. Behörden können dann vor gefährlichen Produkten warnen oder diese vom Markt nehmen.

Schadenersatz

Verbraucher müssen kleinere Schäden selbst tragen. Die Produkthaftung beginnt erst bei Sachschäden ab 1125 DM. Produzenten haften bis zu einem Höchstbetrag von 160 Millionen DM. Da Geschädigte in der Regel die Beweislast für Schäden tragen müssen, ist es ratsam, Gebrauchsanweisungen aufzubewahren, Schäden zu fotografieren und Zeugen zu holen. Bei Wohngiftschäden wird man meistens nicht ohne die Mithilfe von Verbraucherschützern, Baubiologen, Ärzten und Rechtsanwälten auskommen. Der Schadenersatzanspruch verjährt innerhalb von drei Jahren nach Entdeckung des Schadens und zehn Jahre, nachdem der Hersteller das Produkt auf den Markt gebracht hat.

Beweiserleichterung

Nach dem Umwelthaftungsgesetz hat der Gesetzgeber Beweiserleichterungen für geschädigte Kläger vorgesehen.

Geeignetheit der Anlage zur Schadensverursachung

Der Vollbeweis wird bei Umwelt- oder Wohngiftschäden meistens nur schwer oder überhaupt nicht zu führen sein. Deshalb hat der Gesetzgeber eine Ursachenvermutung eingeführt, wobei vermutet werden kann, daß ein konkreter Schaden durch eine Schadstoffe produzierende Anlage dann eingetreten ist, wenn diese Anlage im Einzelfall dazu geeignet ist, einen Schaden zu verursachen. Der Betreiber muß dann den Gegenbeweis führen. Für den Betreiber genügt es jedoch in der Regel, wenn er nachweisen kann, daß die besonderen Betriebspflichten der Anlage eingehalten wurden und keine Störung vorlag. Sind noch andere Umstände geeignet für eine Schadensverursachung, wird die Ursachenvermutung nach dem Umwelthaftungsgesetz wieder ausgeschlossen.

Der Geschädigte wird meist große Schwierigkeiten haben, die eindeutige, zweifelsfreie Geeignetheit der Anlage zur Schadensverursachung nachzuweisen, da Wohngiftschäden in der Regel durch das Zusammenwirken vieler Faktoren verursacht werden.

Auskunftsansprüche des Geschädigten

Wenn festgestellt ist, daß eine Anlage geeignet ist, ein bestehendes Krankheitsbild verursacht zu haben, können Betroffene von Anlagenbetreibern oder für Anlagen verantwortlichen Behörden Auskünfte verlangen – z.B. über die Art und Konzentration freiwerdender Stoffe oder die besonderen Betriebspflichten und Wirkungen der Anlagen. Kann in gewissem Umfang ein »Immissions-

geschehen«, d.h. eine Freisetzung von gesundheitsschädlichen Stoffen, durch die Anlage mit nachfolgendem Schaden nachgewiesen werden, sind Anlagenbetreiber zur Auskunft verpflichtet.
Dies bedeutet, daß entweder eine Gesundheitsstörung durch die Anlagenwirkung konkret vorliegt oder einzutreten droht oder daß eine ernsthafte Möglichkeit für spätere Schäden begründet ist.
Wohngiftgeschädigten ist zu raten, Informationen über schädliche Baustoff- oder Anlagenwirkungen einzuholen – und zwar mit Hilfe von Baubiologen und Medizinern. Bei möglichen Schadwirkungen müssen dann die Betreiber Auskünfte erteilen.

Ausschluß anderer Ursachen

Neurotische Fehlverarbeitungen allgemeiner Ängste vor Umweltvergiftungen sind als schadensverursachend ausgeschlossen. Im Zweifel wird jedoch bei verdächtigen Anlagen von der Ursächlichkeit möglicher Schadstofffreisetzungen bei konkret festgestellten körperlichen Beschwerden ausgegangen.

Empfehlungen für Wohngift-geschädigte

Derzeit kann man nur raten, in erster Linie lieber an die eigene Gesundheit zu denken, als langwierige und kostspielige Prozesse zu führen, deren Ergebnis höchst unsicher ist. Bei den spektakulären Holzschutzmittelprozessen, die seit einigen Jahren geführt werden, ist weder ein Ende abzusehen noch in überschaubarer Zeit mit eindeutigen Stellungnahmen zum Wohngiftproblem zu rechnen. In dieser Situation kann Verbrauchern und Betroffenen nur zur Eigeninitiative geraten werden.

- Achten Sie auf länger bestehende Gesundheitsstörungen bei Ihnen selbst und allen Bewohnern von Haus und Wohnung.
- Beraten Sie sich mit einem Baubiologen über mögliche Wohngiftwirkungen und schützende Gegenmaßnahmen in Ihrem Wohnbereich.
- Versuchen Sie zunächst, die akuten Gesundheitsgefahren wenn möglich durch Ausschaltung der Wohngiftquellen zu beseitigen, oder meiden Sie vergiftete Wohnbereiche.
- Beraten Sie sich mit Verbraucherschutzorganisationen über mögliche juristische Schritte.
- Beraten Sie sich mit einem Anwalt über die Erfolgsaussichten juristischer Schritte gegen Betreiber oder Hersteller.
- Nehmen Sie Kontakt mit anderen Geschädigten auf, oder wenden Sie sich an spezielle Geschädigtenorganisationen oder Selbsthilfegruppen.
- Suchen Sie die Hilfe und Solidarität von anderen Betroffenen – gemeinsam sind Sie stärker.

Ihre Gesundheit an erster Stelle!

- **Sorgen Sie in jedem Fall dafür, daß in erster Linie Ihre Gesundheit und Ihr Wohlbefinden gesichert sind.**
- **Bringen Sie sich vor Wohngiften in Sicherheit und wehren Sie sich später gegen Hersteller giftiger Produkte oder Betreiber gesundheitsschädlicher Anlagen.**
- **Nehmen Sie die Hilfe von Experten in Anspruch. Suchen Sie den Kontakt mit anderen Wohngiftgeschädigten.**

Wenn ein Produkt Gesundheitsschäden verursachen kann, gibt es meist nicht nur einen einzigen Betroffenen. Geschädigte sollten sich zusammentun, dann haben sie sicher bessere Chancen bei der Wahrung ihrer Interessen.

Es gibt eine große Menge an weiterführender Literatur zum Thema »gesundes Wohnen«. Neben einer Vielzahl von Büchern sind auch einige Zeitschriften auf dem Markt.

Literatur

Bücher und Broschüren

Behrendt, Heidrun/Ring, Johannes/ Nolte, Dietrich:
Allergie und Umwelt. Ein Vademecum für den Alltag.
Bayerisches Staatsministerium für Landesentwicklung und Umwelt.
München 1993

BIA-Report 1/95. Gefahrstoffliste 1995.
HVBG Hauptverband der gewerblichen Berufsgenossenschaften.
Erich Schmidt Verlag. Berlin 1995

Dr. Cernaj, Ingeborg:
Umweltgifte – Krank ohne Grund?
Südwest Verlag. München 1995

Daunderer, Max:
Gifte im Alltag.
C. H. Beck Verlag. München 1995

Gertis, Karl A./Schmitz, Michael (Hrsg.):
Allergenarm bauen – Gesünder wohnen.
Deutsche Verlagsanstalt. Stuttgart 1994

Gloning, Hermann/Hellmann, Andreas (Hrsg.):
Gift im Wohnzimmer – Innenraumgifte.
Mabuse-Verlag. Frankfurt/ Main 1995

Kur, Friedrich (Hrsg.):
Wohngifte. 3. Auflage.
Eichborn-Verlag. Frankfurt/Main 1993

Rose, Wulf-Dietrich:
Elektrosmog – Elektrostreß.
Kiepenheuer & Witsch. Köln 1994

Rüschenschmidt, H.:
Beleuchtung und Farbe am Arbeitsplatz.
Verlag Technik & Information.
Bochum 1988

Strubelt, Otfried:
Gifte in unserer Umwelt. Toxische Gefahren von Arsen bis Zyankali.
Deutsche Verlags-Anstalt.
Stuttgart 1989

Velvart, Josef:
Gift im Haushalt. Erste Hilfe bei Unfällen.
Huber Verlag. Bern 1991

Schreiber, Gisela/Bergen van, Ulrich:
Das chronische Müdigkeitssyndrom.
2. Auflage 1996.
Südwest Verlag. München 1995

Dr. Cernaj, Ingeborg:
Mehr Vitalität mit Melatonin.
Südwest Verlag. München 1996

Dr. Rauch-Petz, Gisela:
Gesunde Nahrung ohne Gift.
Südwest Verlag. München 1996

Zeitschriften

Gesünder Wohnen & Bauen, 1993–1995

GSF – mensch + umwelt. Magazin der Gesellschaft für Strahlen- und Umweltforschung München

Zeitung für Umweltmedizin, 1994–1995

Wohnung + Gesundheit, 1994–1995

Addressen-verzeichnis

Baubiologie – Umwelt-medizin – Selbsthilfe

00000

Dipl. Ing. D. Körner – Baubiologische Beratungsstelle (IBN)
Karl-Liebknecht-Straße 84
04275 Leipzig

10000

Ingenieurbüro Dozent Dr.-Ing. Peter Menz
Krautstraße 7
10243 Berlin

Verein für Umwelt-chemie e.V. B. A. U. C. H.
Wilsnackerstraße 14
10559 Berlin

NAKOS – Nationale Kontakt- und Informationstelle zur Anregung und Unterstützung von Selbsthilfegruppen
Albrecht-Achilles-Straße 65
10709 Berlin

Feministisches Frauen Gesundheits Zentrum e. V.
Bamberger Straße 51
10777 Berlin-Schöneberg

Institut für ökologisches Recycling e. V.
Kurfürstenstraße 14
10785 Berlin

Fortbildungszentrum Gesundheits- und Umweltschutz Berlin e. V.
Kleiststraße 23–26
10787 Berlin

Wissenschaftsladen Berlin e. V.
Domenikusstraße 3
10823 Berlin

IPPNW – Ärzte in sozialer Verantwartung
Körtestraße 10
10967 Berlin

Kind und Umwelt e.V. Kind und Umwelt Magazin (KUM)
Weichselstraße 52
12045 Berlin

Akademie für Arbeitsmedizin und Umweltmedizin Berlin
Lorenzweg 5
12099 Berlin

Projekt Patienteninformation
c/o UFA- Fabrik
Viktoriastraße 13–18
12105 Berlin

Projekt Weiterbildung Umwelt-wissenschaften
Humboldt-Universität zu Berlin
Prenzlauer Promenade 149–152
13189 Berlin

TÜV Berlin-Brandenburg e.V. Abt. Dampf, Druck, Werkstoff und Umwelt
Pichelswerderstraße 9/II
13597 Berlin

Gesellschaft für Lärmbekämpfung
Theodor-Heuss-Platz 7
14052 Berlin

Initiative gegen die Verletzung Ökologischer Kinderrechte
Wundtstraße 40
14057 Berlin

18055 Rostock

Amt für Umweltschutz
Umweltberatungszentrum
Hermannstraße 36
18055 Rostock

20000

Deutsche Gesellschaft für Umwelterziehung e. V. (DGU)
Frauenthal 25
20149 Hamburg 20149 Hamburg

VDI – Verein Deutscher Ingenieure
Arbeitskreis Umweltschutztechnik
Obmann:
Dipl.-Ing. Andreas Kirchner
Hochallee 19
20149 Hamburg

Greenpeace e.V.
Vorsetzen 53
20450 Hamburg

Zeitung für Umweltmedizin
Bei den Mühren 69a
20457 Hamburg-Altstadt

Landesgeschäftsstelle
Deutscher Allergie- und
Asthmabund e.V.
Schloßmühlendamm 14
21073 Homburg

ZEWU – Zentrum für Energie-,
Wasser- und Umwelttechnik der
Handwerkskammer Hamburg
Buxtehuder Straße 76
21073 Hamburg

Miljö-Chemie
Niederlassung Hamburg
Zum Fürstenmoor 11
21079 Hamburg

Deutscher Psoriasis Bund e.V.
Oberaltenallee 20a
26121 Oldenburg 22081 Hamburg

Deutscher Neurodermitiker
Bund e.V.
Mozartstraße 11
22083 Hamburg

Deutsche Candida Hilfe (DCH)
Postfach 670 331
22343 Hamburg

TÜV Norddeutschland e.V. Institut
für Chemie und Umweltschutz
Große Bahnstraße 31
22525 Hamburg

Aktion stillende Mütter gegen
atomare Bedrohung
Susettestraße 4
22763 Hamburg

Deutsche Gesellschaft für Arbeits- und Umweltmedizin e.V.
Prof. Dr. Dr. R. Kessel
Institut für Arbeitsmedizin
Ratzeburger Allee 160
23538 Lübeck

Verein zur Förderung der
Umweltmedizin
Bismarckstraße 1–2
23795 Bad Segeberg

IGU Institut für Gewässerschutz und
Umgebungsüberwachung
Dr. Biernath-Wüpping GmbH
Postfach 5530
24065 Kiel

ENWIKO Entsorgung Wiederverwertung Konzepte GmbH
Spitzenrade 1–3
24107 Quarnbek/Stampe

Christine Kynast – Baubiologische
Beratungsstelle (IBN)
Alexanderstraße 21
26121 Oldenburg

Robert Wessels – Baubiologische Beratungsstelle (IBN)
Hochheiderweg 244
26125 Oldenburg

Institut für Mensch und Natur e.V.
Obere Straße 41
27283 Verden/Aller

Schiwara – Laborgemeinschaft
Postfach 103531
28035 Bremen

Bremer Umweltinstitut für Analyse und Bewertung von Schadstoffen e.V.
Wielandstraße 25
28203 Bremen

Verein für Umwelt- und Arbeitsschutz e.V. (VUA)
Fehrfeld 60
28203 Bremen

Bundesgeschäftsstelle Ökologischer Ärztebund e.V.
Braunschweiger Straße 53b
28205 Bremen

Bundesverband für Umweltberatung
Richard-Wagner-Straße 11–13
28209 Bremen

Dipl. Ing. Arch. P. Bischoff – Baubiologische Beratungsstelle (IBN)
Georgstraße 8
28832 Achim

Kontor für Baubiologie/Winfried Mandelkow Baubiologe-IBN
Hansener Straße 16
29525 Uelzen/Hansen

30000

Arbeitskreis Überaktives Kind e.V.
Dieterichsstraße 9
30159 Hannover

Chemie & Umwelt e.V. Beratung – Analytik – Gutachten
Postfach 1247
Hausmannstraße 9–10
30159 Hannover

TÜV Hannover/Sachsen-Anhalt e.V. Abt. Technische Chemie
Am TÜV 1
30519 Hannover

ADIZ Allergie Dokumentations- und Informationszentrum
Burgstraße 12
33175 Bad Lippspringe

Institut für Umweltkrankheiten (IfU)
Im Kurpark 1
34308 Bad Emstal

Arbeitsgruppe für Medizin und Umwelt der Philipps-Universität
Baldinger Straße 1
35033 Marburg

»smog« – Informationsdienst Umwelt-Arbeit-Wohnen-Gesundheit
Schuhmarkt 4
35037 Marburg

Prof. Dr. G. Strübel Institut für angewandte Geowissenschaften
Diezstraße 15
35390 Gießen

Prof. Dr. H.-J. Woitowitz Institut und Poliklinik für Arbeits- und Sozialmedizin
Aulweg 129/III
35392 Gießen

Arbeitsgemeinschaft allergiekrankes Kind
Hauptstraße 29
35745 Herborn

36341 Lauterbach

Peter Beckmann – Baubiologische Beratungsstelle (IBN)
Im Feldchen 14
36341 Lauterbach/Rimlos

Göttinger Umwelt-Labor e.V. Beratung Analytik u. Gutachten zu Innenraumschadstoffen
Bertheaustraße 14
37075 Göttingen

Öko-Control GmbH Ing.-Büro für Arbeitsplatz- und Umweltanalyse
Burgwall 13a
39218 Schönebeck

40000

Akademie für öffentliches Gesundheitswesen
Auf'm Hennekamp 70
40225 Düsseldorf

40225 Düsseldorf

Medizinisches Institut für Umwelthygiene
Auf'm Hennekamp 50
40225 Düsseldorf

Umwelt-Rechtshilfe-Fond
c/o Naturschutzzentrum
Schmiedestraße 43
40227 Düsseldorf

Deutscher Arbeitsring für Lärmbekämpfung e.V.
Postfach 30 02 20
40402 Düsseldorf

Institut für angewandte Immunologie und Umweltmedizin
Duisburger Straße 7
40477 Düsseldorf

Institut für angewandte Immunologie und Umweltmedizin
Duisburger Straße 7
40477 Düsseldorf

Selbsthilfegruppe Chronisches Müdigkeitssyndrom – Immundysfunktion
Duisburger Straße 7
40477 Düsseldorf

Allergiker- und Asthmatikerbund e.V.
Hindenburgstraße 110
41061 Mönchengladbach

Ecoplan Institut für Immissionsschutz GmbH
Schelsenweg 6
41238 Mönchengladbach

Wolfgang Maes – Baubiologische Beratungsstelle (IBN)
Schorlemerstraße 87
41464 Neuss

Gesellschaft für Sicherheits- und Umwelttechnik mbH – GSU mbH
Lange Enden 29
13437 Berlin

GSA Gesellschaft für Staubmeßtechnik und Arbeitsschutz mbH
Gut Vellbrüggen
41469 Neuss

Deutsche Interessengemeinschaft für Verkehrsunfallopfer dignitas e.V.
Friedlandstraße 6
41747 Viersen

Indikator GmbH
Postfach 24 03 32
42233 Wuppertal

42853 Remscheid

Verein zum Schutz der Kinder vor Schadstoffen e.V.
c/o Michael Becker
Theodor-Körner-Straße 32
42853 Remscheid

AKUT e.V.
Humboldtstraße 47
44137 Dortmund

Wissenschaftsladen Dortmund e.V.
Lindemannstraße 84
44137 Dortmund

Archiv Umweltmedizin – Östl. Ruhrgebiet Bernd Huesmann
Münsterstraße 88
44145 Dortmund

TELOS Therapiezentrum Dortmund für Naturheilkunde und Umweltmedizin
Leopoldstraße 10
44147 Dortmund

Forum Natürliche Zahngesundheit
Postfach 100724
44707 Bochum

Arbeitskreis für Elektrosensible
Alleestraße 135
44793 Bochum

arcus Fachhandel f. gesundes Bauen u. Wohnen – Baubiologische Beratungsstelle (IBN)
Mattenburg 41
44869 Bochum

Roman Pisall – Baubiologische Beratungsstelle (IBN)
An der Bömmerdelle 9
44892 Bochum-Langendreer

Rhein.-Westf. TÜV e.V. Techn. Untersuchungs- und Forschungszentrum, FB Technische Chemie
Langemarckstraße 20
45141 Essen

Prof. Dr. med. J. Bruch – Institut für Hygiene und Arbeitsmedizin Universitätsklinikum Essen
Hufelandstraße 55
45147 Essen

DMT-Gesellschaft für Forschung und Prüfung mbH; Arbeitsgruppe »Arbeitsplatzmessungen«
Franz-Fischer-Weg 61
45307 Essen

PAIN-Patienteninitiative Amalgamgeschädigter e.V.
M. Gehrke
Bandstraße 114
45359 Essen

Hüls AG Abt. Arbeitssicherheit
Paul-Baumann-Straße 1
45772 Marl

Josef Kleinkes – Baubiologische Beratungsstelle (IBN)
Veilchenstraße 30
45772 Marl

Hygiene-Institut des Ruhrgebietes AG »Arbeitsplatzmessungen«
Rotthauser Straße 19
45879 Gelsenkirchen

Allergie- und umweltkrankes Kind e.V.
Westerholter Straße 142
45892 Gelsenkirchen

Dipl. Ing. Tönnissen & Partner – Baubiologische Beratungsstelle (IBN)
Nassauer Allee 100
47533 Kleve

Interessengemeinschaft der Holzschutzmittelgeschädigten (IHG)
Geldernerstraße 380
47623 Kevelaer

47918 Tönisvorst

Markus Geiger – Baubiologische Beratungsstelle (IBN)
Biwak 132
47918 Tönisvorst

Deutschsprachige Mykologische Gesellschaft c/o Klinik und Poliklinik für Hautkrankheiten, Westfälische Wilhelms-Universität, Prof. Siegfried Nolting
Von-Esmarch-Straße 56
48149 Münster

Chemisches Laboratorium Dr. E. Weßling
Oststraße 2
48341 Altenberge

Chemisches Laboratorium Dr. E. Weßling GmbH
Oststraße 6
48341 Altenberge

Hubert Vornholt – Baubiologische Beratungsstelle (IBN)
48565 Steinfurt (Burgsteinfurt)

DISU Dokumentations- und Informationsstelle für Umweltfragen der Kinderärzte
Iburger Straße 200
49082 Osnabrück

Elternverein Restrisiko Emsland e.V.
Alte Haselünner Straße 8
49808 Lingen

50000

Gesundheitsamt Köln Umweltmedizinische Ambulanz
Neumarkt 17–21
50667 Köln

50667 Köln

RisPro – Umwelttechnik GmbH
Stammstraße 41
50823 Köln

KATALYSE Institut für angewandte Umweltforschung e.V.
Weinsbergstraße 190
50825 Köln

Institut für gewerbliche Wasserwirtschaft und Luftreinhaltung e.V. – IWL
Wankelstraße 33
50996 Köln

Kölner Selbsthilfe bei Allergie und Asthma e.V.
Postfach 8010 07
51010 Köln

Gesellschaft für Umwelt, Gesundheit und Kommunikation e.V.
Auf dem Pützacker 8
51067 Köln

Dipl. Ing. Fred Heim – Baubiologische Beratungsstelle (IBN)
Hauptstraße 83
52499 Baesweiler-Setterich

Ingenieurbüro Berger – Baubiologische Beratungsstelle (IBN)
Hochstraße 85
52525 Heinsberg

Deutscher Zentralverein Homöopathischer Ärzte e.V. Pressestelle
Dorotheenstraße 75
53111 Bonn

Arbeitsgemeinschaft Wohnberatung Rüdiger Drischel
Buschstraße 85
53113 Bonn

Deutsche Haut- und Allergiehilfe e.V.
Fontanestraße 14
53173 Bonn

53173 Bonn

Dipl. Ing. Blank – Jochum & Partner – Baubiologische Beratungsstelle (IBN)
Siegfriedstraße 15
53179 Bonn

Michael Erlemann – Baubiologische Beratungsstelle (IBN)
Im Rosenberg 2
56599 Leutesdorf

Dipl. Ing. Pangert – Baubiologische Beratungsstelle (IBN)
Molkereistraße 2
59069 Hamm

Dipl. Ing. (TH) Jupp Blei – Baubiologische Beratungsstelle (IBN)
Drostenfeld 15 A
59759 Arnsberg-Hüsten

60000

Umweltjournalisten Verein (UJeV)
Bertramstraße 8
60320 Frankfurt

AIDS-Aufklärung e.V.
Ludwig-Landmann-Straße 7
60488 Frankfurt

Initiative Umweltrelevante Altstoffe e.V. (IUA)
Kennedyallee 93
60596 Frankfurt

Ökologie und Landbau Stiftung
Weinstraße Süd 51
61098 Bad Dürkheim

Arbeitskreis Innenraumschadstoffe
Arguk-Umweltlabor GmbH
In der Krebsmühle 1
61440 Oberursel

Institut für angewandte Umweltforschung e.V. (IfAU)
Krebsmühle 1
61440 Oberursel

Ärzteverband Deutscher Allergologen
Blumenstraße 14
63303 Dreieich

Dipl. Ing. Kai Kuhlmann – Baubiologische Beratungsstelle (IBN)
Glattb. Überfahrt 13
63741 Aschaffenburg

Oekoplan Spessart
Bernd Kinze –
Baubiologische Beratungsstelle (IBN)
Beethoven-Straße 53
63743 Aschaffenburg

Vicor Institut
Dr. rer. nat. Klaus Bsonek & Partner
Postfach 1106
63797 Kleinostheim

Bundesamt für Post und Telekommunikation
Zentralstelle Arbeitsschutz
Hilpertstraße 31
64295 Darmstadt

Elterninitiative Restrisiko e.V.
Danziger Straße 77
65191 Wiesbaden

Arbeitskreis im Berufsverband Deutscher Internisten »Umweltmedizin«
Schöne Aussicht 5
65193 Wiesbaden

Institut Fresenius Chemische und Biologische Laboratorien GmbH
Im Maisel 14
65232 Taunusstein

65760 Eschborn

Arbeitsgemeinschaft Mykosen
c/o Gemeinschaft Naturheilkunde & Psychologie
Unterortstraße 16
65760 Eschborn

Ingenieurbüro Winfried Haas – Baubiologische Beratungsstelle (IBN)
Unterortstraße 6–8
65760 Eschborn

TÜV Hessen e.V.
Mergenthalter Allee 27
65760 Eschborn/Taunus

Gesellschaft zur Förderung der Ganzheitsmedizin e.V. (GFG)
Wiesbadener Weg 1
65812 Bod Soden-Taunus

Dipl. Ing. Architekt Hans-Werner Müller – Baubiol. Beratungsstelle (IBN)
Merziger Straße 17
66679 Losheim

Dipl. Ing. Architekt AKS Lothar Bost – Baubiol. Beratungsstelle (IBN)
Zum Gänsebom 31
66839 Schmelz

Landwirtschaftliche Untersuchungs- und Forschungsanstalt Speyer (LUFA)
Postfach 16 29
67326 Speyer

UHST Umwelthygiene u. Sanierungstechnologien GmbH
Weinstraße 77
67434 Neustadt/Hambach

TÜV Südwest Deutschland e.V. FB Energietechnik und Umweltschutz
Geschäftsstelle Mannheim
Dudenstraße 28
68167 Mannheim

Akademie für Umweltmedizin
Postfach 105 329
69043 Heidelberg

Internationole Gesellschaft für Ganzheitliche Zahn-Medizin e.V.
Franz-Knauff-Straße 2–4
69115 Heidelberg

Arbeitsgemeinschaft für Wohn- und Baubiologie e.V.
Wilckenstraße 34
69120 Heidelberg

Osho Baubiologie Jürgen Gyanam Schneider – Baubiologische Beratungsstelle (IBN)
Wundtstraße 9
69123 Heidelberg

70000

70184 Stuttgart

Laboratorium Dr. Bayer GmbH & Co.
Bopserwaldstraße 26
70184 Stuttgart

Dipl. Ing. (FH) Claus Krüger – Baubiol. Beratungsstelle (IBN)
Erbsenbrunnengasse 17
70312 Stuttgart

Dipl. Ing. (FH) Hansmartin Kirschmann – Baubiol. Beratungsstelle (IBN)
Schatzweg 3
70597 Stuttgart

G. N. Pharm, Servicelabor der Gesellschaft für neue Pharmaka und Diagnoseverfahren
Schondorfer Straße 32
70734 Fellbach

70794 Filderstadt

TÜV Südwest Deutschland e.V. FB Energietechnik und Umweltschutz
Geschäftsstelle Stuttgart
Gottlieb-Daimler-Straße 7
70794 Filderstadt

Dipl. Ing. Isolde Kerschbaumer-Klonowski – Baubiologische Beratungsstelle (IBN)
71120 Grafenau (Döffingen)

Institut Dr. Jäger
Ernst-Simon-Straße 2–4
72072 Tübingen

Dipl. Ing. Bruno Fuchert – Baubiologische Beratungsstelle (IBN)
Stuttgarter Straße 86
72631 Aichtal

Dipl. Ing. (FH) Harold Neubrand – Baubiologische Beratungsstelle (IBN)
Im Gieß 26
73087 Boll

Dipl. Ing. (FH) Fr. Architekt Thomas Lang – Baubiologische Beratungsstelle (IBN)
Sandweg 13
73527 Schwäbisch Gmünd

BUND Regionalverband Franken
Blücherstraße 28/1
74074 Heilbronn

Institut für Arbeits- und Sozialhygiene (IAS) – gem. Stiftung
Siegfried-Kühn-Straße 1
76135 Karlsruhe

Michelin Reifenwerke KGaA Abteilung SEC/MRW.HME
Michelinstraße 4
76185 Karlsruhe

Dipl. Ing. H. Kliebe / Dipl. Ing. R. Held – Baubiologische Beratungsstelle (IBN)
Ludwigstraße 3
76789 Knittelsheim

Chemisches Untersuchungslabor Dipl.-Chem. Dr. Jürgen Zipfel
Waldstraße 26a
77654 Offenburg

Unabhängiges Nachrichtenbüro für Umweltmedizin (U.N.U.M.)
Hauptstraße 41
77694 Kehl

SHG für ISOCYANAT-Geschädigte
c/o N. Gruber
Brüelstraße 15
78462 Konstanz

Dipl. Ing. fr. Arch. BAU Chr. Wolschendorf – Baubiologische Beratungsstelle (IBN)
Charlottenwäldle 28
78628 Rottweil

Öko-Institut e.V.
Postfach 6226
79038 Freiburg i. Br.

Institut für Umweltmedizin und Umweltkrankheiten Klinikum der Albert-Ludwigs-Universität
Hugstetter Straße 55
79106 Freiburg

Wasserinstitut Dr. Günther van der Smissen
Zinkmattenstraße 1–3
79108 Freiburg i. Br.

Interdisziplinäre Gesellschaft für Umweltmedizin (IGUMED)
Poststraße 11
79730 Murg

80000

Büro für Umweltschutz, Helmut Scholz, Dipl.-Ing.
Schwanthalerstraße 32
80336 München

Umweltmedizinisches Labor München
Goethestraße 8
80336 München

Umweltambulanz München
Waltherstraße 32
80337 München

Bayerische Akademie für Arbeits- Sozial- und Umweltmedizin
Pfarrstraße 3
80538 München

Dipl. Ing. Claus Schmidmeier – Baubiologische Beratungsstelle (IBN)
Donnersbergerstraße 54
80634 München

bioConsult Sachverständigeninstitut für Wasser- und Bodenreinhaltung
Prinzenstraße 43
80639 München

Allianz Stiftung zum Schutz der Umwelt
Ainmillerstraße 11
80801 München

Global Challenges Network e.V.
Frohschammerstraße 14
80807 München

Dipl. Ing. Franz Josef Kügel – Baubiologische Beratungsstelle (IBN)
Bachstelzenweg 6
80937 München

Quecksilberkreis München
Rembrandtstraße 21a
81245 München

Zahnmedizinische Patienteninitiative
c/o M. Pitsch
Linderhofstraße 33
81377 München

Umweltinstitut München e.V.
Elsässer Straße 30
81667 München

Beratungsstelle für Amalgamvergiftete e.V.
Maria-Eich-Straße 4
82166 Lochham

Dirk Christiansen – Baubiologische Beratungsstelle (IBN)
Enzianstraße 9
82194 Gröbenzell

Internationale Gesellschaft für Elektrosmog-Forschung (IGEF)
Postfach 1223
83013 Rosenheim

Gerd Mappes – Baubiologische Beratungsstelle (IBN)
Salinweg 15
83083 Riedering

Institut für Baubiologie + Oekologie – Baubiologische Beratungsstelle (IBN)
Holzham 25
83115 Neubeuern

Ökologische Bauberatung Sonja Buchholz
Weißachener Straße 28
83346 Bergen

Elterninitiative zur Förderung Hyperaktiver Kinder
c/o Alexandra Stamp
Nikolastraße 31
84034 Landshut

Dipl. Ing. (FH) H.-Jörgen Aumüller – Baubiologische Beratungsstelle (IBN)
Buchberg 9
84036 Landshut

Claus Eggersdorfer – Baubiologische Beratungsstelle (IBN)
Georg-Hofmann-Straße 12
84332 Hebertsfelden

Umweltambulanz Landshut
Loinbruck 7
84419 Schwindegg

Dipl. Ing. (FH) F. Arch. Ehmeier u. Göbel – Baubiologische Beratungsstelle (IBN)
Irlau 1
84494 Neumarkt St.Veit

Wehrwissenschaftliches Institut für Materialuntersuchungen – Dezernat 520
Landshuter Straße 70
85435 Erding

Baubiologisches Institut Hirschbolz – Baubiologische Beratungsstelle (IBN)
Rat-Kaffl-Straße 3
85609 Dornach/Aschheim

Interessenverband der Umweltgift-geschädigten
c/o Elfie Sumser
Fichtenstraße 23
85774 Unterföhring

Radonmeßdienst Dipl.-Phys. Bernd Haider
Münchener Straße 36
86949 Windach

Dipl. Ing. (FH) Architekt Peter Huber – Baubiol. Beratungsstelle (IBN)
Adolf-Haff-Weg 23
87459 Pfronten

Reinhard Doser – Baubiologische Beratungsstelle (IBN)
Kienbergstraße 25
87459 Pfronten-Dorf

Willibald Rapp – Baubiologische Beratungsstelle (IBN)
Imberg 16
87527 Sonthofen

Dipl. Ing. (FH) J. Pfefferle – Baubiologische Beratungsstelle (IBN)
Riedstraße 12
87616 Marktoberdorf

Alfons Jocham
Baubiologische Beratungsstelle (IBN)
Eggatsweiler 74 a
88131 Lindau

Arch. Klaus Wilk – Baubiologische Beratungsstelle (IBN)
Freiburger Straße 69
88400 Biberach

Dipl. Ing. (FH) Arch. Gisela Gnann-Maier – Baubiol. Beratungsstelle (IBN)
Memmingerstraße 59
88416 Ochsenhausen

Gesellschaft für interdisziplinäre Technologie GfitmbH
Platzgasse 2
89182 Bernstadt

90000

Dipl. Ing. (FH) Arch. Michael A. Neubeck – Baubiol. Beratungsstelle (IBN)
Kleinweidemühle 8
90419 Nürnberg

Landesgewerbeanstalt Bayern
Physikalisch-Technische Abteilung
Tillystraße 2
90431 Nürnberg

Institut für Arbeits- und Sozialmed. und Poliklinik für Berufskrankheiten der Universität Erlangen-Nürnberg
Schillerstraße 25–29
91054 Erlangen

84332 Hebertsfelden

90419 Nürnberg

91054 Erlangen

91054 Erlangen

Institut und Poliklinik für Arbeits- Sozial- und Umweltmedizin der Universität Erlangen-Nürnberg
Schillerstraße 25–29
91054 Erlangen

Werner Jaletzke – Baubiologische Beratungsstelle (IBN)
Ostendstraße 7
91207 Lauf

Human-Proben-Bank (HPB)
Hollerstraße 20
91710 Gunzenhausen

Umweltambulanz Regensburg
Gewerbepark C12
93059 Regensburg

Umweltmedizin und Umweltschutz im Gesundheitswesen (Umgewe)
Mühlweg 24
94315 Straubing

Umweltmedizinische Beratungsstelle der Frauenklinik (UBF)
St.-Elisabeth-Straße 23
94315 Straubing

Aqua Control Werner Müller
Weberstraße 1
95176 Konradsreuth

Österreich

Architekten G. Kosuch / E. Gummerum – Baubiologische Beratungsstelle (IBN)
Heldburger Straße 11
96476 Rodach

Deutsche Gesellschaft für Umwelt- und Humantoxikologie e.V.
Wolfgang Baumann
Annastraße 28
97072 Würzburg

Belgien

SHG der Chemikalien- und Holzschutzmittelgeschädigten
c/o Maria und Bruno Hennek
Rudolf-Clausius-Straße 4
97080 Würzburg

Dipl. Ing. (FH) Arch. Michael Kirchner – Baubiologische Beratungsstelle (IBN)
Kirchplatz 1
97769 Bad Brückenau

Otmar Riedel – Baubiologische Beratungsstelle (IBN)
Wolfgangstraße 5
97941 Tauberbischofsheim

IFAP Institut für Festkörperanalytik und Partikelmessung GmbH
Rudolfstraße 47
99092 Erfurt

Allergie-Verein in Europa
Geschäftsstelle
Marienstraße 57
99817 Eisenach

Ausland

Franz Dobler – Baubiologische Beratungsstelle (IBN)
Forchtenau 127
A-4971 Aurolzmünster

Internationale Gesellschaft für Elektrosmog-Forschung (IGEF)
Pramaweg 45
A-6353 Going am Wilden Kaiser

Fibrecount N.V.
Diamantstraat 5
B-2275 Wechelderzande-Lille

Dr. Hans-Rudolf Buser
Eidgenössische Forschungsanstalt für Obst-, Wein- und Gartenbau
CH-8820 Wädenswil (Dibenzo-Furane)

Schweiz

Miljö-Kemi Dansk-Miljö Center A/S
Smedeskovvej 38
DK-8464 Galten

Arch. Karl Niess – Baubiologische Beratungsstelle (IBN)
F-83830 Claviers/Provence

Prof. Christoffer Rappe
Department of Organic Chemistry
University of Umea
S-90187 Umea (Dibenzo-Furane)

Schweden

Umweltmedizinische Datenbanken

ADIZ-Mailbox
Telefon 05252/930295
Jedes Terminalprogramm geeignet

DISU-Mailbox
Dokumentations- und Informationsstelle für Umweltfragen
Telefon 0541/5848615 oder 5848616

PNEUMO-Mailbox
Telefon 02234/506166
Jedes Terminalprogramm geeignet

Wohngift-Beratungs-Telefon Bayern

Augsburg
Robert Fodor
Tel. 0821/50205283
Fax 0821/5020560

Bayreuth
Klaus Rödig
Tel. 0921/35882
Fax 0921/68036

Hof
Christa Völkl
Tel. 09281/3040
Fax 09281/15943

Landshut
Reinhold Theisz, Herbert Neßlauer
Tel. 0871/60813
Fax 0871/60819

München
Peter Schnabel
Tel. 089/126903-29
Fax 089/126903-20

Nürnberg
Dr. Klaus Goßler
Tel. 0911/6555-650
Fax 0911/6555-679

Regensburg
Susanne Morgenroth
Tel. 0941/3831-113
Fax 0941/3831-103

Würzburg
Andreas von Döllen
Tel. 0931/4196-186
Fax 0931/414909

Datenbanken
Bayern

Bildnachweis

Bilderberg, Hamburg: 28 (Michael Ende); Das Fotoarchiv, Essen: 23 (Peter Tuenley), 24 (Knut Müller), 37 (Robert Chasin); Alfred Pasieka, Hilden: 118; The Image Bank, München: Titelbild Fond (Hans Wolf), Titelbild Einklinker (Antonio M. Rosario)

Hinweis

Das vorliegende Buch ist sorgfältig erarbeitet worden. Dennoch erfolgen alle Angaben ohne Gewähr. Weder Autor noch Verlag können für eventuelle Nachteile oder Schäden, die aus den im Buch gegebenen praktischen Hinweisen resultieren, eine Haftung übernehmen.

Impressum

Redaktion: Werner Lord

Redaktionsleitung: Josef K. Pöllath

Medizinische Fachberatung: Dr. med. Christiane Lentz

Bildredaktion: Barbara Glöggler

Produktion: Manfred Metzger

Umschlag: Heinz Kraxenberger, München

Layout: Manuela Hutschenreiter, München

Illustrationen: Bettina Kammerer, München

DTP/Satz: AVAK Publikationsdesign, München

Druck und Bindung: Westermann Druck Zwickau GmbH, Zwickau

Printed in Germany

Gedruckt auf chlor- und säurearmem Papier

ISBN 3-517-01693-4

Schadstoffregister

Sachregister